対話と演習で学ぶ
薬物速度論

同志社女子大学薬学部教授　　北里大学薬学部教授　　千葉大学大学院薬学研究院教授
伊 賀 勝 美　　　　　　伊 藤 智 夫　　　　　　堀 江 利 治

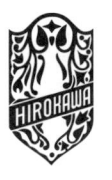

編　集

東京 廣川書店 発行

執筆者一覧 （五十音順）

伊賀 勝美	同志社女子大学薬学部教授
伊藤 智夫	北里大学薬学部教授
櫻井 栄一	青森大学薬学部教授
高橋 幸一	武庫川女子大学薬学部教授
福岡 正道	帝京平成大学薬学部教授
細川 正清	千葉科学大学薬学部教授
堀江 利治	千葉大学大学院薬学研究院教授
宮本 悦子	北陸大学薬学部教授
村田 慶史	北陸大学薬学部教授

はじめに

　本書は，薬物動態学における薬物速度論（Pharmacokinetics：PK）をわかりやすく解説した薬学生向けの教科書である．薬物速度論を教える際に，数学を不得手とする学生も馴染めるような教科書があれば，薬物速度論が明快に理解されるだろう，と編者らは常々考えていた．

　そのような観点から，本書の構成では，前半部分に薬物動態に関する一般的な知識を踏まえた薬物速度論の導入と基礎，後半部分にそれらの知識を発展させた投与計画や薬物動態の変動を速度論的に解析する技法を学べるような章立てとした．勿論，どの章から読み進めても，その章単独で十分に理解できるような構成を心がけた．

　薬物速度論を馴染みやすくするために，各章の解説部分を対話形式で進めた．対話形式は，通常の解説書ではなかなか取り上げにくい素朴な疑問についても答えることができる手法といわれており，これは本書の大きな特徴である．

　また，各章では解説に加えて，知識を整理して理解を深めるための練習問題，ヒントと解答を掲載して，薬剤師国家試験問題に対しても十分対応できるようにした．

　さらに，数学的記述をできるだけ簡略化し，エッセンスを付録に掲載して，数式の苦手な学生でも理解できるように配慮した．理解が難しいような数式が出てくる場面においても気楽に読み進めることができることは，本書のもう一つの大きな特徴である．

　このような意図で制作された本書は，薬学生のみならず，薬学分野の研究者や医療現場で働く薬剤師，さらに医師や看護師など他の医療従事者にとっても参考書として十分活用できるものであり，広く利用されることを念願している．

　本書の出版にあたり多大なご理解とご援助を賜った廣川書店社長廣川節男氏ならびに関係各位に厚く御礼申し上げる．

平成 20 年 2 月

編　　者

目次

第1章　はじめに ……………………………………………………（伊賀勝美）……… 1

1-1　薬物動態における速度論の意義 …………………………………………………… 1
 1-1-1　薬物動態学と速度論 …………………………………………………………… 1
 1-1-2　血中濃度の変化 ………………………………………………………………… 2
 1-1-3　速度論の役割 …………………………………………………………………… 2
 1-1-4　投与様式 ………………………………………………………………………… 3
 1-1-5　モデルへの当てはめ …………………………………………………………… 4
 1-1-6　動態パラメータ ………………………………………………………………… 4

1-2　速度論におけるきまり ……………………………………………………………… 5
 1-2-1　濃度とその単位 ………………………………………………………………… 5
 1-2-2　変数と定数 ……………………………………………………………………… 5
 1-2-3　関係式とディメンジョン ……………………………………………………… 6

第2章　急速静注 ……………………………………………………（細川正清）……… 9

2-1　コンパートメントモデル …………………………………………………………… 9
2-2　血中濃度の式（1-コンパートメントモデル） …………………………………… 10
2-3　薬物動態学的パラメータ（1-コンパートメントモデル） ……………………… 13
2-4　全身クリアランス（1-コンパートメントモデル） ……………………………… 16
2-5　分布容積の概念 ……………………………………………………………………… 18
2-6　尿中排泄データ ……………………………………………………………………… 22
練習問題 ……………………………………………………………………………………… 28

第3章　定速静注 ……………………………………………………（堀江利治）…… 35

3-1　定常状態に達するまでの血中濃度変化（1-コンパートメントモデル）……… 35
3-2　注入速度と全身クリアランス ……………………………………………………… 41
3-3　急速静注と定速静注の組み合わせ ………………………………………………… 44
練習問題 ……………………………………………………………………………………… 47

第4章　経口投与 ……………………………………………（伊藤智夫）…… 55

- 4-1　コンパートメントモデル …………………………………………… 55
- 4-2　血中濃度の式と速度定数の算出 …………………………………… 57
- 4-3　バイオアベイラビリティの算出 …………………………………… 60
- 4-4　その他のパラメータと生物学的同等性 …………………………… 61
- 練習問題 …………………………………………………………………… 64

第5章　反復投与 ……………………………………………（櫻井栄一）…… 71

- 5-1　反復急速静注における定常状態の血中濃度 ……………………… 71
- 5-2　定常状態における平均血中濃度と AUC ………………………… 75
- 5-3　蓄積率（半減期と投与間隔） ……………………………………… 76
- 5-4　経口投与の場合（一般化） ………………………………………… 78
- 練習問題 …………………………………………………………………… 81

第6章　全身クリアランスと肝クリアランス ……（宮本悦子・村田慶史）…… 89

- 6-1　全身クリアランス …………………………………………………… 89
- 6-2　肝クリアランス ……………………………………………………… 91
- 6-3　肝固有クリアランス ………………………………………………… 91
- 6-4　肝抽出率 ……………………………………………………………… 93
- 6-5　初回通過効果 ………………………………………………………… 95
- 練習問題 …………………………………………………………………… 96

第7章　腎クリアランス（CL_r） …………………………（伊藤智夫）… 105

- 7-1　クリアランスの意味と腎排泄機構 ………………………………… 105
- 7-2　尿中排泄速度と腎クリアランス …………………………………… 107
- 7-3　腎クリアランスとその他のクリアランス ………………………… 109
- 練習問題 …………………………………………………………………… 112

第8章　初回通過効果の計算とその他の解析法 …………（伊藤智夫）… 117

- 8-1　初回通過効果とバイオアベイラビリティ ………………………… 117
- 8-2　母集団薬物速度論 …………………………………………………… 118
- 8-3　PK/PD 解析 ………………………………………………………… 122
- 練習問題 …………………………………………………………………… 124

第9章 動態変動 ································(高橋幸一)··· **129**

   9-1 年齢による変動 ··· **129**
   9-2 疾病による変動 ··· **132**
   練習問題 ··· **135**

第10章 非線形薬物動態 ····························(細川正清)··· **141**

   10-1 消失過程の飽和 ·· **141**
   10-2 ミカエリス–メンテン式 ·· **143**
   10-3 Lineweaver–Burk プロット ··· **148**
   10-4 阻害剤の影響と薬物相互作用 ·· **149**
      10-4-1 競合阻害 ··· **151**
      10-4-2 非競合阻害 ··· **151**
   練習問題 ··· **154**

第11章 モデル非依存パラメータ ················(櫻井栄一)··· **161**

   11-1 AUC の算出(台形法) ·· **164**
   11-2 MRT の計算(モーメント法) ·· **166**
   11-3 Vd_{ss} の計算 ·· **169**
   練習問題 ··· **171**

第12章 薬物 – タンパク結合 ············(宮本悦子・村田慶史)··· **179**

   12-1 タンパク結合と分布容積 ·· **179**
   12-2 タンパク結合理論 ·· **181**
      12-2-1 スキャッチャードプロット ··· **182**
      12-2-2 両逆数プロット ··· **183**
   12-3 タンパク結合置換 ·· **183**
   練習問題 ··· **185**

第13章 pH 分配仮説 ·································(福岡正道)··· **191**

   13-1 経口投与時の薬物の吸収性 ··· **191**
      13-1-1 酸 – 塩基の解離からみた薬物の分類 ····························· **191**
      13-1-2 酸および塩基の解離 ·· **192**
      13-1-3 Henderson-Hasselbalch 式による pH 分配仮説 ············· **193**

13-1-4　pHと溶解度の関係……………………………………………*195*
　　13-1-5　吸収のプロセス………………………………………………*196*
　　13-1-6　胃からの吸収…………………………………………………*197*
　　13-1-7　腸管からの吸収………………………………………………*197*
　13-2　腎尿細管からの再吸収…………………………………………*197*

第 14 章　濃度変化の速度論……………………………（伊賀勝美）…*199*

　14-1　加水分解反応モデル……………………………………………*199*
　14-2　液の入れ替えモデル……………………………………………*202*
　14-3　瞬時分配平衡モデル……………………………………………*204*
　練習問題………………………………………………………………*208*

付　録……………………………………………………………………*215*

索　引……………………………………………………………………*225*

CHAPTER 1

はじめに

DIALOGUE
1-1 薬物動態における速度論の意義

1-1-1 薬物動態学と速度論

竜　　馬：伏見からきた坂本竜馬です．どうかよろしくお願いします．

PK先生：竜馬君か．頼もしい名前じゃの．これから薬物動態学における速度論について勉強をしていくのじゃが，まずはじめに，その位置付けについて説明しておこう．薬物動態学とは投与された薬の体の中での動きを調べる学問じゃ．

竜　　馬：体の中での薬の動きですか．

PK先生：煎じ詰めれば血中薬物濃度あるいは組織中薬物濃度の時間推移のことじゃ．大変重要なものじゃよ．

竜　　馬：どうして重要なのでしょうか．

PK先生：医薬品の効果の発現や副作用の出方は，この血中濃度や組織中濃度によって変わってくるからじゃよ．

竜　　馬：速度論とはどのような関わりがあるのでしょうか．

PK先生：経口投与時の薬物動態は，薬の消化管からの吸収，組織への分布，肝臓での代謝，肝臓や腎臓からの排泄により決まる（図1-1）．その決まり方を調べ解析することが，速度論なのじゃよ．速度論は英語ではkineticsといわれるもので，薬物動態学の英語名（pharmacokinetics，略名PK）にも取り入れられているのじゃよ．

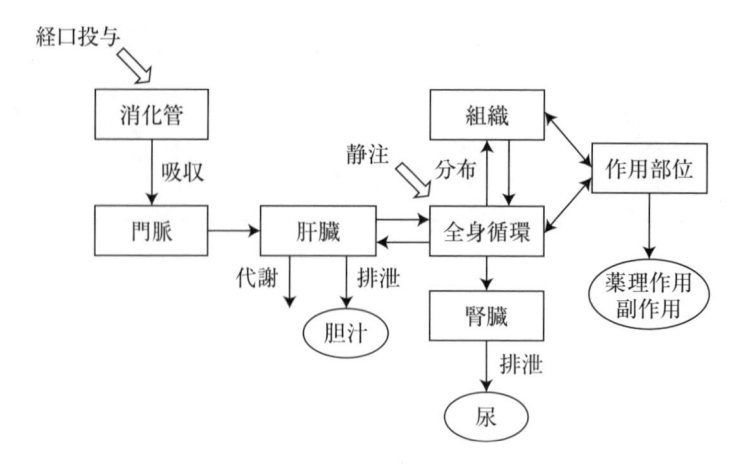

図 1-1　吸収・分布・代謝・排泄と薬物動態

1-1-2　血中濃度の変化

PK 先生：薬物動態は吸収・分布・代謝・排泄により大きく変化するといわれているが，通常，それらは一定のルールに従って起こるので，変化する様子は速度論により予測できるのじゃ．

竜　　馬：どのようなルールでしょうか．

PK 先生：それはこれから学ぶことじゃが，最も根本的なものは線形性といえるかもしれない．

竜　　馬：線形性とはどのようなことでしょうか．

PK 先生：いったん血中に入った薬物の血中からの消失（代謝と排泄が関与）はその時々の血中薬物濃度に比例して起こるのじゃが，その結果，血中濃度は投与量を 2 倍にすれば 2 倍に上昇する．一定の間隔をおいて薬を反復投与した場合でも全体の血中濃度は，1 回目投与の血中濃度と 2 回目投与の血中濃度を重ね合わせたものとして解析できる．これが線形性じゃ．その薬が線形性に従わなければ大変使いにくいものとなるのじゃよ．

竜　　馬：どうしてですか．

PK 先生：その薬の投与量を例えば 2 倍に上げた場合に，血中濃度がそれ以上に上昇してしまう危険性があるのでは，薬の安全性の観点から使いにくいだろうし，また，投与量を半分に下げた場合に，血中濃度がそれ以下に低下してしまうのであれば，薬の有効性の観点からも非常に使いにくいだろう．

1-1-3　速度論の役割

竜　　馬：血中濃度は，どのようなことがわかれば予測できるのでしょうか．

PK 先生：いろいろな条件を加味する必要はあるが，吸収速度，分布容積，消失速度がわかっていれば大体は予測できるのじゃ．

竜　馬：それではどのようなときに血中濃度の予測を行うのでしょうか．

PK先生：例えば，がんや感染症で入院している重篤な患者さんの病気の治療においては，薬の副作用をいかに減らして治療効果を高めるかが重要となる．しかし患者さんの年齢や体重，あるいは肝臓や腎臓の機能が異なっていると，薬物動態は大きく変化する．そこで薬を投与する前に，どのような投与条件で投薬すれば血中濃度がどのようになるかを予測しておくのが一般的なのじゃよ．

竜　馬：わかりました．

PK先生：しかし，薬物動態学における速度論は，単に患者さんの血中濃度を予測することだけじゃなく，いろいろな薬物の体内動態を解析する場合にも役に立つのじゃ．薬物を投与した後に定期的に採血して，血中濃度を測定するということが前提となるが，どのようなパラメータが変化すると薬物動態がどのように変化するか，薬物動態の変動にどのような要因が関係しているかを解析することじゃな．例えば2種類の薬を同時投与した場合に，どちらかが他方の薬物の薬物動態を変化させる危険性がないかどうかなどを調べる際にも使われる．また新薬を開発する段階において，最適化合物の選択や，臨床試験を実施して安全性や薬理効果との関係を評価する際にも使われるのじゃよ．

1-1-4　投与様式

PK先生：ところで薬物動態は薬物の投与の仕方で変わってくるので，速度論を適用する場合には，まず投与の仕方を分けて考える必要があるのじゃ．

竜　馬：どのような投与の仕方があるのでしょうか．

PK先生：薬物を急速に静脈内に注入する場合（急速静注），定速で静脈内に注入する場合（定速静注），経口投与などじゃな．その他の条件としては，投与量を変えた場合や，一定の間隔をおいて繰り返し投与（反復投与）することがあげられる．

竜　馬：わかりました．

PK先生：経口投与の場合は，消化管から吸収された薬物はまず門脈および肝臓を通り，全身循環に入る（図1-1）．そのため直接，全身循環に入るような静脈内投与とは，特に区別しておかねばならないのじゃ．

竜　馬：それはどういうことでしょうか．

PK先生：肝臓で代謝されやすい薬物の場合，経口投与すると，初回通過効果といって，肝臓を最初に通過した段階で，投与量としてのロスを生じ，静脈内投与などに比べて，血中濃度が低く出ることになるのじゃよ．詳しいことは個別の章で説明するのじゃが．

1-1-5　モデルへの当てはめ

PK先生：図1-2に示したように，血中濃度推移は投与の方法によってそれぞれ特徴あるパターンを示すのじゃ．

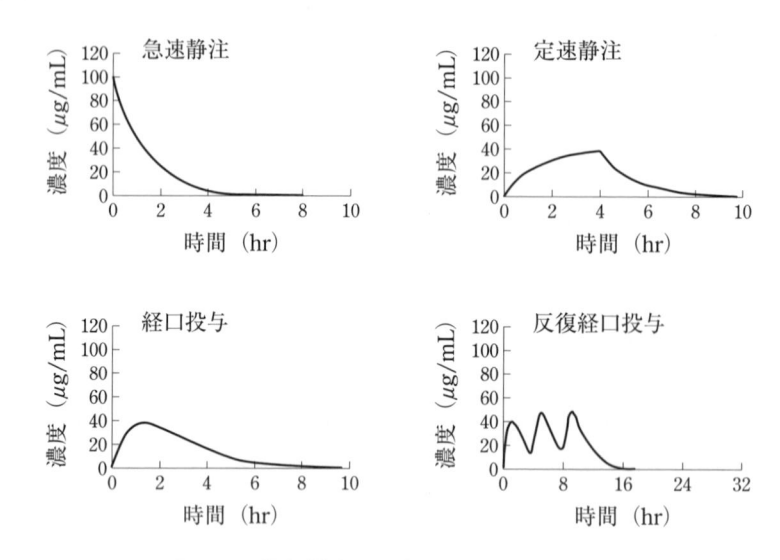

図1-2　投与様式と血中薬物濃度の時間推移

PK先生：そこで速度論においては，適当なモデルを仮定し，速度定数の情報から血中濃度を予測したり，逆に血中濃度のデータから，速度定数などを解析的に求めるのじゃ．

竜　馬：どのようなモデルを仮定するのでしょうか．

PK先生：ここでは，より単純なモデルとして，1-コンパートメントモデルを中心に学ぶのじゃが（図1-3），これも詳しいことは個別の章で説明する．

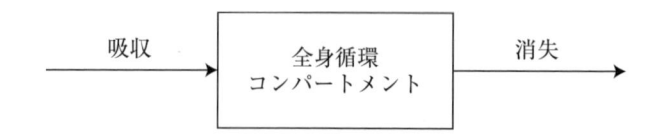

図1-3　薬物動態における速度論モデル（1-コンパートメントモデル）

1-1-6　動態パラメータ

PK先生：速度論においては，分布容積とか吸収速度とか消失速度は重要じゃが，これらは動態パラメータというのじゃよ．

竜　馬：パラメータとは本来どのような意味でしょうか．

PK先生：パラメータとは要素，つまり薬物動態を決める要素ということじゃ．いまあげたもののほかにも，半減期（$t_{1/2}$）とか，クリアランス（CL）とか，血中濃度－時間曲線下面積（AUC）とか，平均滞留時間（MRT）あるいはバイオアベイラビリティ（bioavailability, F）などがあるが，これから習うものじゃ．

DIALOGUE
1-2 速度論におけるきまり

1-2-1 濃度とその単位

PK先生：これまでは，薬物動態学における速度論の位置付けについて説明してきたが，これからは，速度論を考える際に知っておかねばならないきまりについて説明しておこう．

竜　馬：それはどのようなきまりでしょうか．

PK先生：まずは濃度の単位についてじゃ．薬物動態学においては，先ほども述べたが，血中濃度は大変重要な情報（データ）となる．そこで濃度の単位じゃが，通常，％とかモル濃度が用いられるが，血中濃度の単位には単位容積当たりの重量が用いられるということじゃ．例えば生理食塩水の濃度は 0.9 ％であるが，100 mL 中に 0.9 g 溶けているので，0.9 g/100 mL とか，9 g/L とか，9 mg/mL ということになるのじゃ．

竜　馬：なぜ 9 g/L が 9 mg/mL となるのでしょうか．

PK先生：ミリ（m）は 1/1000 のことじゃ．濃さということを考えるとわかるはずじゃよ．ところでマイクロ（μ）やナノ（n）という単位について知っているかね．

竜　馬：μ は m の 1/1000 で，n は確か μ のさらに 1/1000 でしょうか．

PK先生：そのとおりじゃ．薬物動態学では，投与される薬物の量はせいぜい数 mg 程度で，吸収され血中に入った後の濃度は低く，単位としては μg/mL とか ng/mL とかが使われることが多いのじゃ．

竜　馬：わかりました．

PK先生：ピコ（p）という単位もまれに使われることがあるが，これは n のさらに 1/1000 じゃ．50 pg/mL は 0.05 ng/mL と同じことになるのじゃ．

1-2-2 変数と定数

PK先生：薬物速度論においては記号と数式がよく用いられるので，あらかじめどのような記号が用いられるか知っておく必要がある．薬物の量（投与量など）は X，濃度は C，溶液（血液や体液）などの容積は V で表される．また時間は t で表される．その他に速度定数（じょ

うすう）というものもあり，k で表されるが，とりあえずこれらについては憶えておくことじゃ．それからこの速度定数とよく似たものに，クリアランスというものがあり，CL で表されるが，これについても憶えておくことじゃ．なお記号は一般的にイタリックで表記される．

竜　馬：わかりました．

PK 先生：ここでもう1つ重要なきまりがある．薬物速度論においては時間とともに量や濃度が変化することを取り扱う．そこで時間とともに変化するものを変数というのじゃ．例えば X とか C は時間とともに変化するので，変数じゃ．数学的には時間の関数ともいうのじゃが．

竜　馬：時間の関数ですか．

PK 先生：X とか C は時間の関数であるので，正式には $X(t)$ あるいは $C(t)$ と書いたほうがよいかもしれないが，式が煩雑になるので，速度論では単に，X とか C と書くのがきまりじゃ．変数に対し，定数というものがあるはずじゃが，どのようなものかわかるかね．

竜　馬：さきほど速度定数 k が出てきましたが．

PK 先生：定数には二種類あるのじゃが，どのような時間においても変化しないものと，時間を指定して決まる量や濃度も定数というのじゃ．さきほどの速度定数 k やクリアランス CL あるいは血液の容積 V などは，時間が変わっても常に一定の値をとるタイプの定数といえる．一方，時間を指定して決まるタイプの定数についてじゃが，X_0 とか C_0 というのがある．

竜　馬：それはどういうものですか．

PK 先生：$t = 0$ のときの X であり，C ということじゃ．一般的には，薬物を体に投与したときを出発点，ゼロと考えているのじゃ．そのときの X や C は X_0 とか C_0 というふうに，それぞれの記号の右下横に 0 を付けて表されるきまりになっているのじゃよ．

竜　馬：わかりました．

1-2-3　関係式とディメンジョン

PK 先生：では，ここで1つ問題を出すことにする．X_0，単位は mg にしておこう．X_0 (mg) の薬物が V (mL) の溶液に溶けている場合の濃度 C_0 はどのような関係式で示されるか．

竜　馬：$C_0 = X_0/V$ でしょうか．

PK 先生：そう，よくできた．

竜　馬：でも単位のことが気になるのですが．

PK 先生：単位のことを示すのであれば，C_0 (mg/mL) $= X_0$ (mg)$/V$ (mL) と表すこともできる．それでは少し意地悪な問題を出すが，V の単位が mL ではなく L であれば，どのような関係式になるかな．

竜　　馬：関係式が変わるのでしょうか．

PK先生：そう．まずよく使う単位である mL に揃えることじゃ．$V(\text{L}) = 1000\ V(\text{mL})$ じゃろ．これを上の式に代入して，$C_0(\text{mg/mL}) = X_0(\text{mg})/V(\text{L})/1000$ となる．

竜　　馬：わかりました．

PK先生：それでは V の単位を L として，また C_0 の単位が $\mu\text{g/mL}$ という場合はどうなるかな．ヒントをいっておこう．通常，血中濃度などは $\mu\text{g/mL}$ の単位がよく使われるので，それに揃えておくことじゃ．

竜　　馬：ということは X_0 に着目し，$X_0(\text{mg}) = 1000\ X_0(\mu\text{g})$ という関係を上の式に代入して，$C_0(\mu\text{g/mL}) = X_0(\text{mg})/V(\text{L})$ ということですか．

PK先生：その通り．それではもう1つ問題を出そう．薬物が加水分解し，その濃度が減少する速度 R は一般にその時点の薬物の濃度 C に比例するといわれているが，そのときの速度定数 k の単位はどうなるじゃろうか．

竜　　馬：難しい．

PK先生：関係式を立てると $R(\text{mg/mL/hr}) = kC(\text{mg/mL})$ になる．そこで右辺の単位を合わせたものが左辺の単位に一致するためには，k の単位はどうかと考えることじゃ．結論的には k の単位は hr^{-1} となるはずじゃ．このような単位をディメンジョン（dimension）という．数式を考える場合には，常にこのようなディメンジョンを念頭にいれておくことが肝心じゃ．

　　　　　以上が，速度論を始める前にあらかじめ知っておかなければならないきまりじゃ．

竜　　馬：わかりました．

CHAPTER 2

急速静注

DIALOGUE

2-1 コンパートメントモデル

鯛　　子：銚子から来ました金目鯛子です．数学があまり得意ではないので，よろしくお願いします．

PK先生：鯛子君，この章では，コンパートメントモデルの基礎的な事柄を理解するために，1-コンパートメントモデルについて勉強するのじゃよ．数学が得意でなくても，理解しやすいように解説するので，わからないところがあればいつでも遠慮せずに質問するのじゃよ．

鯛　　子：どうもありがとうございます．少し安心しました．ところで，コンパートメントという言葉について，よくわからないので説明していただけませんか？

PK先生：そうじゃな，ヨーロッパの列車に乗ったことがあればコンパートメント席というのがあるので言葉のイメージは湧いてくると思うが，コンパートメントというのは薬物動態を考える上での仮想の部屋と考えればよいのじゃよ．この章で説明する1-コンパートメントモデルでは体全体を1つの部屋と考えておるので，この部屋の中では速度論的には均一な状態だと仮定しているのじゃよ．言い換えれば，速度論的に区別できる領域をコンパートメントと考えているのじゃよ．

鯛　　子：先生，それでは体内にあるそれぞれの臓器・組織の薬物濃度は均一であると考えればよいのでしょうか．

PK先生：ああ，そこがいちばん勘違いしやすいところじゃな．コンパートメントモデルでは，速度的に区別できる部屋を1つのコンパートメントと考えているので，それぞれの臓器・組織の薬物濃度が均一であるという意味とは違うのじゃよ．このモデルに適合する薬物の場合，同じコンパートメント内では組織中濃度と血中濃度の変化の割合が同じであるため，投与した薬物がコンパートメント内に入ると血液と組織の間であっという間に分布平衡に達するのじゃ．このように，血中濃度と同じ割合で濃度が変化している臓器・組織は速度

論的に区別することができないため，1つのコンパートメントにまとめて，速度論を考えることができるのじゃよ．

鯛　　子：よくわかりました．それでは，生体全体を1つのコンパートメント（部屋）と考えているモデルを1-コンパートメントモデルと呼ぶのですね．

PK先生：そのとおりじゃよ．1-コンパートメントモデルの場合は，投与された薬物が血液と臓器・組織の間で速やかな分布平衡が成り立つため，生体を1つのコンパートメントと考えて解析することができるのじゃよ．このモデルは，近年用いられている生理的モデル等と比較すると古典的だと思われがちじゃが，実際に臨床現場で手に入るサンプルに関しては，血中（または血漿中）か尿中の薬物濃度の解析が中心であることと，数式が単純であるため薬物投与計画等に広く利用されているのじゃよ．

鯛　　子：それなら，速度論的に2つの部屋に分かれる場合は，2-コンパートメントモデルと呼ぶのですか．

PK先生：そのとおりじゃよ．体内の薬物が血中薬物と速やかに平衡に達する組織（全身循環コンパートメント）とゆるやかに平衡に達する組織（末梢コンパートメント）のように，速度論的に異なる2つの部屋に分かれる薬物の動態解析の場合は，2-コンパートメントモデルを用いたほうが説明しやすいのじゃよ．

鯛　　子：よくわかりました．先生，コンパートメントモデルを理解できれば，国試のためだけでなく実際に臨床現場でも役に立つのですよね．それなら，頑張って理解しなくっちゃ．

PK先生：そういうことじゃよ．このモデルの数式は簡単なので，理解しやすいのじゃよ．つぎの項目で，実際にモデルを学んでみるとしよう．

2-2 血中濃度の式（1-コンパートメントモデル）

PK先生：それでは，これから1-コンパートメントモデルの中で，最も理解しやすい急速静注時のモデルについて，勉強するのじゃよ．このモデルでは薬物を静脈内に急速投与（瞬間投与）すると，瞬時にコンパートメント内に分布して血中薬物濃度と組織中薬物濃度の間が分布平衡となり，一次速度過程に従って体内から消失するのじゃよ．

鯛　　子：言葉だけ聞くと，難しいような気がしますが，具体的にはどのようなモデルなのでしょうか．

PK先生：そうじゃな，それでは図2-1をみるのじゃよ．これが，急速静注における1-コンパートメントモデルの概念図じゃ．体内を1つの部屋と仮想しているため，静脈内投与された薬物（投与量 X_0）が瞬時に生体全体に広がって，濃度が均一になる薬物について解析が可能なのじゃよ．このモデルでは，投与された薬物が，消失速度定数 k_e（e は elimination の略，k_{el} と書いてある教科書もあり）に従って消失するモデルなのじゃよ．この k_e は時間$^{-1}$

(hr^{-1}, min^{-1}) の単位をもっているのでよく覚えておくのじゃよ．

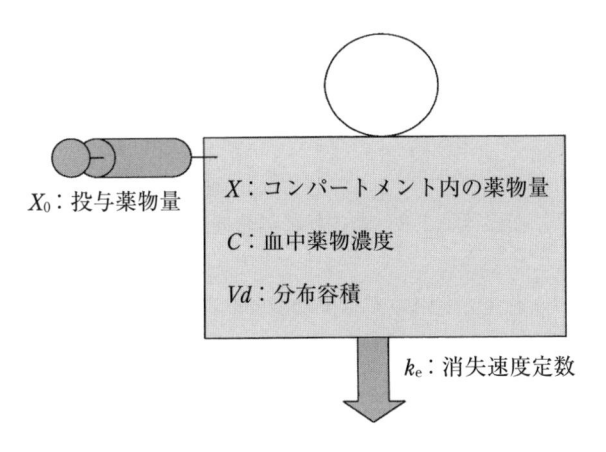

図2-1　1-コンパートメントモデル

X_0：投与薬物量
X：コンパートメント内の薬物量
C：血中薬物濃度
Vd：分布容積
k_e：消失速度定数

鯛　子：このコンパートメント内の変化について考えればよいのですね．

PK先生：その通りじゃよ．急速静注後のある時間 t におけるコンパートメント内の薬物の消失速度は式（2-1）で表されるのじゃよ．それから，図2-2にコンパートメント内の薬物量 X の経時的変化をグラフで示しておる．この曲線に接線を引いたときの傾きが dX/dt となるのじゃよ．この式（2-1）を積分すると，薬物量 X と時間の関係式になるのじゃよ．微分方程式の解法をここで説明すると繁雑になるので，ここでは解いた式を使って話を進めるとしよう．

鯛　子：じゃあ微分方程式を解かなくても，コンパートメントモデルの計算はできるのですね．

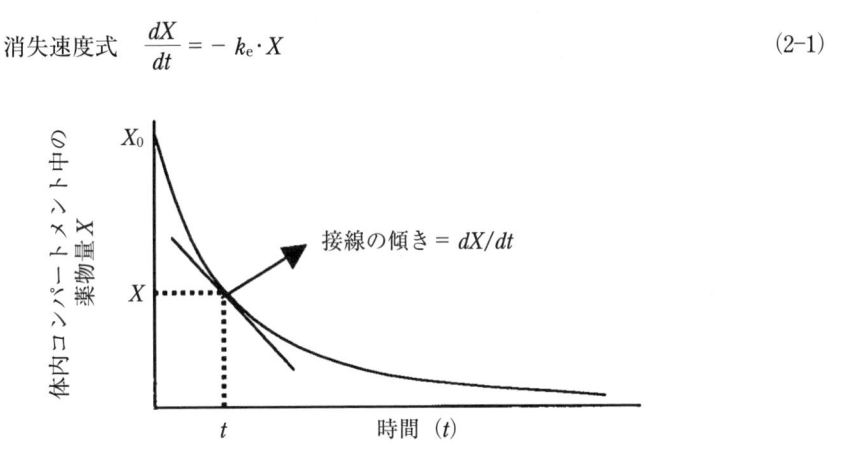

消失速度式　$\dfrac{dX}{dt} = -k_e \cdot X$ 　　　　　(2-1)

図2-2　投与後の時間とコンパートメント内の薬物量の関係

接線の傾き = dX/dt

PK先生：そのとおりじゃよ．興味があったら，付録の簡単な微分方程式の解法を参考にして解いてみればよいのじゃよ．
　　　　ところで微分方程式の解は

$$\ln X = -k_e t + \ln X_0 \tag{2-2}$$

となるが，
この式（2-2）を指数関数に直すと

$$X = X_0 \cdot e^{-k_e t} \tag{2-3}$$

となるのじゃよ．この式（2-3）が投与後の時間 t におけるコンパートメント内の薬物量を表しているのじゃよ．

図 2-1 のコンパートメント内の C は薬物濃度を表しているのじゃが，式（2-3）は薬物量の式となっておる．そこで，この薬物量から薬物濃度を求めるために，コンパートメント内の分布容積 Vd を使うこととしよう．

鯛　子：ところで分布容積 Vd って何ですか．

PK 先生：分布容積 Vd については 2-5（分布容積の概念）で詳しく説明するので，ここでは血中と組織中の薬物濃度が平衡であるモデルのコンパートメント内で，薬物濃度が均一であると仮定した場合の仮想の体積と考えておくのじゃよ．そうすると，薬物量 X を体積 Vd で割ると，コンパートメント内の濃度 C が求められるのじゃ．これを式（2-4）で表すと

$$\boxed{C(\text{mg/L}) = \frac{X(\text{mg})}{Vd(\text{L})}} \tag{2-4}$$

この式の X に式（2-3）を代入すると

$$C(\text{mg/L}) = \frac{X(\text{mg})}{Vd(\text{L})} = \frac{X_0(\text{mg}) \cdot e^{-k_e t}}{Vd(\text{L})} \quad \text{すなわち} \quad C(\text{mg/L}) = \frac{X_0(\text{mg})}{Vd(\text{L})} \cdot e^{-k_e t} \tag{2-5}$$

となるのじゃ．
ここで，$t = 0$（投与時）における初期薬物濃度を C_0（mg/L）とすると，初期薬物量は X_0 なので

$$C_0(\text{mg/L}) = \frac{X_0(\text{mg})}{Vd(\text{L})} \tag{2-6}$$

となり，式（2-5）に代入すると

$$C(\text{mg/L}) = \frac{X_0(\text{mg})}{Vd(\text{L})} \cdot e^{-k_e t} = C_0(\text{mg/L}) \cdot e^{-k_e t}$$

つまり $\boxed{C(\text{mg/L}) = C_0(\text{mg/L}) \cdot e^{-k_e t}} \tag{2-7}$

となるのじゃよ．この式（2-7）は，大事なので覚えておくのじゃよ．
この式（2-7）の指数関数の式を対数になおすと

$$\ln C = -k_e \cdot t + \ln C_0 \tag{2-8}$$

また常用対数に変換すると

$$\log C = -\frac{k_e}{2.303} \cdot t + \log C_0 \tag{2-9}$$

となり投与後時間に対して，血中薬物濃度を片対数プロットすると直線になるのじゃよ．この直線は，傾きが $-k_e$（常用対数では $-\frac{k_e}{2.303}$）で，y 軸切片が $\ln C_0$（常用対数では $\log C_0$）となるのじゃよ．この式から，消失速度定数や初期薬物濃度 C_0 を簡単に求めることができるのじゃよ．

鯛　子：直線になれば計算しやすいですね．

PK 先生：そのとおりじゃよ．図 2-3 に常用対数と自然対数の場合の図を示しておいたので参考にしたらよいのう．後で説明する演習問題で，このグラフを使った消失速度定数の求め方を学ぶのじゃよ．この式（2-7），（2-8）および（2-9）は大事なので，しっかりと覚えておくのじゃよ．

常用対数

$$\log C_0 = \log \frac{X_0}{Vd}$$

傾き $= -\dfrac{k_e}{2.303}$

$$\log C = -\frac{k_e}{2.303} \cdot t + \log C_0$$

（縦軸：血中薬物濃度の対数（log C），横軸：時間（t））

自然対数

$$\ln C_0 = \ln \frac{X_0}{Vd}$$

傾き $= -k_e$

$$\ln C = -k_e \cdot t + \ln C_0$$

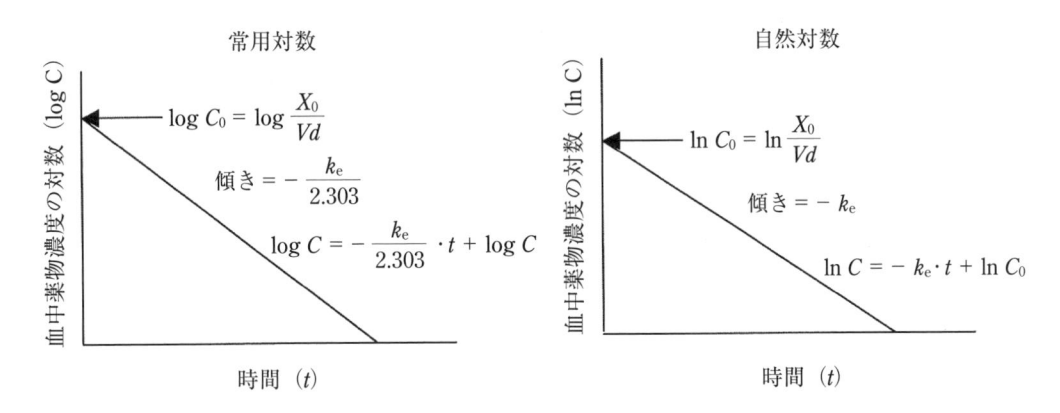

（縦軸：血中薬物濃度の対数（ln C），横軸：時間（t））

図 2-3　血漿中薬物濃度を対数変換した場合の薬物濃度推移

鯛　子：ところで，どんな薬物の場合も 1-コンパートメントモデルに適合する場合は直線になるのですか．

PK 先生：良いところに気が付いたのう．薬物の代謝に関与する酵素や排泄に関与するトランスポーターに飽和がある薬物の場合は，消失速度がコンパートメント内薬物量に比例しないでミカエリス・メンテン式に従う場合がある．このようなモデルを非線形コンパートメントモデルと呼び，ここで説明している線型のモデルと区別しているのじゃよ．

DIALOGUE

2-3　薬物動態学的パラメータ（1-コンパートメントモデル）

鯛　子：ところで先生，血中濃度の式はよくわかったのですが，これをどのように薬物動態に応用していくのですか．

PK 先生：そうじゃよ，そこがいちばん大事なのじゃよ．これからいろいろなパラメータを求めていくとしよう．最初は生物学的半減期じゃな．これは $t_{1/2}$ などと表されているのじゃよ．消失速度が一次速度式に従うため，どこから測定しても半減期の値は一定になるのじゃよ．

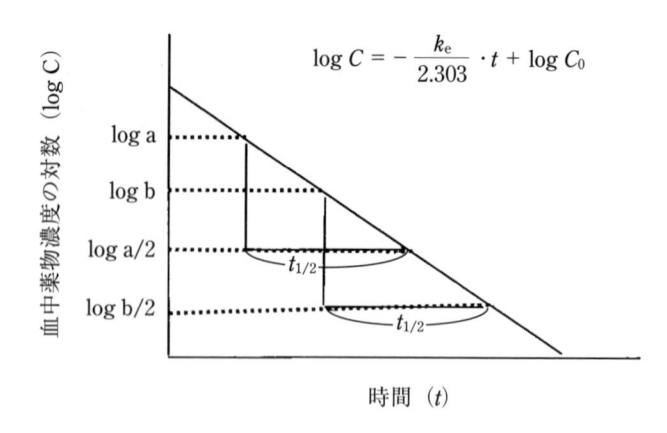

図2-4　1-コンパートメントモデルと生物学的半減期

　　図2-4をよくみてごらん．どの時間をとっても，濃度が半分になる時間は一定じゃろ．

鯛　　子：本当ですね．ところで先生，この$t_{1/2}$は，計算で求められるのですか．

PK先生：もちろんじゃよ．計算は簡単じゃよ．式（2-8）または（2-9）を思い出してごらん．半減期はどの濃度の場合も一定なので，この式に当てはめていけばよいのじゃよ．ある時間tにおける薬物濃度をC_1とすると，$t_{1/2}$時間後には薬物濃度は$C_1 \cdot 1/2$となるだろ．これを式に当てはめればよいのじゃよ．

式（2-8）では

$$\ln \frac{1}{2} \cdot C_1 = -k_e \cdot t_{1/2} + \ln C_1 \tag{2-10}$$

から

$$k_e \cdot t_{1/2} = \ln C_1 - \ln \frac{1}{2} \cdot C_1 = \ln \frac{C_1}{\frac{1}{2} \cdot C_1} = \ln 2 \tag{2-11}$$

となるじゃろ．ここで，対数の引き算はまとめると割り算，足し算はまとめると掛け算になることを思い出すのじゃよ．この式（2-11）より

$$\boxed{t_{1/2} = \frac{\ln 2}{k_e} = \frac{0.693}{k_e}} \tag{2-12}$$

となるのじゃよ．この式は，大事なので必ず覚えるのじゃよ．

面白いことに，この式（2-12）は常用対数でも同じ結果となるのじゃ．よく見ていてごらん．

$$\log \frac{1}{2} \cdot C_1 = \frac{-k_e \cdot t_{1/2}}{2.303} + \log C_1 \tag{2-13}$$

を変形すると

$$\frac{k_e \cdot t_{1/2}}{2.303} = \log C_1 - \log \frac{1}{2} \cdot C_1 = \log \frac{C_1}{\frac{1}{2} \cdot C_1} = \log 2 \tag{2-14}$$

となり，$t_{1/2}$を求めると，

$$t_{1/2} = \frac{2.303 \times \log 2\ (=0.301)}{k_e} = \frac{0.693}{k_e} \tag{2-15}$$

こうなるのじゃ．これで自然対数の結果と同じになったじゃろ．

鯛　子：本当ですね．この式を覚えれば消失速度定数から簡単に半減期が求められますね．

PK 先生：そのとおりじゃよ．つぎは薬物動態の解析で重要な血中濃度－時間曲線下面積（AUC, area under the blood concentration time curve）を求めてみよう．単位は，濃度×時間なので mg·hr/L のように表されるのじゃ．

図 2-5 をみてごらん．AUC はこの曲線の下（斜線部）の面積であるので，1-コンパートメントモデルの場合，次の式で面積を求めることができるのじゃ．

図 2-5 の斜線部の面積は，

$$AUC = \int_0^\infty C\,dt$$

となるのじゃが，この式に

$$C(\text{mg/L}) = \frac{X_0(\text{mg})}{Vd(\text{L})} \cdot e^{-k_e t} \tag{2-5}$$

を代入すると

$$AUC = \int_0^\infty C\,dt = \int_0^\infty \frac{X_0}{Vd} e^{-k_e t}\,dt = \frac{X_0(\text{mg})}{k_e(\text{hr}^{-1}) \cdot Vd(\text{L})}$$

$$\boxed{AUC = \frac{X_0(\text{mg})}{k_e(\text{hr}^{-1}) \cdot Vd(\text{L})}} \tag{2-16}$$

となるのじゃよ．

ここで

$$C_0(\text{mg/L}) = \frac{X_0(\text{mg})}{Vd(\text{L})} \tag{2-6}$$

式より

$$\boxed{AUC = \frac{C_0(\text{mg/L})}{k_e(\text{hr}^{-1})}} \tag{2-17}$$

と計算することもできる．式（2-16），（2-17）は大事なので覚えるのじゃよ．

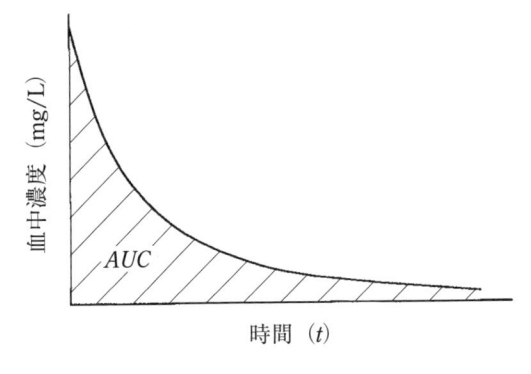

図 2-5　血中薬物濃度－時間曲線下面積（AUC）

鯛　子：消失速度定数や分布容積から，いろいろなパラメータが求められるので，びっくりしました．

PK先生：まだまだあるのじゃよ，それではつぎにクリアランスを求めることにしよう．

DIALOGUE

2-4　全身クリアランス（1-コンパートメントモデル）

PK先生：さて，つぎはいよいよ全身クリアランスを求めてみよう．クリアランスは，薬物動態を考えるうえで非常に大事な概念なので，理解するのじゃよ．その前にクリアランスの概念を簡単に説明するとしよう．

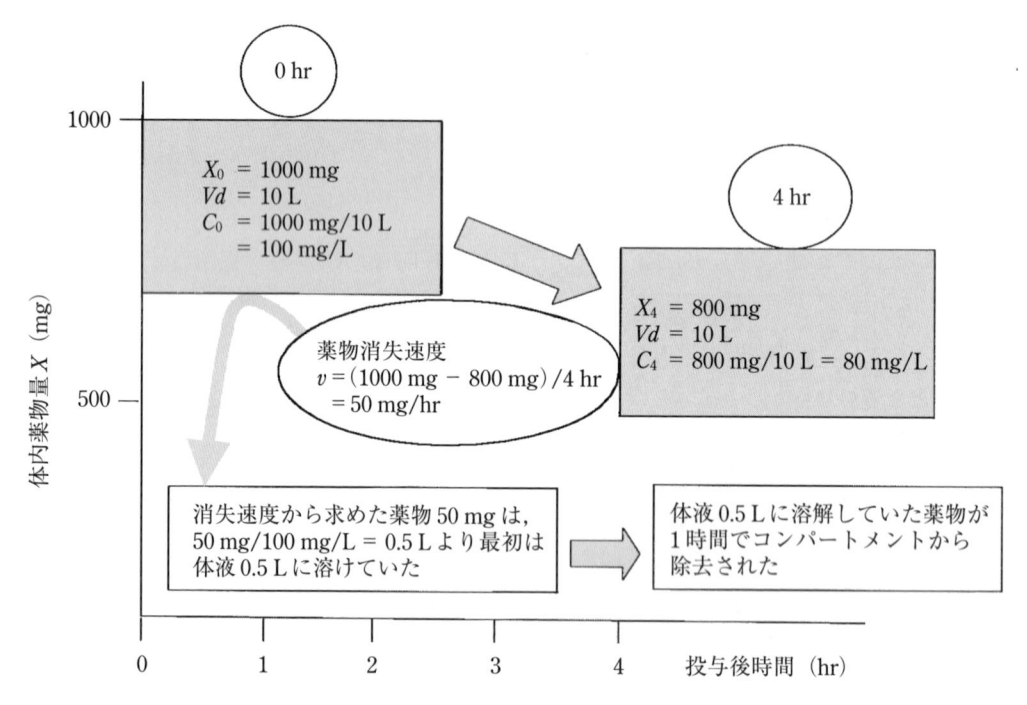

図中：
0 hr
X_0 = 1000 mg
Vd = 10 L
C_0 = 1000 mg/10 L
= 100 mg/L

4 hr
X_4 = 800 mg
Vd = 10 L
C_4 = 800 mg/10 L = 80 mg/L

薬物消失速度
v = (1000 mg − 800 mg)/4 hr
= 50 mg/hr

消失速度から求めた薬物 50 mg は，50 mg/100 mg/L = 0.5 L より最初は体液 0.5 L に溶けていた

体液 0.5 L に溶解していた薬物が 1 時間でコンパートメントから除去された

縦軸：体内薬物量 X (mg)
横軸：投与後時間 (hr)

クリアランス＝薬物消失速度(mg/hr)/血中薬物濃度(mg/L) = 50/100 = 0.5(L/hr)

図 2-6　モデルを用いたクリアランスの考え方

PK先生：まず，図 2-6 をみてごらん．これは，投与時と 4 時間後の薬物量，分布容積，薬物濃度を示しており，ここから全身クリアランスを求めているのじゃよ．

鯛　子：なんだか複雑でよくわからないのですけど．

PK先生：それならば，わかりやすいように解説しよう．まず，4 時間で失われた薬物量は 1000 mg − 800 mg = 200 mg じゃな．これを 1 時間あたりに直すと，50 mg/hr となる．ところで，この 50 mg を初期薬物濃度で割ると 50 mg/100 mg/L = 0.5 L となるじゃろ．

鯛　子：そうですね．

PK 先生：そうすると 1 時間あたり，体液 0.5 L に溶けていた薬物が体内から除去されたことになるじゃろ．これがクリアランスの考え方じゃ．一定の時間に，血液に換算してどの位の体積に溶けている薬物が除去されたかが，クリアランスなのじゃよ．単位は L/hr などになるのじゃ．

鯛　子：そうすると，単位時間あたりに除去された薬物の量ではなくて，その薬物が溶けている体積で表すのですね．これで，クリアランスの概念がようやくわかりました．

PK 先生：そのとおりじゃよ．つぎに全身クリアランスを 1-コンパートメントモデルから求めるとしよう．

全身クリアランス＝薬物消失速度（mg/hr）/薬物濃度（mg/L）＝ L/hr　じゃな．

ところで，薬物消失速度は，$-dX/dt$ と考えることができるのじゃ．そうすると全身クリアランス（CL_{tot}）は，

$$CL_{tot} = \frac{-\dfrac{dX}{dt}}{C} \tag{2-18}$$

とも表される．ところで，式（2-1）より $\dfrac{dX}{dt} = -k_e \cdot X$ であるので，

$$CL_{tot} = \frac{-\dfrac{dX}{dt}}{C} = \frac{k_e \cdot X}{C} \tag{2-19}$$

となる．分布容積は $Vd = \dfrac{X}{C}$（式（2-4）の変形）でも表すことができるので，クリアランスは，

$$\boxed{CL_{tot}(\text{L/hr}) = k_e(\text{hr}^{-1}) \cdot Vd(\text{L})} \tag{2-20}$$

で求められる．この式（2-20）は重要なので，覚えるのじゃよ．

ところで，

$$Vd = \frac{X_0}{C_0}$$

（式（2-6）の変形）より

$$CL_{tot} = \frac{k_e \cdot X_0}{C_0} \tag{2-21}$$

ここで，

$$AUC = \frac{C_0(\text{mg/L})}{k_e(\text{hr}^{-1})} \tag{2-17}$$

式（2-17）より

$$\boxed{CL_{tot}(\text{L/hr}) = \frac{X_0(\text{mg})}{AUC(\text{mg} \cdot \text{hr/L})}} \tag{2-22}$$

ともなるのじゃよ．この式（2-22）も大事なので覚えるのじゃよ．

鯛　子：覚える式がたくさんあって大変だけど，1-コンパートモデルからいろいろなパラメータが求められて面白いですね．

PK先生：そうじゃろ，おもしろいじゃろ．それでは，最後に分布容積の概念について学んでみようとするか．

鯛　子：はい．分布容積についても，もっと理解したいです．

DIALOGUE
2-5 分布容積の概念

PK先生：まず分布容積の前に，ヒトの体液量について考えてみるのじゃな．ところで，鯛子君の体重はいくつかな？

鯛　子：先生，女性に体重を聞くのは失礼ですよ．

PK先生：ごめんごめん．それでは，先生の体重を例にしよう．先生の体重は，60 kgなのじゃが，ヒトでは体液が60％なので，体液量は36 Lになるのじゃ．この36 Lの内訳を細かくみると，まず細胞内液は体重の40％なので24 L，細胞外液は20％なので，12 Lじゃ．この細胞外液は，血漿と細胞間隙液（組織間液）から成っており，12 L中血漿は体重の4％なので2.4 L，細胞間隙液は体重の16％なので，9.6 Lということになるのじゃよ（図2-7）．

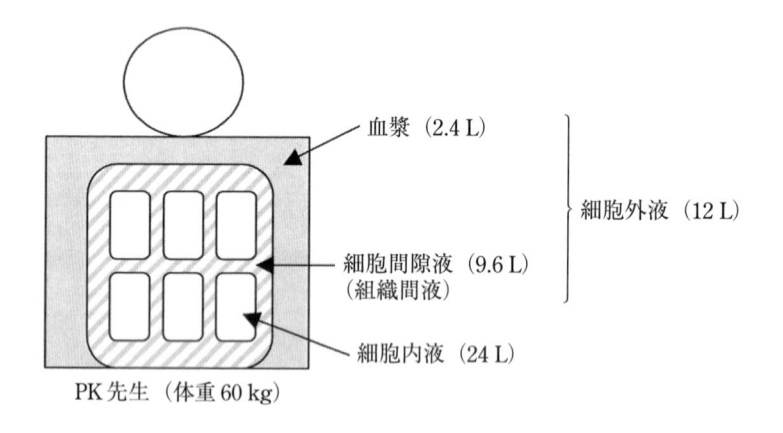

図2-7　ヒトの体液量

鯛　子：それなら，これらの体液中に薬物が溶けているのですね．薬物が溶けている体液量を分布容積と呼んでいるのですか？

PK先生：そこが，勘違いしやすいところじゃな．分布容積（volume of distribution）V_dというのは，薬物が体内に均一に分布していると仮定したときの薬物が溶解している体液の容量で，一般的には血漿中の薬物濃度と等しい濃度を持つ体積に換算して求めた仮想の体積なのじゃよ．薬物が均等に分布していて，血漿－組織間に平衡関係が成り立つ場合，薬物量 X (mg) と薬物濃度 C (mg/L) より，つぎの式が成り立つのじゃ．式（2-4）では，薬物量を血中薬物濃度で割ることで分布容積が得られることになっていたが，ここでは血漿中薬物濃度を基に分布容積を考えるのじゃ．多くの場合，薬物の血中濃度と血漿中濃度は等

2-5 分布容積の概念

しいと考えられるので，式（2-4）で示した分布容積と，ここで説明する分布容積は同じと考えて構わんぞ．それでは，これからいろいろな例をあげて説明するのでよく理解するのじゃよ．

$$Vd(\text{L}) = \frac{X(\text{mg})}{C(\text{mg/L})} \qquad (2\text{-}23)$$

$X = 15\ \text{mg}$
$C = 15\ \text{mg}/2.4\ \text{L}$
$Vd = 15\ \text{mg}/(15\ \text{mg}/2.4\ \text{L})$
$\quad = 2.4\ \text{L}$

(1) $Vd = $ 血漿容量（2.4 L）

分布容積
（2.4 L × 1）
● 薬物（1 mg 相当）
○ 血漿タンパク

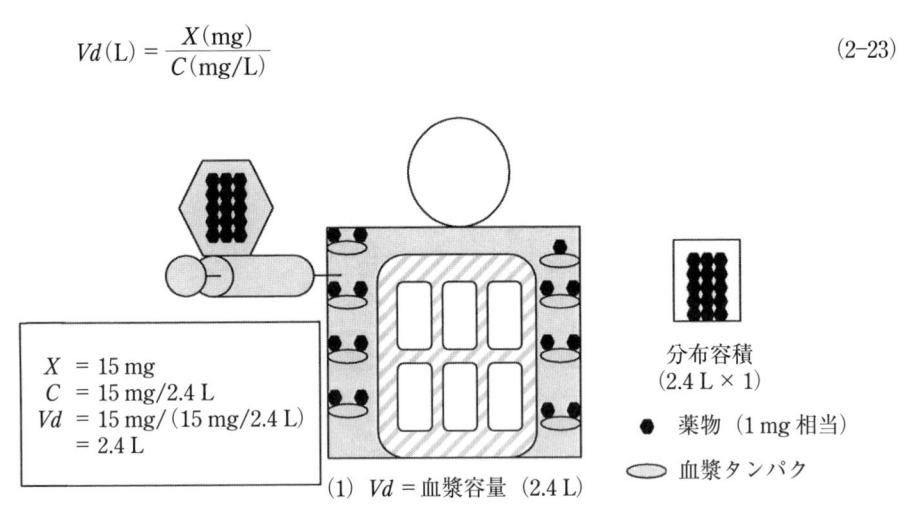

図 2-8 分布容積の概念図（1）

PK 先生：まずは，図 2-8 をみてごらん．これから説明する図は，すべて体重が 60 kg のヒトを想定しているのじゃよ．また，図の六角形の薬物は 1 つ 1 mg としている．この場合は投与した薬物が，血漿タンパクと結合しているため組織に移行できない例じゃな．体重 60 kg なので，血漿の容積は 2.4 L ということになり，この図の場合，15 mg の薬物を投与して血中濃度を測定すると，$C = 15\ \text{mg}/2.4\ \text{L}$ となるので，式（2-23）で Vd を計算すると 2.4 L ということになるのじゃ．エバンスブルーとか，インドシアニングリーンを投与した場合がこの例となり，これらの試薬を用いると血漿の容積を求めることができるのじゃよ．

鯛　子：組織に移行せず，図の血漿にだけ分布するとこうなるのですね．なんだか不思議な感じだけど，計算するとその通りになるので，面白いですね．

PK 先生：つぎは，図 2-9 じゃよ．この場合は，薬物が血漿と細胞間隙には分布するが，細胞膜の透過性が悪いために，細胞内まで移行しにくい場合じゃよ．やはり体重 60 kg で血漿容積が 2.4 L のヒトを想定しているのじゃが，15 mg の薬物を投与して，血漿中濃度を測定すると 3 mg/2.4 L となるため，式（2-23）で分布容積を計算すると 12 L になるのじゃ．濃度をよくみてごらん．血漿中は 3 mg/2.4 L で細胞間隙液中濃度は $(15\ \text{mg} - 3\ \text{mg})/9.6\ \text{L} = 3\ \text{mg}/2.4\ \text{L}$ となり，細胞間隙液中濃度と血漿中濃度は同じになるのじゃな．ジクマロール，バルプロ酸，フェニルブタゾン，フェニトインなどの分布容積がこの例に近いようじゃの．

鯛　子：本当ですね．それならば，血漿容積を 1 つの単位と考えて，血漿を含めて血漿と同じ濃度の体液が血漿容積の何倍あるかという考え方でもよいのですね．

PK 先生：そうじゃな．そう考えてもよいのじゃ．次の例は，細胞膜の透過性が高いために，細胞内を含めて全体液中に分布する場合じゃな．今度は図 2-10 を見ながら鯛子君が考えて計算

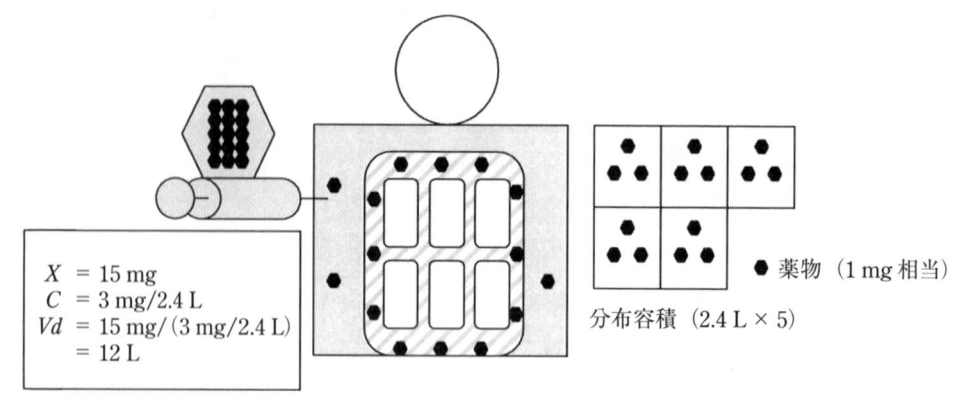

20　第2章　急速静注

$X = 15$ mg
$C = 3$ mg/2.4 L
$Vd = 15$ mg/(3 mg/2.4 L)
　　 $= 12$ L

● 薬物（1 mg 相当）
分布容積（2.4 L × 5）

(2) Vd ＝ 血漿＋細胞間液（細胞外液）（12 L）

図 2-9　分布容積の概念図（2）

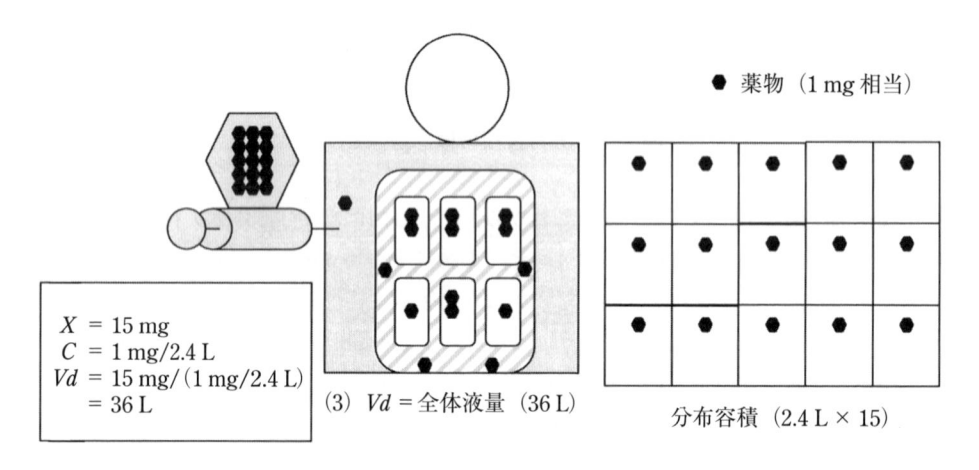

$X = 15$ mg
$C = 1$ mg/2.4 L
$Vd = 15$ mg/(1 mg/2.4 L)
　　 $= 36$ L

● 薬物（1 mg 相当）

(3) Vd ＝ 全体液量（36 L）
分布容積（2.4 L × 15）

図 2-10　分布容積の模式図（3）

するのじゃよ．

鯛　子：体重 60 kg で血漿容積が 2.4 L のヒトなので，血漿中の薬物濃度は 1 mg/2.4 L だから，15 mg/（1 mg/2.4 L）で分布容積は 36 L になりました．これは，全体液容積と同じですね．それでは体液すべてに均一に分布しているかどうか調べてみます．それぞれの薬物濃度をみてみると，血漿では 1 mg/2.4 L，細胞間隙では 4 mg/9.6 L ＝ 1 mg/2.4 L となり，また，細胞内液は 10 mg/24 L ＝ 1 mg/2.4 L ですべて同じ濃度になりました．なんだか不思議な感じですが，分布容積の概念がよくわかりました．カフェインとかエタノールは，このような分布容積になるのですね．そうすると，体重が多い人のほうはお酒が飲めるということですかね．

PK 先生：そのとおりじゃよ．よくできたね．ところでお酒の場合は，アルコールの代謝酵素に遺伝子多型があるため一概にはいえないのじゃよ．わっはっは．

鯛　子：ところで分布容積が体液量を超えることはないですよね．

$X = 15$ mg
$C = 0.5$ mg/2.4 L
$Vd = 15$ mg/$(0.5$ mg/2.4 L$)$
$= 72$ L

(4) $Vd >$ 全体液量（36 L 以上）

● 薬物（1 mg 相当）　▲ 薬物（0.5 mg 相当）　　分布容積（2.4 L × 30）

図 2-11　分布容積の模式図（4）

PK 先生：よいところに気が付いたのう．前にも話したように，分布容積は仮想の容積なのじゃ．だから，場合によっては全体液量を超えることもありえるのじゃよ．

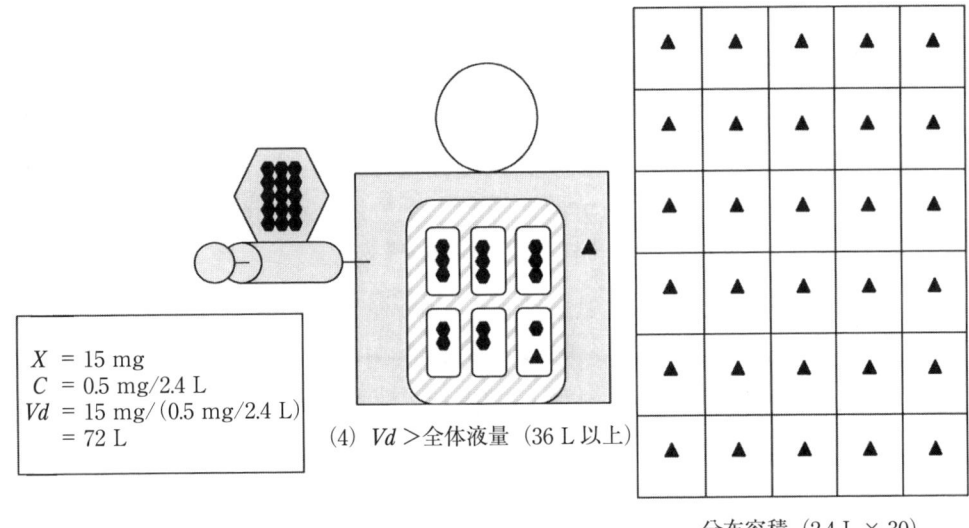

鯛　子：えー，それは考えもしなかったです．

PK 先生：それでは，図 2-11 を見てごらん．この図では六角形を 1 mg，三角形を 0.5 mg としているのじゃよ．体重は 60 kg で血漿容量は 2.4 L なので，この図から血漿中濃度は 0.5 mg/2.4 L となるじゃろ．ところがこの場合，投与した薬物の細胞内結合性が高いため，組織中に蓄積的に分布しているのじゃ．計算すると，$Vd = 15$ mg/$(0.5$ mg/2.4 L$) = 72$ L となり，全体液量の 2 倍となっているのじゃ．

鯛　子：どうして，このような現象が起こるのですか．

PK 先生：分布容積の概念が，血漿中と同じ濃度の薬物が均一に分布した場合の仮想の体積なので，この場合，血漿中の薬物濃度を測定すると，計算上は全体液量を超えてしまうのじゃよ．代表的な薬物にチオペンタールなどがあるので，覚えておいたほうがよいのじゃ．シクロスポリンのように血球中に分布しやすい薬物もあるので，この場合も分布容積が体液量よりも大きくなるのじゃよ．分布容積についても，タンパク結合を考慮した計算方法もあるのじゃ．ここで，学んだ式はどんどん使えるようにするのじゃよ．

鯛　子：よくわかりました．

DIALOGUE
2-6 尿中排泄データ

鯛　子：ところで先生，これまで体内コンパートメント中の薬物の消失について学んできたのですが，実際にはどのような過程を経て消失するのですか．

PK先生：そうじゃな，体内コンパートメントに入った薬物の消失過程の主なものは，胆汁中への排泄（胆汁中排泄速度定数；k_b）や腎臓から尿中への排泄（尿中排泄速度定数；k_u）の他に肝臓での代謝（代謝速度定数；k_m）などがあるのじゃよ（図2-12）．消失速度定数k_eは，これら個々の速度定数の和と考えればよいのじゃよ．

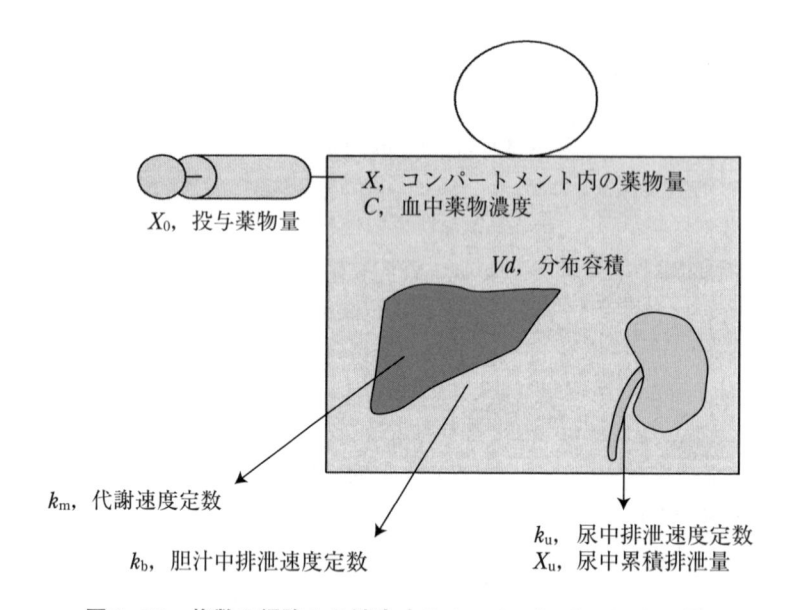

図2-12　複数の経路から消失する1-コンパートメントモデル

$$k_e = k_m + k_u + k_b \tag{2-24}$$

鯛　子：よくわかりました．ところで，これらの速度定数の中で尿中排泄速度定数は，実際に尿中薬物濃度を測定することにより値が求められそうですね．

PK先生：よいところに気がついたのう．尿中薬物濃度の測定は，採血に比べると患者さんの負担が少ないのじゃよ．実際に，尿中排泄された薬物量から薬物動態パラメータを求めることができるのじゃよ．ここでは，尿中排泄データから薬物動態パラメータを求める方法として，ログ・レートプロット（log-rate plot）とシグマ・マイナスプロット（sigma-minus plot）について学ぶのじゃよ．

鯛　子：わあ，また新しい言葉が出てきたわね．なんだか難しそう．

PK先生：言葉は難しそうじゃが，これまで学んできたことと同じように実例を示すので，よく理解するのじゃよ．まず最初は，ログ・レートプロットについて考えてみるのじゃよ．図2-12のモデルをみるのじゃよ．この中で，尿中累積排泄量 X_u（mg）があるじゃろ．これを一定時間ごとに測定することにより，尿中排泄速度（dX_u/dt）（mg/hr）を求めることができるのじゃよ．このモデルでは，尿中排泄速度は体循環コンパートメントの薬物量 X（mg）に比例することから，つぎの式が成り立つのじゃよ．

$$\frac{dX_u}{dt} = k_u(\mathrm{hr}^{-1}) \cdot X(\mathrm{mg}) \tag{2-25}$$

この式（2-24）に，$X = X_0 \cdot e^{-k_e t}$　（2-3）を代入すると，

$$\frac{dX_u}{dt} = k_u \cdot X_0 \cdot e^{-k_e t} \tag{2-26}$$

となり，両辺の対数をとると，

$$\log\left(\frac{dX_u}{dt}\right) = \log(k_u \cdot X_0 \cdot e^{-k_e t}) = \log k_u \cdot X_0 + \log e^{-k_e t} = \log k_u \cdot X_0 - k_e \cdot t \cdot \log e$$

$$= \log k_u \cdot X_0 - \frac{k_e \cdot t}{2.303}$$

となる．これをもう少しわかりやすく整理すると，

$$\boxed{\log\left(\frac{dX_u}{dt}\right) = -\frac{k_e}{2.303} \cdot t + \log k_u \cdot X_0} \tag{2-27}$$

となるのじゃよ．この式は大事だから必ず覚えるのじゃよ．表2-1に示したのじゃが，薬物を急速静注後，あらかじめ決められた時間で採尿し，尿中濃度を測定するのじゃよ．この時間と尿中濃度から，表2-2に示したように尿中排泄速度（mg/hr）を算出し，その対数値を投与後の時間（採尿時間の中間時間）に対してプロットすると，図2-13のような直線が得られるのじゃよ．

表2-1　薬物200 mg急速静注後の尿中排泄データ

時間（hr）	尿量（mL）	尿中薬物濃度（μg/mL）
0～1	100	6.60
1～3	200	3.80
3～5	400	0.935
5～7	500	0.360

表2-2　表2-1から求めた尿中排泄速度

採尿の中間時間（hr）	尿中排泄速度（mg/hr）
0.5	0.660
2.0	0.380
4.0	0.187
6.0	0.090

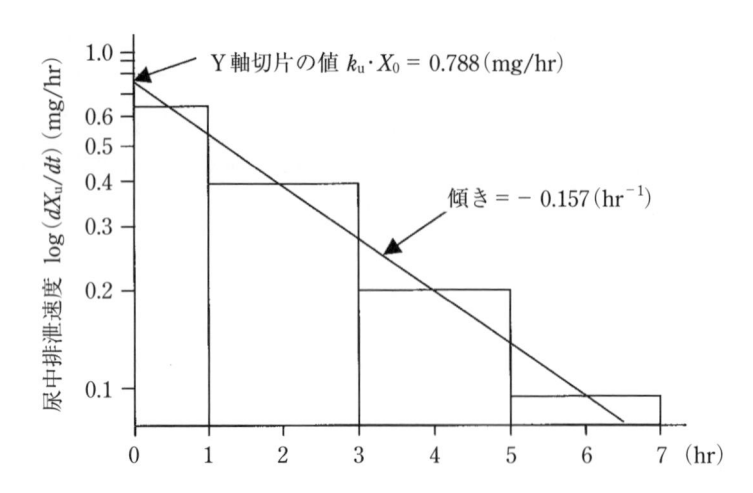

図 2-13　尿中排泄データからの消失速度定数の算出（ログ・レートプロット）

鯛　　子：わかりました．対数をとるのでログ・レートプロットと呼ぶのですね．ところで，さきほど説明のあった尿中排泄速度の計算方法を教えて頂けませんか．

PK 先生：おお，そうじゃな．表 2-1 をみるのじゃよ．例えば，投与後 0〜1 時間の場合，尿中薬物濃度は 6.60 μg/mL で，尿量は 100 mL じゃろ，そうすると尿中の薬物量は 6.60 μg/mL・100 mL で 660 μg になるのじゃよ．つまり，1 時間で 660 μg の薬物が尿中排泄されたことになるので，尿中排泄速度は 660 μg/hr となり，表 2-2 のように mg に直すと 0.660 mg/hr となるのじゃよ．

鯛　　子：よくわかりました．例えば，投与後 3〜5 時間の場合は，(0.935 μg/mL・400 mL)/(5-3) hr から，187 μg/hr で mg に直すと 0.187 mg/hr になるのですね．

PK 先生：そのとおりじゃよ．よくわかってきたのう，それでは図 2-13 の直線の意味を考えてみるのじゃよ．

鯛　　子：わかりました．式 (2-27) から考えてみると，傾きが $-\dfrac{k_e}{2.303}$ ですね．それから Y 軸切片が $\log k_u \cdot X_0$ になりますね．ということは，傾きから消失速度定数 k_e (hr^{-1}) を求めることができ，Y 軸切片から尿中排泄速度定数 k_u (hr^{-1}) を求めることができますね．

PK 先生：そのとおりじゃよ．鯛子君はもうすっかりとグラフと式の見方に慣れてきたようじゃの．薬物動態を理解する上で，そこが大切なことなんじゃよ．それでは，実際に消失速度定数と尿中排泄速度定数を求めてみるのじゃよ．

鯛　　子：やってみます．えーと，$-\dfrac{k_e}{2.303} = -0.157$ なので，$k_e = 0.362$ hr^{-1} になりますね．それから，Y 軸切片が 0.788 mg/hr なので，$k_u \cdot X_0 = 0.788$，投与量 $X_0 = 200$ mg から $k_u = 0.788 (\text{mg/hr})/200 (\text{mg}) = 0.0039$ hr^{-1} になりますね．

PK 先生：よくできたね．ところでこの項目の始めのほうで消失速度定数 k_e は尿中排泄速度定数 k_u や代謝速度定数 k_m などの個々の速度定数の和であることを説明したのじゃが，この速度

定数の和であることを応用することができるのじゃよ．例えば，尿中排泄以外による消失がすべて肝臓での代謝である場合は，代謝率を求めることができるのじゃよ．少し考えてみるのじゃよ．

鯛　　子：わかりました．$k_e = 0.362$ hr^{-1}で，$k_u = 0.0039$ hr^{-1}から肝臓での代謝速度定数 $k_m = 0.362 - 0.039 = 0.323$ hr^{-1}になるわね．この値から代謝率を考えると，代謝率 $= \dfrac{k_m}{k_e} \times 100 = 89.2$％となりますね．

PK 先生：そのとおりじゃよ．この薬物は主に肝臓で代謝され，腎臓での未変化体の尿中排泄は少ないことが排泄速度定数を求めることでわかるのじゃよ．

鯛　　子：先生，よくわかりました．薬物の尿中排泄速度を調べることにより，患者さんから採血することなく消失速度定数を求めることができ，さらに消失の要因についても推定することができるので，患者さんの負担も少なく，すばらしい方法だと思います．

PK 先生：ところがじゃな，この方法にも欠点があるのじゃよ．例に出したのは理想的な値じゃが，尿中排泄速度にバラツキがあった場合は，正確な消失速度定数を求めることができなくなるのじゃよ．そこで，この欠点を補う方法として，シグマ・マイナスプロット法（sigma-minus plot）が開発されたのじゃよ．それでは，これからシグマ・マイナスプロット法について学ぶのじゃよ．

鯛　　子：なんだかおもしろそうね．

PK 先生：まず，式 (2-25) の両辺を $t = 0$ から t まで積分すると，

$$\int_0^t \frac{dX_u}{dt} dt = \int_0^t k_u \cdot X_0 \cdot e^{-k_e t} dt \tag{2-27}$$

となるので，

$$\int_0^{X_u} dX_u = \left[-\frac{k_u}{k_e} \cdot X_0 \cdot e^{-k_e t} \right]_0^t \tag{2-28}$$

から

$$X_u = \frac{k_u}{k_e} \cdot X_0 \left(1 - e^{-k_e t}\right) \tag{2-29}$$

となる．ここで，$\lim_{t \to \infty} X_u = X_u^\infty$ とすると $e^{-k_e t} \approx 0$ となるので，

$$\boxed{X_u^\infty = \frac{k_u}{k_e} \cdot X_0} \tag{2-30}$$

この式 (2-30) を式 (2-29) に代入すると，

$$X_u = X_u^\infty \left(1 - e^{-k_e t}\right) \tag{2-31}$$

整理すると

$$X_u^\infty - X_u = X_u^\infty \cdot e^{-k_e t} \tag{2-32}$$

ここで両辺の対数をとると

$$\log(X_u^\infty - X_u) = -\frac{k_e}{2.303} \cdot t + \log X_u^\infty \tag{2-33}$$

となるのじゃよ．ここまでくれば，式の意味もわかるじゃろ．途中の展開がわからなくても，式 (2-33) は大事なので覚えるのじゃよ．

鯛　子：よくわかりました．式から考えると，X_u^∞ は尿中総排泄量を表しているのですね．

PK先生：そのとおりじゃよ．

鯛　子：そうしたら，尿中総排泄量 X_u^∞ から，ある時間 t の尿中排泄量 X_u を差し引いたものの対数を，時間 t に対してプロットすると直線が得られるのね．そうするとログ・レートプロットと同様に，傾きから消失速度定数 k_e を求めることができますね．また，尿中総排泄量 X_u^∞ がわかれば，式 (2-30) を用いて，尿中排泄速度定数を求めることもできそうね．

PK先生：そのとおりじゃよ．この式の中の $X_u^\infty - X_u$ をシグマ・マイナス値と呼んでいるのじゃよ．それでは，これに関しても実例をあげるので，よく考えてみるのじゃよ．

表2-3　ある薬物300 mgを急速静注した患者の尿中薬物（未変化体）の量

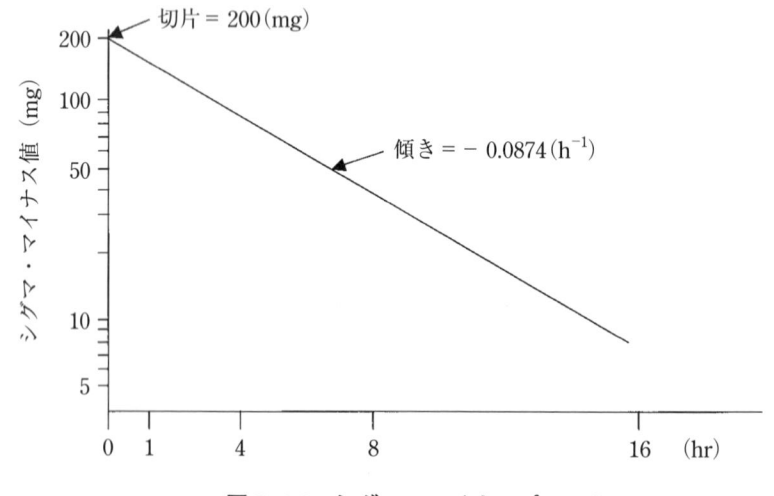

時間	尿中累積薬物排泄量（mg）	シグマ・マイナス $X_u^\infty - X_u$ 値（mg）
0	0	200
1	36	164
4	110	90
8	160	40
16	192	8
24	200	0
36	200	0

図2-14　シグマ・マイナスプロット

PK先生：表2-3をみるのじゃよ．この中で尿中累積排泄量は，200 mg が上限となっているので，200 mg が総排泄量 X_u^∞（mg）となるのじゃよ．そこで，この総排泄量からそれぞれの時間での累積排泄量を引いた値が，シグマ・マイナス $X_u^\infty - X_u$ 値（mg）として，表の一番右のカラムに示してあるのじゃよ．この表から時間に対して，$\log(X_u^\infty - X_u)$ をプロットしたシグマ・マイナスプロットを図2-14に示したのじゃよ．これで，式（2-33）に従って消失速度定数を計算できるのじゃよ．

鯛　子：わかりました．計算してみます．図2-14から $-k_e/2.303 = -0.0874$ ですので，$k_e = 0.201\ \mathrm{hr}^{-1}$ になりますね．

PK先生：そのとおりじゃよ．ところで，尿中排泄速度定数 k_u も求めるのじゃよ．

鯛　子：簡単ですね．$X_u^\infty = \dfrac{k_u}{k_e} \cdot X_0$（式（2-30））の X_u^∞ は 200 mg，X_0 は 300 mg で，$k_e = 0.201\ \mathrm{hr}^{-1}$ なので，

$$k_u = \frac{0.201 \times 200}{300} = 0.134\ (\mathrm{hr}^{-1})$$

になるわね．また，この値から先ほどのログ・レートプロットの時と同様に，尿中以外の消失過程がすべて肝臓での代謝だと考えて，代謝速度定数 k_m を求めると，$k_m = k_e - k_u = 0.201 - 0.134 = 0.067\ \mathrm{hr}^{-1}$ になりますね．この場合の代謝率は，$\dfrac{0.067}{0.201} \times 100 = 33.3\ \%$になり，尿中排泄のほうが多いことがわかるわね．

PK先生：そのとおりじゃよ．実際にこのモデルで，総排泄量 X_u^∞ を求めるためには，通常は生物学的半減期の7倍程度まで採尿を続ける必要があるのじゃよ．そのため，ジゴキシンのような半減期の長い薬物には適さないのじゃよ．

鯛　子：わかりました．半減期も消失速度定数から簡単に求められますね．この場合ですと，$t_{1/2} = 0.693/0.201\ (\mathrm{hr}^{-1}) = 3.4\ \mathrm{hr}$ ですね．そうすると $3.4 \times 7 = 23.8\ \mathrm{hr}$ で約24時間は採尿しないといけないのですね．ああ，それで表2-3の24時間以降は尿中累積排泄量が最大になったのですね．

PK先生：鯛子君は，もう急速静注の1-コンパートメントモデルに関しては，十分理解できたようじゃな．

鯛　子：先生，どうもありがとうございました．急速静注の1-コンパートメントモデルから，クリアランスの概念や分布容積の概念も学ぶことができましたし，尿中排泄データから消失速度定数や尿中排泄速度定数，さらには代謝速度定数の求め方もわかりました．また，1つの式からいろいろな式へと展開できるので，思っていたよりもやさしかったです．

練習問題

問 2-1 静脈に急速に注入された薬物の血漿中濃度 (C) が次式で表されているとき，投与後 10 時間における血漿中濃度を求めなさい．

$$C = \frac{X_0}{Vd} \cdot e^{-k_e t}$$

ただし，投与量 X_0 は 80（mg/kg 体重），分布容積 Vd は 2.0（L/kg 体重），生物学的半減期 $t_{1/2}$ は 2 hr とし，k_e は速度定数，t は投与後の時間とする．

問 2-2 線型 1-コンパートメントモデルにあてはまる薬物 600 mg を成人に急速静脈内注射し，下記のような時間-血漿中薬物濃度プロファイルを得た．

この表の値をプロットして得られた直線の Y 軸切片は，4.5 であった．ただし，ln 4.5 = 90.02 とする．

t（hr）	血漿中濃度（μg/mL）	l_n（血漿中濃度）（四捨五入）
1.0	70.11	4.250
3.0	42.52	3.750
5.0	25.79	3.250
7.0	15.64	2.750
10.0	7.389	2.000

これらの結果から以下の設問に答えなさい．
a．消失速度定数を求めなさい．
b．生物学的半減期を求めなさい．
c．分布容積を求めなさい．
d．全身クリアランスを求めなさい．
e．AUC を求めなさい．

問 2-3 ある薬物 10 mg を静脈内注射後，経時的に血中濃度を測定し，片対数グラフにプロットしたとき次の図を得た．1-コンパートメントモデルで解析したとき，下記の問に答えなさい．ただし，必要ならば log 1.7 = 0.230, log 3 = 0.477, log 5 = 0.699 として計算せよ．
a．消失速度定数を求めなさい．
b．生物学的半減期を求めなさい．
c．分布容積を求めなさい．
d．全身クリアランスを求めなさい．

e. AUC を求めなさい.

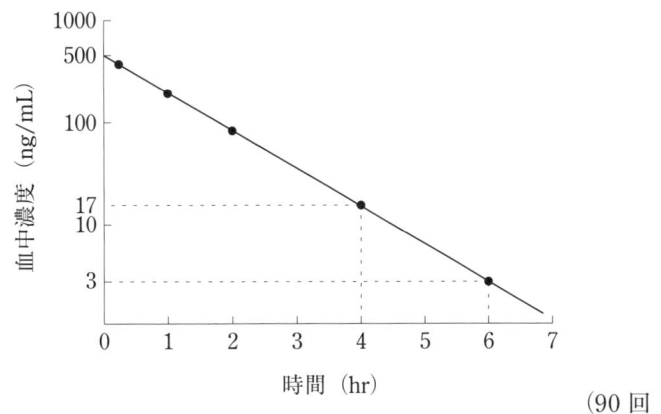

（90回　問162）

問2-4　エバンスブルーは，血漿中だけに分布し，他の組織中にはほとんど分布しない性質がある．今，患者に25 mgのエバンスブルーをすみやかに静脈投与したのち，血漿中のエバンスブルー濃度を測定し，この色素の投与直後の推定濃度として20 μg/mLを得た．この患者の血漿容積を求めよ．

問2-5　線型1-コンパートメントモデルに従って消失する薬物を静注し，消失速度定数k_eの推定を試みた．つぎの方法のうち誤っているのはどれか．
1. 血中濃度が1/2になるまでの時間$t_{1/2}$を求め，$k_e = (\ln 2)/t_{1/2}$によって計算した．
2. 血中濃度が1/10になるまでの時間$t_{1/10}$を求め，$k_e = 2.303/t_{1/10}$によって計算した．
3. 血中濃度の常用対数を時間に対してプロットして得られた直線部分を$t = 0$に外挿してC_0を求め，血中濃度-時間曲線下面積（AUC）を台形公式によって求め，$k_e = C_0/AUC$によって計算した．
4. 血中濃度の常用対数を時間に対してプロットし，直線の勾配を求め$k_e = -$勾配$/2.303$によって計算した．
5. 血中濃度の自然対数を時間に対してプロットし，直線の勾配を求め$k_e = -$勾配によって計算した．

問2-6　未変化体，代謝物ともすべて腎臓から排泄される薬物がある．この薬物250 mgを急速静注した後，経時的に採尿し，尿中に排泄された総薬物量（未変化体＋代謝物）を測定し，次のデータを得た．
　A．尿中総排泄量　　未変化体　　200 mg
　　　　　　　　　　　代謝物　　　50 mg（未変化体に換算した量）
　B．log（200 mg－各時間までの未変化体累積排泄量）を時間に対してプロットして得られた直線の勾配の大きさ．　　0.30（hr^{-1}）
この場合の未変化体の尿中排泄速度定数（hr^{-1}）を求めなさい．

GET A HINT
鯛子のヒント

問 2-1 鯛子：この式にこだわらないほうがよいかも．

$Vd = \dfrac{\boxed{}}{C_0}$ の式を覚えているかな．この式を変形すると

$C_0 = \dfrac{\boxed{}}{Vd}$ になるよね．これで，C_0 が求められるよね．

半減期が2時間だから，10時間後は半減期を何回経験したことになるかな．これで簡単に求められるわね．

問 2-2 鯛子：これは，1-コンパートメントモデルの計算のオンパレードね．まず，消失速度定数から求めてみます．えーっと，傾きはどの濃度でも変わらないので，1時間後から3時間後の値を使います．

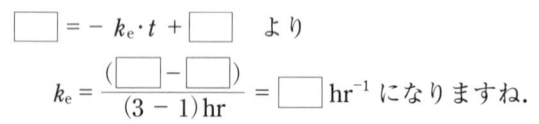

$\boxed{} = -k_e \cdot t + \boxed{}$ より

$k_e = \dfrac{(\boxed{} - \boxed{})}{(3-1)\,\text{hr}} = \boxed{}\ \text{hr}^{-1}$ になりますね．

次は，生物学的半減期ですね．これは簡単ですよ．

$t_{1/2} = \dfrac{\boxed{}}{k_e} = \dfrac{\boxed{}}{\boxed{}}\ (\text{hr}^{-1}) = \boxed{}\ \text{hr}$ になりますね．

つぎは，分布容積ね．これは，$Vd = \dfrac{\boxed{}}{\boxed{}}$ から簡単に求められるわね．

投与量（mg）と血漿中濃度（μg/mL）の違いに注意してね．
μg/mL は，$\boxed{}\boxed{}$/L になるわね．
クリアランスは，簡単ですね．$CL = k_e \cdot \boxed{} = \boxed{}$ L/hr になるわね．
$AUC = \boxed{}/k_e$（mg·hr/L）になるわね．単位に注意してね．

問 2-3 鯛子：$\log 17 = \log(10 \times 1.7) = \log 10 + \log 1.7$ を思い出してね．対数のかけ算と足し算，対数の割り算と引き算との関係をしっかりと理解しておくことね．そうすると $\log 17 = \boxed{} + \boxed{}$ になりますね．ついでに $\log 500$ の場合も，$\log 500 = \log(5 \times 100) = \log 5 + \log 100 = 0.699 + 2 = 2.699$ になりますね．

a．消失速度定数は傾きから求められるわね．常用対数であることに注意してね．

常用対数の場合の式は，$\log C = -\dfrac{k_e}{\boxed{}} \cdot t + \log C_0$

グラフから求めると，常用対数なので，$\log 3 = -\dfrac{k_e}{\boxed{}} \cdot t + \log 17$

これで，k_e は簡単に求められるわね．

b．次は $t_{1/2}$ ね．これは $t_{1/2} = \dfrac{\boxed{}}{k_e}$ で簡単ね．

c．分布容積も，$Vd = \dfrac{\boxed{}_0}{\boxed{}_0}$ で，投与量 10 mg と Y 軸切片 500 ng/mL から簡単に求められるわね．くれぐれも単位には気をつけてね．

d．クリアランスも簡単ね．$CL = \boxed{} \cdot \boxed{}$

e．ついでに AUC も $AUC = \dfrac{\boxed{}}{k_e}$ で簡単に求められるわね．

問 2-4 鯛子：エバンスブルーは血漿以外に分布しないので，分布容積＝血漿容積ね．投与した量と，投与直後の推定濃度が与えられているので簡単ね．分布容積は，$Vd = \dfrac{\boxed{}_0}{\boxed{}_0}$ から簡単に計算できるわね．

問 2-5 鯛子：1 は消失速度定数と生物学的半減期の式を思い出してみてね．

2 は，ln 10 がいくつになるのか考えてみてね．自然対数と常用対数の場合の違いについて勉強したところを思いだしてね．

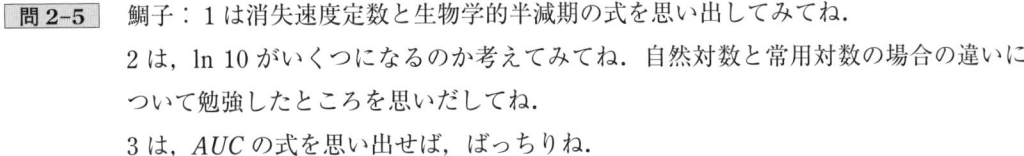

3 は，AUC の式を思い出せば，ばっちりね．

4 は $\log C = -\dfrac{k_e}{\boxed{}} \cdot t + \log C_0$ から考えれば，すぐにわかるわね．

5 は，自然対数なので，$\boxed{} = -k_e \cdot t + \ln C_0$ から考えてみてね．簡単でしょ．

問 2-6 鯛子：これは，シグマ・マイナスプロットね．

この場合の傾きは，何を表していたのかな．

グラフの Y 切片は何を表しているのかな．

$\boxed{} = \dfrac{k_u}{k_e} \cdot X_0$ なんて式もあったわね．

ANSWERS AND GUIDE
解答・解説

問 2-1 （解答例）1

$C_0 = 80\,(\text{mg/kg 体重})/2.0\,(\text{L/kg 体重}) = 40\,(\text{mg/L})$

半減期が2 hr なので，10 hr/2 hr = 5 より，$40\,(\text{mg/L}) \cdot \left(\dfrac{1}{2}\right)^5 = 1.25\,(\text{mg/L})$

（解答例）2

5 半減期から，

$40\,(\text{mg/L}) \to 20\,(\text{mg/L}) \to 10\,(\text{mg/L}) \to 5\,(\text{mg/L}) \to 2.5\,(\text{mg/L}) \to 1.25\,(\text{mg/L})$ と計算してもよい．

問 2-2

a．消失速度定数

$k_e = (4.25 - 3.75)/(3-1)\,(\text{hr}) = 0.25\,(\text{hr}^{-1})$

b．生物学的半減期

$t_{1/2} = 0.693/k_e = 0.693/0.25\,(\text{hr}^{-1}) = 2.772\,(\text{hr})$

c．分布容積

$Vd = 600\,\text{mg}/90.02\,(\text{mg})\,(\text{Y 軸切片の値})/(\text{L}) = 6.665\,(\text{L})$

d．全身クリアランス

$CL = k_e \cdot Vd = 0.25\,(\text{hr}^{-1}) \cdot 6.665\,(\text{L}) = 1.666\,(\text{L/hr})$

e．AUC

$AUC = C_0/k_e = 90.02\,(\text{mg/L})/0.25\,(\text{hr}^{-1}) = 360.08\,(\text{mg}\cdot\text{hr/L})$

問 2-3

a．消失速度定数

$k_e = \dfrac{(\log 17 - \log 3) \cdot 2.303}{(6-4)\,\text{hr}} = \dfrac{((\log 1.7 + \log 10) - \log 3) \cdot 2.303}{2\,\text{hr}} = 0.867\,(\text{hr}^{-1})$

b．生物学的半減期

$t_{1/2} = \dfrac{0.693}{k_e} = \dfrac{0.693}{0.867\,(\text{hr}^{-1})} = 0.799\,(\text{hr})$

c．分布容積

$Vd = \dfrac{X_0}{C_0} = \dfrac{10\,(\text{mg})}{0.5\,(\text{mg/L})} = 20\,(\text{L})$

d．全身クリアランス

$CL = k_e \cdot Vd = 0.867\,(\text{hr}^{-1}) \cdot 20\,(\text{L}) = 17.3\,(\text{L/hr})$

e．AUC

$AUC = \dfrac{C_0}{k_e} = \dfrac{0.5\,(\text{mg/L})}{0.867\,(\text{hr}^{-1})} = 0.577\,(\text{mg}\cdot\text{hr/L})$

問 2-4 分布容積

$Vd = X_0/C_0 = 25 \times 1000(\mu g)/20(\mu g/mL) = 1250(mL)$

問 2-5

1. （〇）　$t_{1/2} = \dfrac{\ln 2}{k_e}$

2. （〇）　$t_{1/10} = \dfrac{\ln 10}{k_e} = \dfrac{2.303}{k_e}$

3. （〇）　$AUC = \dfrac{C_0}{k_e}$

4. （×）　$\log C = -\dfrac{k_e}{2.303} \cdot t + \log C_0$ から，$k_e = -2.303 \times$ 勾配

5. （〇）　$\ln C = -k_e \cdot t + \ln C_0$ から，勾配 $= -k_e$

問 2-6 log（200 mg − 各時間までの未変化体累積排泄量）を時間に対してプロットしたものをシグマ・マイナスプロットといい，その傾きは消失速度定数を表す．

傾き $= -k_e/2.303 = 0.3(hr^{-1})$ より，$k_e = 0.3 \times 2.303 = 0.691(hr^{-1})$

$X_u^\infty = \dfrac{k_u}{k_e} \cdot X_0$（式（2-30））の X_u^∞ は 200 mg，X_0 は 250 mg，$k_e = 0.691\ hr^{-1}$ なので，

$k_u = \dfrac{0.691 \times 200}{250} = 0.55(hr^{-1})$　になる．

KEY WORD
キーワード

1-コンパートメントモデル	分布容積	ログ・レートプロット
消失速度定数（k_e）	AUC	シグマ・マイナスプロット
半減期	全身クリアランス	

CHAPTER 3

定速静注

DIALOGUE

3-1 定常状態に達するまでの血中濃度変化
（1-コンパートメントモデル）

マリ夫：千葉から来た千葉マリ夫です．よろしくお願いします．

PK先生：マリ夫君，こちらこそよろしくじゃよ．わからないことは，何でも質問するのじゃよ．

マリ夫：はい，ありがとうございます．早速ですが，定速静注について教えていただけますか？

PK先生：薬を点滴で投与するときがあるじゃろ．そのような場合が定速静注の1つじゃよ．そのほかに，インフュージョンポンプを使って投与する場合があるのじゃよ．つまり，持続的に薬を投与する投与法じゃよ．

マリ夫：わかりました．どんなときに使うのですか？

PK先生：よい質問じゃな．定速静注したときの薬の血中濃度は，図3-1のようになるのじゃよ．

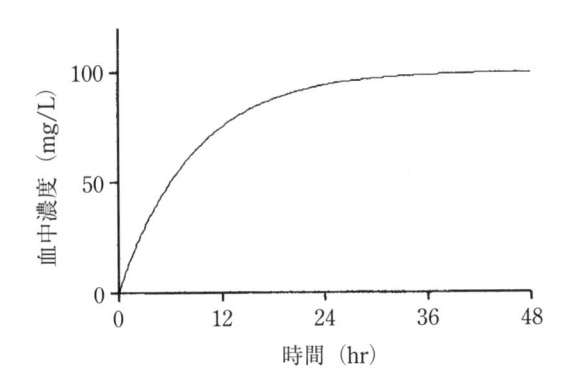

図3-1 薬物を定速静注したときの血中濃度推移

マリ夫：投与を開始したときの血中濃度は低いけど，時間が経つにつれて濃度が高くなってきて，やがて一定値に近づいていくのですね．

PK先生：そのとおりじゃ．したがって，薬の血中濃度を持続的に維持したいときに，定速静注をするのじゃよ．これによって，薬の血中濃度は，十分に効果を発揮する濃度のまま一定値に保っておくことができるのじゃよ．

マリ夫：わかりました．定速静注したときの血中濃度が，どのように変化していくのかを詳しく教えていただけますか？

PK先生：それでは，最初に図3-2を見るのじゃよ．定速静注の場合には，このようなコンパートメントモデルを考えたらいいのじゃよ．

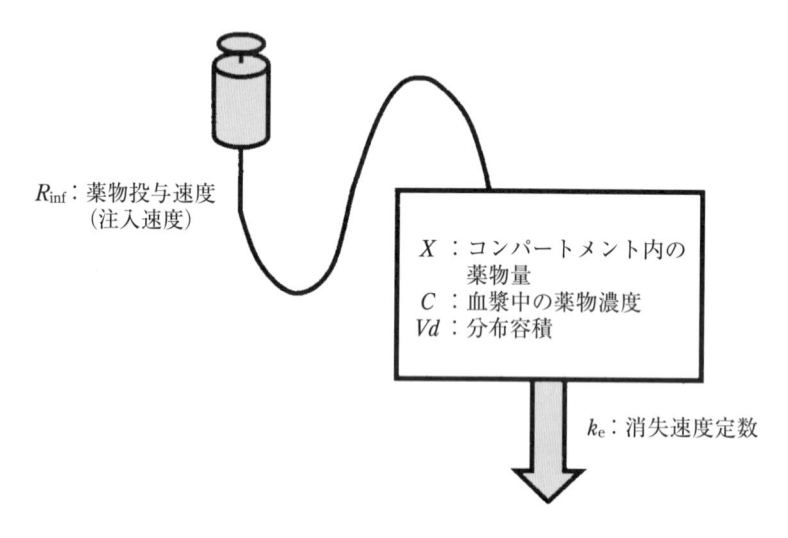

R_{inf}：薬物投与速度
（注入速度）

X ：コンパートメント内の薬物量
C ：血漿中の薬物濃度
Vd ：分布容積

k_e：消失速度定数

図3-2　薬物を定速静注したときの体内動態を表すためのコンパートメントモデル

マリ夫：コンパートメントに薬物が入っていく速度は，R_{inf}で，コンパートメントから出て行く速度は，$k_e \cdot X$ということですね．

PK先生：そのとおりじゃよ．このとき，このコンパートメント内での薬物量の正味の変化速度は，（コンパートメントに入ってくる速度）−（コンパートメントから出て行く速度）で表すので，こうなるのじゃよ．

$$\frac{dX}{dt} = R_{inf} - k_e \cdot X \tag{3-1}$$

入ってくる方は薬物の量が増えていく変化だからプラス，出て行く方は薬物の量が減っていく変化だからマイナスということなのじゃよ．

マリ夫：わかりました．

PK先生：この微分方程式を解くには，まず式（3-1）の右辺をYとするのじゃよ．つまり，

$$R_{inf} - k_e \cdot X = Y \tag{3-2}$$

ということじゃ．この中で，XとYは時間tの関数じゃが，他は定数なのじゃよ．この両辺をtで微分すると，

3-1 定常状態に達するまでの血中濃度変化（1-コンパートメントモデル）

$$-k_e \frac{dX}{dt} = \frac{dY}{dt} \tag{3-3}$$

となるのじゃよ．このとき，式（3-1）は，

$$\frac{dX}{dt}(= R_{inf} - k_e \cdot X) = Y = -\frac{1}{k_e} \cdot \frac{dY}{dt} \tag{3-4}$$

になるのじゃよ．

マリ夫：式（3-4）のような微分方程式なら解けます．この式は，

$$\frac{dY}{dt} = -k_e \cdot Y \tag{3-5}$$

の形にすることができますから，

$$\ln Y = -k_e \cdot t + \ln Y_0 \quad (Y_0 は時間0のときのYの値で，定数) \tag{3-6}$$

となり，
指数関数に直すと，

$$Y = Y_0 \cdot e^{-k_e \cdot t} \tag{3-7}$$

となるのですね．

PK先生：そのとおりじゃよ．そこで，YをもとのXを含む式に戻すのじゃよ．つまり，

$$R_{inf} - k_e \cdot X = (R_{inf} - k_e \cdot X_0) \cdot e^{-k_e \cdot t} \tag{3-8}$$

ということじゃよ．この式を変形して，コンパートメント内の薬物量Xは，

$$X = \frac{R_{inf}}{k_e}(1 - e^{-k_e \cdot t}) + X_0 \cdot e^{-k_e \cdot t} \tag{3-9}$$

となるのじゃよ．時間tが0のときのコンパートメント内の薬物量X_0は0だから，

$$X = \frac{R_{inf}}{k_e}(1 - e^{-k_e \cdot t}) \tag{3-10}$$

となるのじゃ．ラプラス変換を使えば，もっと簡単に解けるから，興味があればやってみればよいのじゃよ．

マリ夫：すみません，PK先生，「コンパートメント内の薬物量X_0は0（$X_0 = 0$）」とはどういうことなのですか？

PK先生：ああ，すまん．定速静注の場合，時間0というのは，投与を開始した時点なのじゃよ．一方で，定速静注のときには，体内に投与された薬物量は，（静注速度）×（時間）なのじゃ．だから，時間が0だと投与された薬物量も0になるのじゃよ．それで，投与を開始した瞬間には，体内に薬は入っていないと考えるのじゃよ．つまり，$X_0 = 0$なのじゃよ．急速静注のときとは，違っているのじゃな．急速静注のときには，時間0のときに投与量のすべてが体内に入るとみなしているじゃろ．

マリ夫：ありがとうございます．よく，わかりました．確かに，図3-1のグラフでも，時間0のと

きには血中濃度は0ですね．これは，時間0のときには，血中に薬物が入っていないからなのですか．

PK 先生：そのとおりじゃよ．

マリ夫：急速静注以外では，投与した薬物のうち時間0で体内に入っている量は0とみなしてよいのですか？

PK 先生：そのとおりじゃよ．静脈内に薬物を瞬時に投与する投与法以外，時間0のときに体内に入っている薬物の量は0とみなしてよいのじゃよ．

マリ夫：わかりました．ありがとうございます．式（3-10）から血中濃度（C）を求めるときには，分布容積 Vd で割ればいいのですね．そうすると，

$$C(\mathrm{mg/L}) = \frac{R_{\mathrm{inf}}\,(\mathrm{mg/hr})}{k_{\mathrm{e}}(\mathrm{hr}^{-1}) \cdot Vd\,(\mathrm{L})}\,(1 - e^{-k_{\mathrm{e}} \cdot t}) \tag{3-11}$$

になるのですね．

PK 先生：そのとおりじゃよ．この式は大事じゃよ．この式で表される血中濃度の時間推移をグラフにしたものが，図3-1なのじゃよ．これについて，詳しく見ていこう．

マリ夫：はい，お願いします．

PK 先生：時間0のときの血中濃度が0なのは，先ほど話したとおりじゃな．反対に，十分に時間が経つと，一体どのような血中濃度になるのじゃ？

マリ夫：一定値に近づいていますね．どういう値になっているのでしょうか？

PK 先生：それはじゃな，式（3-11）の時間 t を無限大にしたときの C の値を考えればよいのじゃよ．時間 t を大きくするにつれて，式（3-11）の $e^{-k_{\mathrm{e}} \cdot t}$ はどんどん小さくなり，0に近くなるのじゃよ．したがって，時間が経つと，血中濃度は，

$$C_{\mathrm{ss}}(\mathrm{mg/L}) = \frac{R_{\mathrm{inf}}\,(\mathrm{mg/hr})}{k_{\mathrm{e}}(\mathrm{hr}^{-1}) \cdot Vd\,(\mathrm{L})} \tag{3-12}$$

に近づくのじゃよ．この式は大事じゃよ．この血中濃度になったときのことを定常状態（steady state）と呼ぶのじゃよ．

マリ夫：定常状態とは，どういうことですか？

PK 先生：それは，薬物が入ってくる速度と出て行く速度が同じになって，見かけ上，体内の薬物量が一定になっているとみなされる状態のことじゃよ．マリ夫君は，大学にはどうやって来ているのじゃ？

マリ夫：電車で通っています．大学に来る時刻だと，電車は満員で大変です．

PK 先生：それは大変じゃな．ここでは，電車に乗っているお客さんの数を考えてみるのじゃよ．始発駅では，お客さんを乗せていない電車が到着して，ドアが開くとお客さんが乗り込んでくるじゃろ．

マリ夫：それで，電車の中のお客さんの数が増えて，いくつか駅に停まるうちに，お客さんで満員になります．

PK先生：そうじゃな．電車の中のお客さんの中には途中駅では降りるお客さんもいるのじゃが，反対に乗り込んでくる人もいて，動きがあるのじゃが，見かけ上のお客さんの数は変わらないじゃろ．これが，定常状態じゃよ．

マリ夫：わかりました．薬の血中濃度と同じですね．投与を開始すると同時に血中濃度が上昇するのですが，しばらくすると体内に入る薬物量と体内から消失する薬物量が等しくなって，見かけ上，血中濃度は変化のない定常状態に達するのですね．僕はいつもお客さんの数が定常状態になった電車で大学に通っていることになります．いつも電車の中で勉強をしたいと思っているのですけど，電車が混んでいて，本を開くこともできないのですよ．

PK先生：それは，気の毒なことじゃ．しかし，もっと早い時刻に電車に乗れば，空いているじゃろ．

マリ夫：ははは．明日からそうします．定常状態については，よくわかりましたが，まだお聞きしたいことがあります．どれくらいの時間が経つと，定常状態になるのですか？

PK先生：よい質問じゃな．その質問に答える前に静脈内投与した薬物の血中濃度の変化のことを考えるのじゃよ．薬物を静脈内に急速投与したときには，消失半減期という考え方があるじゃろ．

マリ夫：はい．投与した薬物の血中濃度が，最初の値（＝時間0での血中濃度）の半分になるまでにかかる時間ですね．確か，体内動態が1-コンパートメントモデルで説明できる薬物の消失半減期（$t_{1/2}$）は，

$$t_{1/2} = \frac{\ln 2}{k_e} \tag{3-13}$$

で表されるのですね．

PK先生：そのとおりじゃよ．消失半減期は薬物の初濃度を半分にするのに要する時間だけでなく，

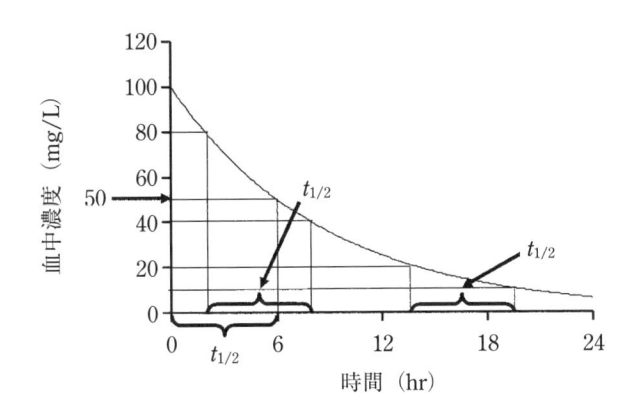

図3-3　消失半減期の概念図

任意の時間での血中濃度が半分になるまでの時間と言うこともできるのじゃよ．図3-3に示すとおりじゃよ．

PK先生：ところで，マリ夫君．静脈内に急速静注した薬物の血中濃度は，いつになったらゼロになったとみなせるのじゃ？

マリ夫：うーん．半減期だけ経つと，血中濃度が半分になって，それからさらに半減期の分だけ時間が経つと，血中濃度はさらにその半分の1/4になりますね．もう1回半減期の時間が経つと，さらに半分の1/8になります．これは，最初の血中濃度の12.5％ですね．さらにもう1半減期が経つと，さらに半分になって，1/16になります．これは6.25％．ついに10％以下になりました．もう1回半減期と同じ時間が経つと，さらに半分になって最初の血中濃度の3.125％になりますよね（図3-4 参照）．

PK先生：そうじゃな．つまり，半減期の4倍の時間，つまり4半減期が経つと，血中濃度は最初の6.25％になり，半減期の5倍の時間，つまり5半減期が経つと，最初の3.125％になるのじゃな．つまり，半減期の4〜5倍の時間が経つと，最初の濃度の90％以下あるいは95％以下になるから，ほとんど無視できると考えてよいのじゃよ．定速静注で投与したときも同じように考えるのじゃよ．つまり，半減期の4〜5倍の時間が経つと，定常状態血中濃度の90％以上になるから，ほぼ定常状態に近づいたと考えることができるのじゃよ

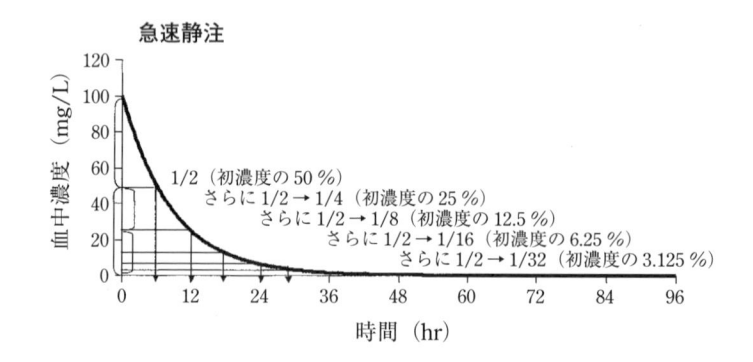

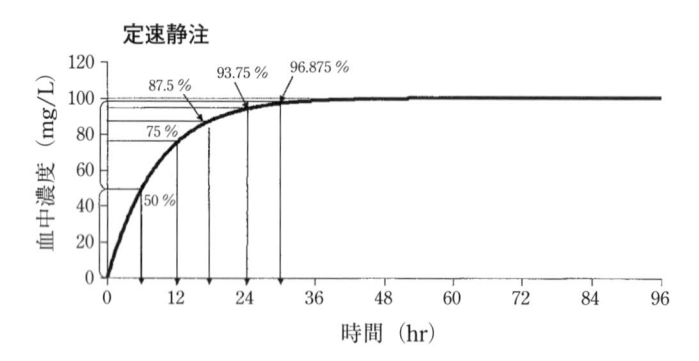

図3-4 急速静注と定速静注を行ったときのそれぞれの薬物血中濃度推移

急速静注時に，時間が経つにつれて0に近づくのに対して，定速静注時には定常状態血中濃度に近づく．図に，半減期ごとに見た血中濃度の変化を示した．それぞれのグラフは，上下を反対にした形状であると考えるとわかりやすい．急速静注後あるいは定速静注後の血中濃度を半減期ごとに見たとき，それぞれ初濃度あるいは定常状態血中濃度に対する比率（図中に％で表示）を取ると，2つの和が100％になる．

（図 3-4 参照）．

マリ夫：そういえば，急速静注したときの血中濃度推移のグラフと定速静注したときのグラフは，上下を反対にしただけで，似た形になっていますね（図 3-4 参照）．

PK 先生：そのとおりじゃよ．そのように考えるとわかりやすいじゃろ．それから，体内動態が 1-コンパートメントモデルで説明できる薬物なら，定速静注を開始してから消失半減期に相当する時間が経ったときに，定常状態血中濃度の半分の濃度になるのじゃよ．

マリ夫：よくわかりました．ありがとうございました．

3-2 注入速度と全身クリアランス

PK 先生：ところで，マリ夫君．定常状態というのが，体内に薬物が入ってくる速度と出て行く速度が同じだということを覚えているじゃろか．

マリ夫：はい，覚えています．

PK 先生：薬が体内から消失する速度をクリアランスを使って表すとどうなるのじゃ？

マリ夫：全身クリアランスは，薬物消失速度（mg/hr）÷薬物濃度（mg/L）なので，定常状態において薬物が出て行く速度は，全身クリアランス（CL_{tot}）と定常状態での血中濃度（C_{ss}：これは一定である）を使って，

$$薬物消失速度 = CL_{tot} \cdot C_{ss} \tag{3-14}$$

で表されます．

PK 先生：定常状態においては，これが体内に薬物が入ってくる速度と等しいのじゃよ．

マリ夫：薬物が体内に入ってくる速度は，R_{inf} ですから，つまり，

$$R_{inf} = CL_{tot} \cdot C_{ss} \tag{3-15}$$

となりますね．

PK 先生：そのとおりじゃよ．したがって，定常状態での血中濃度は，

$$\boxed{C_{ss}(\text{mg/L}) = \frac{R_{inf}(\text{mg/hr})}{CL_{tot}(\text{L/hr})}} \tag{3-16}$$

となるのじゃよ．この式は大事だから覚えるのじゃよ．

マリ夫：はい，わかりました．ところで，式（3-12）でも定常状態血中濃度の式がありましたね．

PK 先生：よく気がついたのう．実は，全身クリアランスと消失速度定数と分布容積の間には，このような関係があるのじゃよ．

$$CL_{\text{tot}}(\text{L/hr}) = k_e(\text{hr}^{-1}) \cdot Vd(\text{L}) \tag{3-17}$$

だから，式（3-12）と式（3-16）は同じことなのじゃよ．1-コンパートメントモデルで表される薬物の場合，薬物の体内からの消失速度は（全身クリアランス）×（血中濃度）で表されるのじゃが，（消失速度定数）×（薬物量）でも同じなのじゃよ．薬物量は（血中濃度）×（分布容積）で表されるじゃろ．だから，こうなるのじゃ．

$$CL_{\text{tot}} \cdot C = k_e \cdot X = k_e \cdot Vd \cdot C \tag{3-18}$$

したがって，式（3-17）のようになるのじゃよ．

マリ夫：なるほど，わかりました．そうしますと，定速静注したときの薬物の定常状態における血中濃度は，注入速度と全身クリアランスで決まるということですね．

PK先生：そのとおりじゃよ．

マリ夫：それでは，全身クリアランスが半分に低下したときに，同じ注入速度で定速静注を行うと，定常状態血中濃度は2倍になりますね．

$$\boxed{C_{\text{ss}}} = \frac{\boxed{R_{\text{inf}}(\rightarrow : 不変)}}{\boxed{CL_{\text{tot}}(\downarrow : 1/2 に低下)}}$$

↪ 2倍になる．

図3-5　全身クリアランスが半分に低下したときの定常状態血中濃度

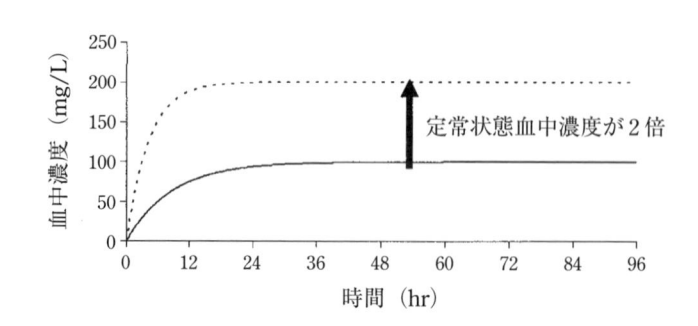

図3-6　全身クリアランスが半分に低下した患者での血中濃度推移

PK先生：そのとおりじゃ．だから，全身クリアランスが半分に低下した患者で薬物の適切な血中濃度を維持しようと思ったら，注入速度を半分にしないといけないのじゃよ．

マリ夫：なるほど．これは，高齢者や病態によって，全身クリアランスが変化した患者に対して薬物治療を行うときには覚えておかなければならない重要なことですね．

PK先生：そのとおりじゃよ．人の命を預かる医療人として知っておかなければならないことなのじゃよ．

マリ夫：それでは，病態の変化に伴って，分布容積が2倍になったときには，式（3-17）から全身クリアランスが2倍になるので，健常人に比べて，半分の注入速度で投与しないといけないということですか？

PK先生：それは，違うのじゃよ．分布容積が変化したときに，全身クリアランスが変わるとは限らないのじゃ．全身クリアランスと分布容積は独立したものなのじゃよ．分布容積だけが2倍になったときは，全身クリアランスが変化せず，式（3-17）の消失速度定数が半分になるのじゃよ（図3-7）．

マリ夫：あ，そうなのですか．1つ，勉強になりました．

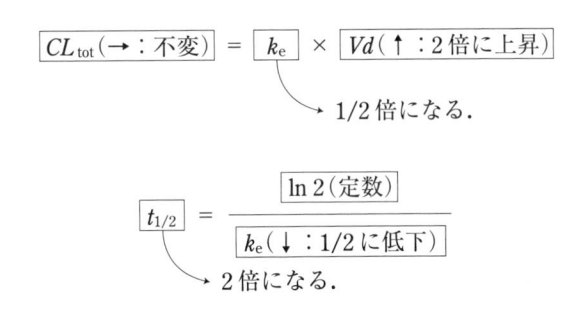

$$\boxed{CL_{tot}(\rightarrow：不変)} = \boxed{k_e} \times \boxed{Vd(\uparrow：2倍に上昇)}$$
　　　　　　　　　　　　↘ 1/2倍になる．

$$\boxed{t_{1/2}} = \frac{\boxed{\ln 2（定数）}}{\boxed{k_e(\downarrow：1/2に低下)}}$$
　　　↘ 2倍になる．

図3-7　分布容積が変化したときの血中濃度推移への影響

PK先生：消失速度定数が半分になるということは，式（3-13）からわかるように，消失半減期が2倍になるのじゃよ．だから，定常状態に達するまでの時間がこれまでの2倍に長くなるのじゃ．グラフで表すと，こうなるのじゃよ（図3-8）．

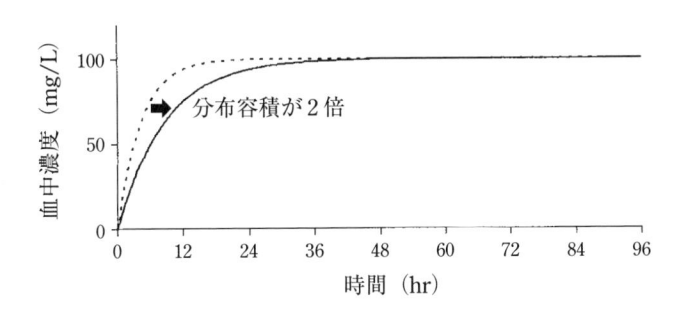

図3-8　分布容積が2倍になった患者での血中濃度推移

マリ夫：よくわかりました．ありがとうございました．

PK先生：それでは，次は定速静注を開始するのと同時に，急速静注を組み合わせて行う投与法について考えるのじゃよ．

マリ夫：二刀流ですね．

PK先生：はは．定速静注の場合，投与を開始するときには薬の血中濃度が低くて効果が低いのじゃが，投与開始の時点から，高い血中濃度が得られるように，急速静注を同時に行うのじゃよ．薬の切れ味が，さらに上がって，まさに二刀流じゃよ．はっはっは．

3-3 急速静注と定速静注の組み合わせ

マリ夫：それでは PK 先生，急速静注と定速静注を組み合わせるということの意味を教えてください．

PK 先生：定速静注だと，最終的にほぼ一定の血中濃度を持続的に得ることができるのじゃが，投与開始直後の血中濃度はとても低くて，場合によっては薬効が得られないのじゃよ．特に，どんな薬だと問題になりやすいのじゃろ？

マリ夫：定常状態になるまでの時間は，その薬の消失半減期によって決まります．ですから，半減期の長い薬だとなかなか有効な濃度に達せず，血中濃度が低い状態が続くため，問題になりますね．

PK 先生：そのとおりじゃよ．それでは，急速静注と定速静注を組み合わせたときの血中濃度推移を考えてみるのじゃよ．まず最初に負荷投与量という言葉を覚えるのじゃよ．負荷投与量は，定速静注を開始する際に，併用される急速静注の投与量のことじゃよ．負荷投与は点滴静注で得られるような一定の血中濃度（定常状態の濃度）を，早期に実現するために考えだされたものじゃ．

マリ夫：わかりました．覚えておきます．

PK 先生：それでは，図 3-9 を見るのじゃ．それぞれ急速静注したときと，定速静注したときの薬物の血中濃度推移じゃよ．それぞれの投与法を組み合わせたときのグラフは，2 つのグラフを足したものになるのじゃ．ちょうど，図 3-10 に示したようなものじゃよ．

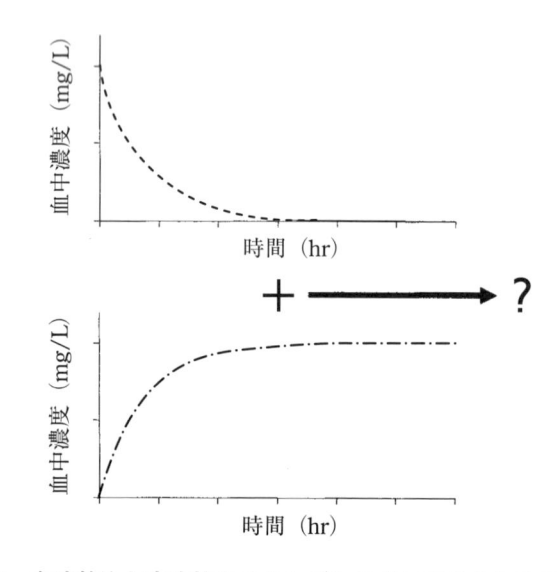

図 3-9 急速静注と定速静注のそれぞれのグラフを合わせると？

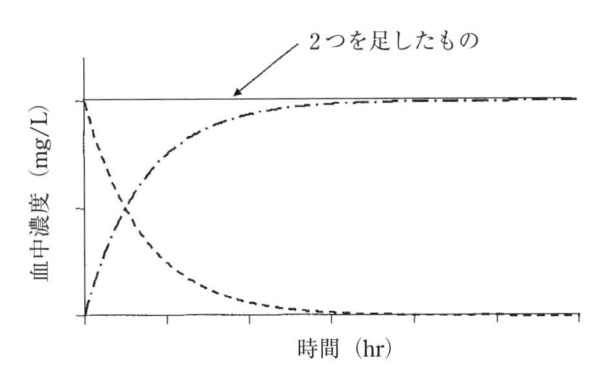

図3-10 急速静注のグラフと定速静注のグラフのそれぞれを合わせたグラフ

マリ夫：急速静注と定速静注を組み合わせると，投与開始直後から定常状態血中濃度で維持できるのですね．

PK先生：必ずしもそうじゃないのじゃよ．それは，負荷投与量と定速静注における注入速度のバランスによるのじゃよ．負荷投与量（Loading Dose）を D_L(mg) として，定速静注における注入速度を $R_{\inf}$(mg/hr) だとすると，血中濃度の式はこうなるのじゃよ．

$$C = \frac{D_L}{Vd} \cdot e^{-k_e \cdot t} + \frac{R_{\inf}}{k_e \cdot Vd}(1 - e^{-k_e \cdot t}) = \frac{D_L}{Vd} \cdot e^{-k_e \cdot t} + \frac{R_{\inf}}{CL_{\text{tot}}}(1 - e^{-k_e \cdot t}) \tag{3-19}$$

マリ夫：急速静注のときの血中濃度の式と定速静注のときの式の和で表されるのですね．

PK先生：そのとおりじゃよ．ここで，時間0のときの血中濃度と時間が十分に経ったときの血中濃度はそれぞれいくらじゃろ？

マリ夫：時間0のときの血中濃度は，急速静注を行ったときは D_L/Vd で，定速静注のときは0です．したがって，それらの和を取って，D_L/Vd です．

PK先生：そのとおりじゃよ．

マリ夫：一方で，時間が十分に経つと，急速静注した後の血中濃度は無視できるくらいまで小さくなります．定速静注したときには，$R_{\inf}/CL_{\text{tot}}$ に近づきます．

PK先生：そうじゃな．この2つが等しくなるような投与量を設定すれば，投与開始直後からずっと同じ濃度が維持できるのじゃよ．つまり，

$$\frac{D_L}{Vd} = \frac{R_{\inf}}{CL_{\text{tot}}} \tag{3-20}$$

または

$$\frac{D_L}{Vd} = \frac{R_{\inf}}{k_e \cdot Vd} \tag{3-21}$$

になるような投与量を設定すればよいのじゃよ．

マリ夫：つまり，

$$D_L = \frac{R_{\inf}}{k_e} \tag{3-21}$$

という関係になるような負荷投与量と定速静注における注入速度を設定すればよいのですね．

PK 先生：そのとおりじゃよ．こうすると，図3-10のようになるのじゃよ．それでは，負荷投与量（D_L）が R_{inf}/k_e より低かったらどうなるのじゃよ？

マリ夫：はい．この場合，定常状態血中濃度より低いところから始まって，次第に血中濃度が上がり，やがて定常状態血中濃度に近づくと思います（図3-11）．

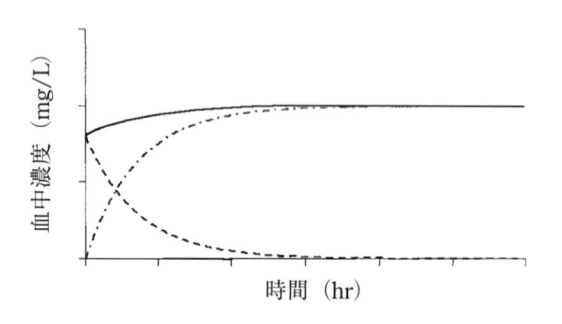

図3-11　負荷投与量が少ない場合
組み合わせて投与したときの血中濃度を実線で示した

PK 先生：そのとおりじゃよ．反対に負荷投与量（D_L）が R_{inf}/k_e より高ければ？

マリ夫：投与直後の血中濃度が定常状態血中濃度より高く，時間が経つにつれて，濃度が低くなっていくと思います．そして，やがては定常状態血中濃度と同じになるのです（図3-12）．

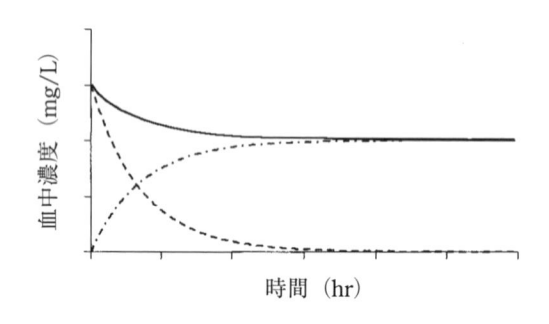

図3-12　負荷投与量が多い場合
組み合わせて投与したときの血中濃度を実線で示した

PK 先生：そのとおりじゃよ．この方法は，実際の臨床でもよく使われる考え方じゃよ．だから，よく理解して，良い薬剤師として活躍できるようにがんばるのじゃよ．

マリ夫：はい，ありがとうございます．本当に役に立ちました．今回の知識を生かして，最適な血中濃度を得るための投与法を考えられるようになりたいと思います．

練習問題

問 3-1 体重 60 kg の患者に，シクロスポリン注射液を 1 日量 4 mg/kg で静脈内持続点滴したときの定常状態の全血中薬物濃度が 250 ng/mL であった．この患者のシクロスポリン全身クリアランスを求めなさい．

問 3-2 次の文章の ☐ に入れるべき数値を求めなさい．
循環器疾患治療薬である塩酸ベラパミルは，全身クリアランスが 75 L/hr の薬物である．この薬物を 5.0 mg/hr で点滴静注した場合，定常状態の平均血漿中濃度は ☐ を示す．病状の悪化により，全身クリアランスが 2/3 に低下した場合に，同じ血漿中濃度を維持するには，点滴静注速度を ☐ に変更する必要がある．ただし，ベラパミルの全血中/血漿中濃度比は 1 である．

問 3-3 うっ血性心不全の患者に，1-コンパートメントモデルに従う薬物を静脈内定速注入したとき，定常状態での血漿中薬物濃度は 4 mg/L であった．その後症状が変化したので，今回同一の用法用量で投与したところ，定常状態において，次のデータを得た．今回の体内動態に関する次の記述のうち，正しいものの組合せはどれか．

	前回	今回
全身クリアランス	1（L/min）	1（L/min）
分布容積	130（L）	53（L）

a．定常状態の血漿中薬物濃度は，分布容積が小さくなったので高くなる．
b．定常状態の血漿中薬物濃度は，分布容積が小さくなっても前回と変わらない．
c．消失半減期は前回と変わらない．
d．血漿中薬物濃度が定常状態の 97％ に達するまでの時間は遅くなる．
e．血漿中薬物濃度が定常状態の 97％ に達するまでの時間は早くなる．

1（a，c）　　2（a，d）　　3（a，e）
4（b，c）　　5（b，d）　　6（b，e）

問 3-4 アミノフィリン注射液（テオフィリンとして 250 mg を含有）をまず急速静注で与え，その後直ちにテオフィリンとして 10 mg/hr の速度で静脈内定速注入を行い，下表の血清中濃度測定値を得た．テオフィリンは線形 1-コンパートメントモデルに従うものと仮定し，つぎの各問に答えよ．

時間（hr）	0.1	5	20	40	50
濃度（μg/mL）	9.9	7.6	4.8	4.1	4.0

(1) テオフィリンの分布容積 (L) として最も近い値は次のどれか.
   1. 15   2. 20   3. 25   4. 30   5. 35
(2) テオフィリンの全身クリアランス (L/hr) として，最も近い値はどれか.
   1. 1.0   2. 1.5   3. 2.0   4. 2.5   5. 3.0

問 3-5 つぎの表に，3 人のぜん息患者にアミノフィリン 0.80 mg/kg/hr（テオフィリンとして 0.64 mg/kg/hr）の速度で静脈内定速注入中に得られたテオフィリンの血中濃度測定値と推定全身クリアランス値を示す．いずれの患者の分布容積も 0.5 L/kg として，血中濃度に関するつぎの解釈の正誤を判定しなさい．なお，テオフィリンの平均的クリアランスを示す患者の場合，アミノフィリン 0.80 mg/kg/hr の投与速度で，血中テオフィリン濃度として治療濃度域 10 〜 20 mg/L 内の 16 mg/L が得られる．

患者	採血時間 （点滴開始からの時間）	血中濃度測定値 (mg/L)	推定全身クリアランス (L/hr/kg)
A	3	3.5	0.031
B	16	18	0.016
C	30	6	0.107

a．患者 A の投与速度は上げるべきである．
b．患者 B の投与速度はこのままで継続すべきである．
c．患者 C の投与速度は上げるべきである．

	a	b	c
1	誤	誤	正
2	誤	正	正
3	正	誤	正
4	正	誤	誤
5	正	正	正
6	誤	誤	誤

GET A HINT
マリ夫のヒント

問 3-1 マリ夫：① 体重 60 kg の患者に，シクロスポリンを 1 日量 4 mg/kg で投与しているから，注入速度は，$\dfrac{4(\text{mg/kg}) \times 60(\text{kg})}{24(\text{hr})}$ だね．

② 定速静注したときの定常状態血中濃度を表す式は？

③ 定常状態血中濃度（C_{ss}）と注入速度（R_{inf}）と全身クリアランス（CL_{tot}）の 3 つを含んだ式が書けるんだよ．

④ 注入速度と血中濃度のそれぞれの単位に気をつけて！mg と ng になっているよ！

⑤ クリアランスの単位は？

問 3-2 マリ夫：① 全血中/血漿中濃度比が 1 と書いてあるので，血中濃度と血漿中濃度は同じになるのだよ．

② 全身クリアランス，定常状態血(漿)中濃度と注入速度の関係式を書いて！

③ 全身クリアランスが 2/3 になって，血中濃度に変化がないのであれば，注入速度はどうなるの？

④（注入速度）を（全身クリアランス）と（血漿中濃度）を使って表す式をきちんと書いてから考えると間違いにくくなるよ．

問 3-3 マリ夫：① 定常状態の血漿中薬物濃度は，注入速度と全身クリアランスのバランスで決まるんだよね．

② 定常状態の血漿中薬物濃度を注入速度と全身クリアランスで表す式を書いてみて．

③ 分布容積が変わっても，全身クリアランスは必ずしも変わらないのだよ．

④ 分布容積が変わって，全身クリアランスが変わらないときには，消失速度定数や消失半減期の値が変わるのだよ．

⑤ 全身クリアランスが変わらず，分布容積が小さくなるときの，消失速度定数や消失半減期の変化はどのように表されるのだろう？

問 3-4 マリ夫：① 定速静注と急速静注を組み合わせた投与法だね．

② 定速静注と急速静注を組み合わせたときに，時間 0 での血清中濃度はどのような式で表されるのだろう？

③ 時間 0 では，定速静注によって体内に投与される薬物は，ほとんどないものとして，無視してもよいのだよ．

④ 十分に時間が経つと，血清中濃度が一定値になるのだね．

⑤ 十分に時間が経ったときには，最初に行った急速静注によって投与された薬物は，ほとんど消失したものとして無視してもよいのだよ．

⑥ 十分に時間が経ったときの血清中濃度はどのような式で表されるのだろう？

問 3-5 マリ夫：① 定速静注を行うと，血清中濃度は，次第に上昇していき，一定値に達するんだね．

② 薬の薬効を十分に発揮し，そして安全性を確保するためには，定常状態での血中濃度が治療濃度域に入っている必要があるんだ．

③ 血中濃度を測定した時点では，A と C は治療濃度域よりも低く，B は治療濃度域に入っているね．だけど，これは定常状態での血中濃度なのかな？

④ 定常状態での血中濃度は，投与速度と全身クリアランスから算出できるよ．

⑤ 定常状態での血中濃度が治療濃度域を上回っていれば，毒性が出る可能性があるから，投与速度を下げないといけないんだ．反対に治療濃度域を下回っていれば，適切な治療効果が得られないので，投与速度を上げる必要があるのだよ．

ANSWERS AND GUIDE
解答・解説

問 3-1　（解答例）

$C_{ss} = \dfrac{R_{inf}}{CL_{tot}}$ だから，式を変形すると $CL_{tot} = \dfrac{R_{inf}}{C_{ss}}$ になる．したがって，

$$CL_{tot} = \dfrac{4\,(\text{mg/kg}) \times 60\,(\text{kg})/24\,(\text{hr})}{0.25\,(\text{mg/L})} = 40\,(\text{L/hr})$$

問 3-2　（解答例）

この問題では，全血中/血漿中濃度比が 1 となっているので，血中濃度と血漿中濃度が同じであると考えて扱ってもよい．

$$(\text{血（漿）中濃度}) = \dfrac{(\text{注入速度})}{(\text{全身クリアランス})}\ \text{だから，}$$

$$\dfrac{5.0\,(\text{mg/hr})}{75\,(\text{L/hr})} = 0.067\,(\text{mg/L}) = 67\,(\mu\text{g/L})$$

全身クリアランスが 2/3 になったときに，定常状態血（漿）中濃度を変えずに維持するためには，

$$(\text{注入速度}) = (\text{血（漿）中濃度：}[\times 1]) \times (\text{全身クリアランス：}\left[\times \dfrac{2}{3}\right])$$

だから，注入速度を 2/3 にすればよい．したがって，

$$5.0\,(\text{mg/hr}) \times \dfrac{2}{3} = 3.3\,(\text{mg/hr})$$

問 3-3　正解：6

（解答例）

定常状態での血漿中濃度（C_{ss}）は，

$$C_{ss} = \dfrac{R_{inf}}{CL_{tot}}$$

で表される（ただし，R_{inf}，CL_{tot} はそれぞれ注入速度および全身クリアランス）．したがって，クリアランスに変化がなく，用法用量に変更がないことから，定常状態血漿中濃度は変わらない．定常状態の 97％ の濃度に達するまでの時間を $t_{97\%}$ とする．このとき，定速静注したときの血漿中濃度（C）は，次の式

$$C = \dfrac{R_{inf}}{CL_{tot}}(1 - e^{-k_e \cdot t}) = C_{ss} \cdot (1 - e^{-k_e \cdot t})$$

で表され，

$$0.97 \times C_{ss} = C_{ss}(1 - e^{-k_e \cdot t_{97\%}})$$

となる．したがって，

$$e^{-k_e \cdot t_{97\%}} = (1 - 0.97) = 0.03$$

となり，

$$t_{97\%} = -\frac{\ln 0.03}{k_e}$$

すなわち，$t_{97\%}$は，k_eに反比例する（このことは，消失半減期$t_{1/2}$が$\ln 2/k_e$になることを考えると，「消失半減期に比例する」と表すこともできる）．

$$CL_{tot} = k_e \cdot Vd$$

この問題では，CL_{tot}が変化せず，Vdが小さくなっていることから，k_eは大きくなっていると考えられる．したがって，これに反比例する$t_{97\%}$は小さくなる．したがって，定常状態血漿中濃度の97％に達するのに要する時間は短くなる．
したがって，正解は6である．

問3-4 正解：(1) 3, (2) 4

急速静注と定速静注を合わせた投与法を行ったときには，血清中濃度（C）は

$$C = \frac{D_L}{Vd} \cdot e^{-k_e \cdot t} + \frac{R_{inf}}{CL_{tot}}(1 - e^{-k_e \cdot t})$$

の式で表される．ただし，D_L(mg)，R_{inf}(mg/h)は負荷投与量と定速静注における注入速度を表す．Vd，CL_{tot}は分布容積（L）および全身クリアランス（L/hr）であり，k_eは消失速度定数を表す．時間が0に近いときには，定速静注の寄与はほとんど無視できて，次のように表される．

$$C = \frac{D_L}{Vd} \cdot e^{-k_e \cdot t}$$

特に時間0（$t = 0$）では，

$$C = \frac{D_L}{Vd}$$

と表すことができる．
一方，十分に長い時間が経った後は，急速静注の寄与が無視されて，

$$C = \frac{R_{inf}}{CL_{tot}}(1 - e^{-k_e \cdot t})$$

となる．次第に定常状態の薬物血清中濃度

$$C_{ss} = \frac{R_{inf}}{CL_{tot}}$$

に近づいていくのである．
この問題の血清中濃度のグラフを見てみよう．

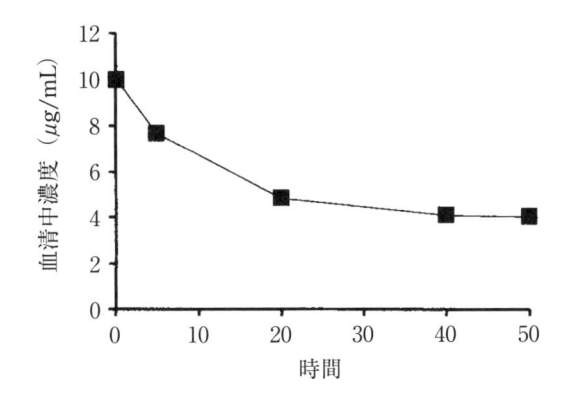

このグラフから，負荷投与によって定常状態の血清中濃度より高くなり，時間が経つにつれて血清中濃度が低くなって定常状態の濃度に近づいていくことがわかる．
時間 0 での血清中濃度を，0.1 時間での値とほぼ同じであると仮定して，

$$\frac{D_L}{Vd} = \frac{250\,(\mathrm{mg})}{Vd\,(\mathrm{L})} = 9.9\,(\mathrm{mg/L})$$

(9.9 mg/L と 9.9 µg/mL は同じである．単位の変換に注意)
となり，

$$Vd = 25\,(\mathrm{L})\ となる．$$

一方，全身クリアランスは，定常状態血清中濃度から求めることができる．この問題の薬物血清中濃度は，時間が経つにつれて一定値に近づく．最終的に 4.0 µg/mL に近づくものとすると，

$$\frac{R_{\mathrm{inf}}}{CL_{\mathrm{tot}}} = \frac{10\,(\mathrm{mg/hr})}{CL_{\mathrm{tot}}\,(\mathrm{L/hr})} = 4.0\,(\mathrm{mg/L})$$

となり，

$$CL_{\mathrm{tot}} = 2.5\,(\mathrm{L/hr})$$

となる．

問3-5　正解：1

この問題では，採血時点での血中濃度が記されている．しかしながら，定常状態血中濃度を算出して，これが治療濃度域に入っているかどうかを考えるべきである．
定常状態血中濃度（C_{ss}）は，

$$C_{\mathrm{ss}} = \frac{R_{\mathrm{inf}}}{CL_{\mathrm{tot}}}$$

で得られる．（R_{inf} は投与速度，CL_{tot} は全身クリアランス）
A では，

$$C_{\mathrm{ss}} = \frac{R_{\mathrm{inf}}}{CL_{\mathrm{tot}}} = \frac{0.64\,(\mathrm{mg/kg/hr})}{0.031\,(\mathrm{L/hr/kg})} = 20.6\,(\mathrm{mg/L})$$

になり，投与を続けると治療濃度域を超えてしまう．したがって，投与速度を上げるべきではない．誤となる．

B では，

$$C_{ss} = \frac{R_{\inf}}{CL_{tot}} = \frac{0.64\,(\mathrm{mg/kg/hr})}{0.016\,(\mathrm{L/hr/kg})} = 40.0\,(\mathrm{mg/L})$$

になり，副作用発現の恐れがある．このまま継続するのではなく，投与速度を下げるべきである．したがって，誤．

C では，

$$C_{ss} = \frac{R_{\inf}}{CL_{tot}} = \frac{0.64\,(\mathrm{mg/kg/hr})}{0.107\,(\mathrm{L/hr/kg})} = 5.98\,(\mathrm{mg/L})$$

になり，投与を続けても治療濃度域に到達しない．したがって，投与速度を上げるべきである．正となる．

KEY WORD キーワード

注入速度　　　　　負荷投与量　　　　　定常状態血中濃度
全身クリアランス　　定速静注における注入速度

CHAPTER 4

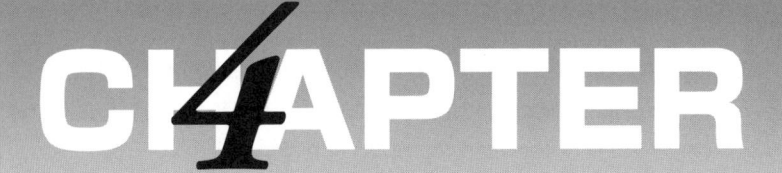

経口投与

金 太 郎：東京都港区から来た「白金太郎（はく　きんたろう）」です．今日は，経口投与の講義を宜しくお願いします．

PK先生：おお，よく来たな．しっかり勉強するんじゃぞ．

DIALOGUE

4-1　コンパートメントモデル

金 太 郎：急速静注の話は，鯛子さんから教えてもらったのですが，経口投与はどのように違うのですか．

PK先生：経口投与のモデルは下の図4-1のようになるんじゃ．大きな違いは，箱が2つになることじゃな．

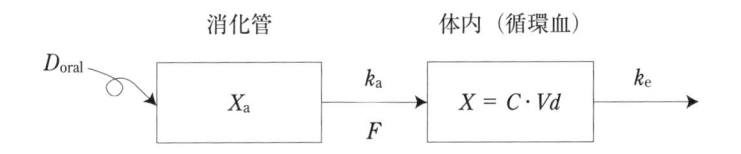

図4-1　経口投与のコンパートメントモデル

D_{oral}：経口投与時の投与量
X_a：消化管内薬物量
k_a：吸収速度定数（absorption rate constant）（1次速度定数，例えば hr^{-1}）
F：バイオアベイラビリティ（生物学的利用能）
X：体内（循環血中）薬物量
C：血中薬物濃度（concentration）
Vd：分布容積（volume of distribution）
k_e：消失速度定数（elimination rate constant）（1次速度定数，例えば hr^{-1}）

金 太 郎：箱が2つになるということは，2-コンパートメントモデルですか？

PK先生：それは違うな．図をみればわかるように，あくまで体内は1つの箱じゃから，1-コンパートメントモデルじゃよ．消化管の中は，いってみれば体の外じゃな．

金太郎：それはわかりましたが，記号がたくさんでてきて，何がなんだかわかりません．

PK先生：まあまあ，そう慌てるな．説明してあげよう．まず，飲んだ薬は消化管から吸収されるので，モデルのうえでは，薬は消化管の中に投与されることになるんじゃ．静脈内投与では，薬は直接，循環血へ投与されたじゃろ．まず，これが大きな違いじゃ．

金太郎：そうですね．確かに，飲んだ薬はすぐに体内に入るわけではないですね．

PK先生：薬物は，消化管から徐々に吸収されて体内に入るのだが，この体内に入る速さは吸収速度定数（k_a）で決まるんじゃ．k_aが大きい薬物は吸収が速く，小さい薬物は吸収が遅いというわけじゃ．一般的には，k_aは1次速度定数じゃな．

金太郎：吸収速度定数が吸収の速さを決めているのはわかりましたが，バイオアベイラビリティとか生物学的利用能と書いてあるFって何ですか？

PK先生：Fは吸収の良し悪しの指標じゃな．

金太郎：k_aと何が違うんですか．吸収が速ければ吸収が良くて，吸収が遅ければ吸収が悪いと思うのですが….

PK先生：みんな最初はそう考えるのだが，それは違うんじゃ．図4-2を見てごらん．同じ薬物を，製剤Aと製剤Bという異なる製剤で経口投与したときの血中薬物濃度を表しておるんじゃ．どっちのほうが，吸収が速いかな？

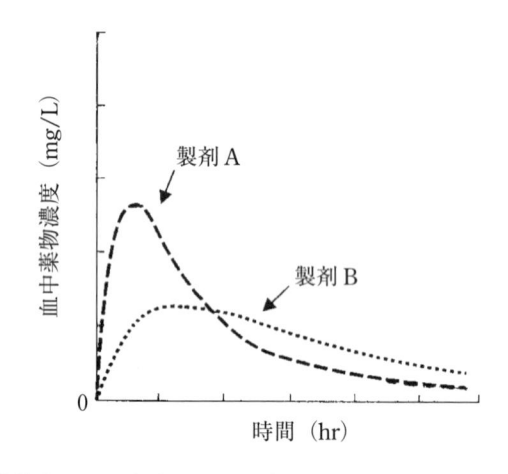

図4-2 同一薬物を同じ量含有する2種類の製剤を経口投与後の血中薬物濃度推移

金太郎：製剤Aのほうが，血中濃度が速く上昇しているので，吸収が速いと思います．

PK先生：その通りじゃ．製剤Aが通常製剤で，製剤Bが徐放性製剤というわけじゃ．では，どちらのほうが，吸収が良いかな？

金太郎：う〜ん，吸収の速さとは違うのですよね．わかりません．

PK先生：実は，吸収の良し悪しは面積で決まるんじゃよ．

金太郎：面積って，何の面積ですか？

PK 先生：血中濃度−時間曲線下面積（AUC）は，もう習っておるな．面積とは AUC のことじゃ．AUC が大きいときは吸収が良くて，AUC が小さいときは吸収が悪いというわけじゃ．

金太郎：製剤 A と製剤 B では，AUC は同じくらいですね．ということは，吸収の良さは同程度ということですか．製剤 B は，吸収は遅いけれども，吸収の程度は悪くないということですね．

PK 先生：「吸収の速い遅い」と「吸収の良い悪い」は違うということが，わかったようじゃな．

金太郎：生物薬剤学の講義で，「初回通過効果が大きい薬物は，薬として循環血に入らないので経口投与されない」と習ったのですが，バイオアベイラビリティと関係がありますか？

PK 先生：鋭い指摘じゃ．今，説明しようと思っていたところじゃった．薬物の中には，経口投与しても消化管からの吸収が悪いため，経口投与されないものがあるんじゃ．また，消化管からの吸収が良くても，肝臓での初回通過代謝が大きいものは経口投与されないんじゃ．なぜなら，消化管から吸収された薬物は，すべてが門脈に入って，肝臓を通ってから体循環に入る．この最初に肝臓を通過するときに（初回通過），代謝されてしまう薬物は体循環に到達できないから薬効も期待できないというわけじゃ．

金太郎：それじゃ，初回通過効果が大きい薬物は，バイオアベイラビリティが小さいのですか？

PK 先生：その通りじゃ．消化管からの吸収が悪い薬物や，初回通過効果が大きい薬物は，バイオアベイラビリティが小さいんじゃ．バイオアベイラビリティ（F）とは，「投与された薬物のうち，体循環血に到達した割合」を表しており，$0 \leq F \leq 1$ なのじゃ．

DIALOGUE

4-2 血中濃度の式と速度定数の算出

金太郎：k_a と F の違いはわかったような気がします．吸収されて循環血に入った後の薬の挙動は，静脈内投与したときと同じと考えていいのですか？

PK 先生：そうじゃ．そこで，消化管内の薬物量（X_a）と，体内の薬物量（X）の変化速度を表す微分方程式を立てるとつぎのようになるんじゃ．

$$\frac{dX_a}{dt} = -k_a \cdot X_a \tag{4-1}$$

$$\frac{dX}{dt} = k_a \cdot F \cdot X_a - k_e \cdot X \tag{4-2}$$

この微分方程式の解法は巻末に載せてあるので，興味があったら見ておくとよいな．とにかく，微分方程式を解くと，経口投与後の血中薬物濃度を表す式は，以下のようになるんじゃ．

$$C = \frac{F \cdot D_{\text{oral}} \cdot k_a}{Vd \cdot (k_a - k_e)} \cdot \{\exp(-k_e \cdot t) - \exp(-k_a \cdot t)\} \tag{4-3}$$

金 太 郎：かなり複雑な式で，このままではわかりません．どうやったら，この式が使えるのですか？

PK 先生：図 4-3 を見てみなさい．この図の○は，経口投与後の血中濃度を片対数プロットしたものじゃ．□は後で説明するので，今は忘れてよいぞ．

金 太 郎：右側のほうが，直線になっていますね．

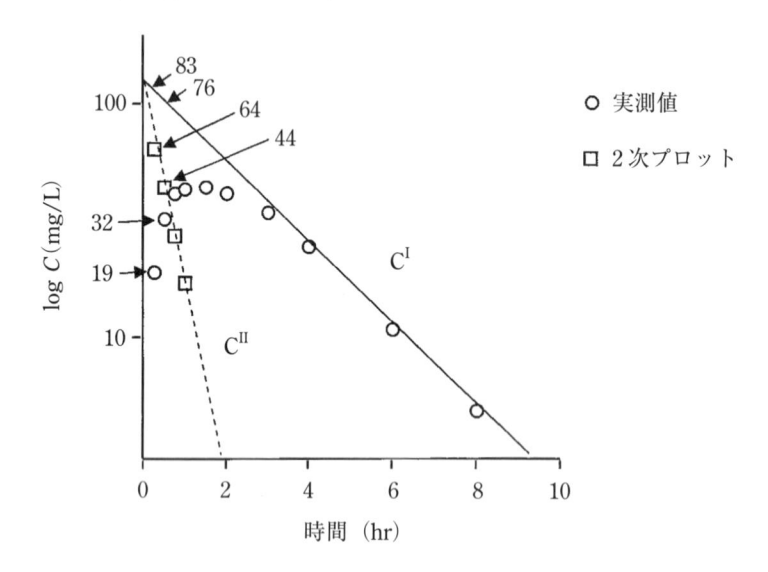

図 4-3　経口投与後の血中薬物濃度の片対数プロット

PK 先生：一般的には，消失速度定数より吸収速度定数のほうが大きく $k_e < k_a$ なのじゃ．そうすると時間 (t) が十分大きいときに，式 (4-3) はどのようになるかわかるかな．

金 太 郎：全くわかりません．

PK 先生：無理じゃったの．$e^{-\infty} = 0$ はわかるな．

金 太 郎：はい．

PK 先生：$e^{-k_a \cdot t}$ と $e^{-k_e \cdot t}$ を比べると，$k_e < k_a$ なので，t が大きくなったときに $e^{-k_a \cdot t}$ のほうが先に 0（ゼロ）に近づくのじゃ．すなわち，時間が十分大きいときには，式 (4-3) は，つぎの式で近似できるのじゃ．

$$C^{\mathrm{I}} = \frac{F \cdot D_{\mathrm{oral}} \cdot k_a}{Vd \cdot (k_a - k_e)} \cdot \exp(-k_e \cdot t) \tag{4-4}$$

この両辺の対数をとると式 (4-5) になり，図 4-3 のように片対数プロットが直線になるわけじゃ．

$$\log C^{\mathrm{I}} = \log\left[\frac{F \cdot D_{\mathrm{oral}} \cdot k_a}{Vd \cdot (k_a - k_e)}\right] - \frac{k_e}{2.303} \cdot t \tag{4-5}$$

金 太 郎：なるほど．それで，グラフの右側（時間の十分に大きいところ）が直線になるわけですね．

PK 先生：この直線の半減期（$t_{1/2}$）を求めれば，つぎの式を使ってk_eを計算することができるぞ．

$$k_e = \frac{\ln 2}{t_{1/2}} = \frac{0.693}{t_{1/2}} \tag{4-6}$$

金太郎：先生，k_eは静脈内投与のデータからも計算できますよ．

PK 先生：いいところに気づいたの．同じ薬物なら，静脈内投与しても，経口投与しても消失速度定数は同じじゃ．消失速度定数は，体内の薬物が消失する速さの指標じゃからな．

金太郎：なるほど，わかりました．では，k_aはどうやって計算できるのですか？

PK 先生：図4-3を見てごらん．□のプロットがあるじゃろ．これは，同じ時間で，C^Iの直線上の値から，実際の測定値（○）を引いたものじゃ．例えば，この図では，0.25時間のときにC^Iの直線上の値が83，実際の測定値が19なので，83 − 19 = 64のところに□のプロットがあるな．

金太郎：次の0.5時間では，76 − 32 = 44のところに□のプロットですね．□のプロットのやり方はわかりましたが，これってどんな意味があるんですか．

PK 先生：C^Iの直線は式（4-4）で，実際の測定値は式（4-3）で表せるのじゃ．つまり，tが同じところで，以下の計算をしているのじゃな．

$$C^{II} = C^I - C = \frac{F \cdot D_{oral} \cdot k_a}{Vd \cdot (k_a - k_e)} \cdot \exp(-k_a \cdot t) \tag{4-7}$$

この両辺の対数をとると，つぎの式になり，片対数プロットが直線になるわけじゃ．

$$\log C^{II} = \log \left[\frac{F \cdot D_{oral} \cdot k_a}{Vd \cdot (k_a - k_e)} \right] - \frac{k_a}{2.303} \cdot t \tag{4-8}$$

式（4-5）と（4-8）を比較すると，図4-3で直線C^IとC^{II}の切片が同じであることがわかるじゃろ．

金太郎：へぇ〜，すごいですね．直線C^{II}の半減期（$t_{1/2}$）を求めれば，$0.693/t_{1/2}$で，k_aが求まるわけですね．

PK 先生：そうじゃ．これは，差分法または2次プロットと呼ばれる方法じゃ．ただし，一般的には$k_e < k_a$なのじゃが，たまにその逆（$k_a < k_e$）のこともあるんじゃ．そのときは，時間が十分大きいときの直線から計算されるのがk_aで，2次プロットで得られるのがk_eになるのじゃ．k_eとk_aが逆になるので，フリップ・フロップと呼ばれるのじゃよ．

金太郎：フリップ・フロップは混乱しそうなので，とりあえず忘れて，一般的な場合を覚えておくことにします．

PK 先生：まあ，たいていの場合はそれでいいのじゃが，たまにフリップ・フロップになる場合もあるぞ．頭の片隅には入れておいたほうがよいな．

4-3 バイオアベイラビリティの算出

金太郎：はい，わかりました．k_e と k_a が求まったので，今度はバイオアベイラビリティの求め方を教えてください．

PK先生：よかろう．前に，吸収の良し悪しは AUC で判断するといったことは覚えておるかな．

金太郎：そうでした．忘れていました．

PK先生：したがって，バイオアベイラビリティは静脈内投与時の AUC と経口投与時の AUC を，式（4-9）のように比較することで求まるのじゃ．

$$F = \frac{AUC_{\text{oral}}}{AUC_{\text{iv}}} \tag{4-9}$$

金太郎：静脈内投与時の AUC と比較するのですか…．

PK先生：静脈内投与ではすべての薬物が体循環へ入っているじゃろ．したがって，静脈内投与では $F = 1$ というわけじゃ．

金太郎：なるほど．$F = 1$ のときの AUC と比べれば，経口投与でどのくらいの薬物が体内に入ったかわかるわけですね（図4-4）．

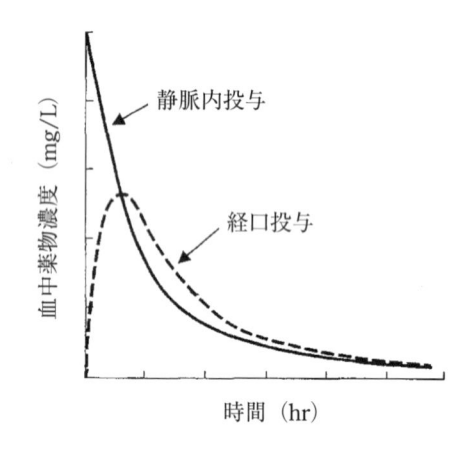

図4-4　同一薬物を静脈内投与または経口投与後の血中薬物濃度推移

PK先生：式（4-9）は，静脈内投与と経口投与の投与量が同じ場合だが，投与量が異なるときはつぎの式（4-10）を使うのじゃ．この式のほうが一般的じゃな．静脈内投与時の AUC を基準として得られるバイオアベイラビリティは，絶対的バイオアベイラビリティと呼ばれるのじゃ．

$$F = \frac{AUC_{\text{oral}}/D_{\text{oral}}}{AUC_{\text{iv}}/D_{\text{iv}}} = \frac{AUC_{\text{oral}}}{D_{\text{oral}}} \cdot \frac{D_{\text{iv}}}{AUC_{\text{iv}}} \tag{4-10}$$

腎排泄型薬物なら，式（4-11）のように未変化体の尿中排泄量（$X_e(\infty)$）からも絶対的バイオアベイラビリティが計算できるのじゃ．

$$F = \frac{X_e(\infty)_{oral}}{X_e(\infty)_{iv}} \tag{4-11}$$

式（4-11）は，静脈内投与と経口投与の投与量が同じ場合の式じゃ．投与量が異なる場合は，式（4-10）と同じように，投与量の補正が必要じゃ．

金太郎：絶対的バイオアベイラビリティということは，相対的バイオアベイラビリティもあるのですか．

PK先生：ビンゴじゃ．あるぞ．薬物の中には，静脈内投与製剤がないものもたくさんあるのじゃ．そのような場合には，従来使われてきた標準製剤と，新たに製造された製剤の間でAUCを比較するのじゃ（式4-12）．得られた値は，薬物が体循環に到達した割合を表しているわけではなく，あくまで他の製剤との比較なので，相対的バイオアベイラビリティと呼ばれるのじゃ．式（4-12）の分母は標準製剤の，分子は新しい試験製剤のAUCじゃ．

$$F = \frac{AUC_{test}}{AUC_{standard}} \tag{4-12}$$

金太郎：バイオアベイラビリティもわかったような気がします．

DIALOGUE

4-4　その他のパラメータと生物学的同等性

PK先生：まだ，知っておくことがあるぞ．式（4-3）を $t = 0$ から ∞ まで積分すると，式（4-13）になるぞ．自分で計算して確かめてみるとよいな．

$$AUC_{oral} = \frac{F \cdot D_{oral}}{k_e \cdot Vd} \tag{4-13}$$

$k_e \cdot Vd = CL_{tot}$ は知っておるな．したがって，式（4-13）は式（4-14）になるのじゃ．

$$CL_{tot} = \frac{F \cdot D_{oral}}{AUC_{oral}} \tag{4-14}$$

静脈内投与のときは $F = 1$ なので普通は書かないのだが，経口投与のデータから全身クリアランスを計算するときには F（絶対的バイオアベイラビリティ）を忘れんようにするのじゃぞ．

金太郎：はい．まだ，知っておくべき式がたくさんあるのですね．

PK先生：そうじゃ．まだまだ，あるぞ．式（4-3）を t に関して微分し，$dC/dt = 0$ を t について解くと式（4-15）が得られる．これは最高血中濃度到達時間（t_{max}）を表しておるのじゃ（図4-5）．

$$t_{max} = \frac{\ln\left(\frac{k_a}{k_e}\right)}{k_a - k_e} \tag{4-15}$$

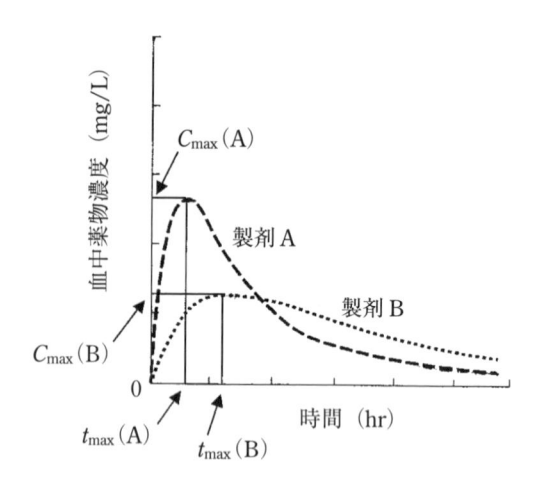

図4-5 最高血中濃度と最高血中濃度到達時間

$C_{max}(A)$, $t_{max}(A)$：製剤A投与後の最高血中濃度と最高血中濃度到達時間
$C_{max}(B)$, $t_{max}(B)$：製剤B投与後の最高血中濃度と最高血中濃度到達時間

また，式 (4-15) の t_{max} を，式 (4-3) に代入すると，最高血中濃度 (C_{max}) が求まるぞ (式4-16, 図4-5).

$$C_{max} = \frac{F \cdot D_{oral}}{Vd} \cdot \left(\frac{k_a}{k_e}\right)^{\frac{k_e}{k_e - k_a}} \tag{4-16}$$

式 (4-15), (4-16) を覚える必要はないが，ある薬物の経口投与量を増やしたとき，C_{max} は増大するが t_{max} は変わらないことを知っておかねばならない．また，同じ薬物で k_a が変わったときに，C_{max} と t_{max} がどのように変化するかを説明できないといかんぞ．

金 太 郎：k_a が変わったときとのことですが，同じ薬物で製剤が違うだけですから k_e は一定ですね．

PK先生：そのとおり．図4-5を見てみるのじゃ．製剤AとBは同じ薬物を同じ量含有しておる．製剤Aは製剤Bに比べて吸収が速い，すなわち k_a が大きいのじゃ．そのとき，製剤Aを投与した後のほうが t_{max} は小さく，C_{max} が大きいことがわかる．投与後の早い時間に，より高い最高血中濃度が得られるわけじゃ．式 (4-15), (4-16) で確かめてみるとよい．ただし，前にいったようにバイオアベイラビリティが同じなら AUC は同じじゃぞ．

金 太 郎：製剤AとBには同じ薬物が同じ量入っていて，バイオアベイラビリティが同じだから，どっちを投与してもよいことになりますね．

PK先生：それが，そうではないのじゃ．今までいってきたバイオアベイラビリティ（式4-10, 4-11）は，投与された薬物が循環血に到達する量を表しているので，正確には「量的バイオアベイラビリティ」と呼ばれるのじゃ．もう1つのバイオアベイラビリティは「速度的バイオアベイラビリティ」と呼ばれるもので，吸収の速さを表しておるのじゃ．今まで見てきたなかでは，k_a や t_{max} が速度的バイオアベイラビリティの指標じゃ．モーメント解析で習う平均滞留時間も速度的バイオアベイラビリティの指標じゃな．

金 太 郎：製剤AとBでは，量的バイオアベイラビリティが同じですが，吸収の速さが違うので速

度的バイオアベイラビリティが違いますね．

PK 先生：そうなのじゃ．量的バイオアベイラビリティと速度的バイオアベイラビリティの両方が同じとき，2 つの製剤は同等と見なされる．このことは「生物学的同等性」と呼ばれるのじゃ．

金太郎：図 4-5 の製剤 A と B は，「生物学的に同等ではない」というわけですね．

PK 先生：そのとおりじゃ．ずいぶん，いろいろと話をしてしまった．そろそろ練習問題を解いてみるか．小手調べにつぎの問題はどうじゃ．

練習問題

問 4-1 下図の実線は，薬物 A を経口投与後の血中濃度を時間に対して片対数プロットしたものである．1 点鎖線は，消失相の傾きを時間 0 へ外挿したものである．また，破線は，1 点鎖線の値から実線の値を引いた値を時間に対して片対数目盛りで示したものである．この薬物の吸収と消失は線形 1-コンパートメントモデルに従い，静脈内注射したときの消失半減期は 6 時間である．この薬物の吸収速度定数と消失速度定数を算出しなさい．

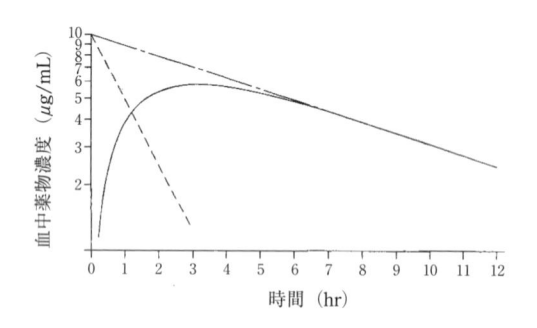

(87 回　問 158　改変)

問 4-2 図 1 の実線は，薬物 A の静脈内投与後の尿中排泄速度を時間に対して片対数プロットしたものである．図 2 の実線は，同じ薬物 A の経口投与後の血中濃度を時間に対して片対数プロットしたものであり，1 点鎖線（−・−）は十分長い時間経過した後の血中濃度曲線を時間 0 に外挿したものである．また，破線（− − − −）は 1 点鎖線の値から実線の値を差し引いた値を時間に対して片対数目盛りで示したものである．薬物 A の吸収速度定数（hr^{-1}）を計算しなさい．ただし，この薬物の吸収及び消失過程は線形 1-コンパートメントモデルに従うものとする．

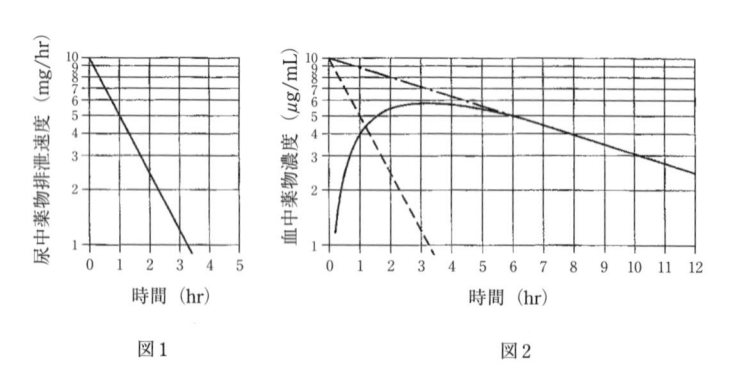

図 1　　　　　図 2

(91 回　問 162　改変)

問 4-3　ある薬物の全身クリアランスは 0.5 L/min である．この薬物 100 mg の経口投与時の AUC が 80 mg·min/L であるとき，経口投与時のバイオアベイラビリティを求めなさい．

問 4-4　下の図の A は，ある薬剤を単回経口投与したときの血中濃度時間曲線であり，この薬物は 100 ％吸収される．B は，同じ薬物の剤形を変えることで，薬物のみかけの吸収速度定数が低下したときの血中濃度時間曲線である．正しい図はどれか．ただし，この薬物の体内動態は 1-コンパートメント線形モデルに従い，剤形を変えても消失速度定数は変化しないものとする．また，A と B の投与量は同じであり，吸収速度定数は消失速度定数よりも大きいものとする．

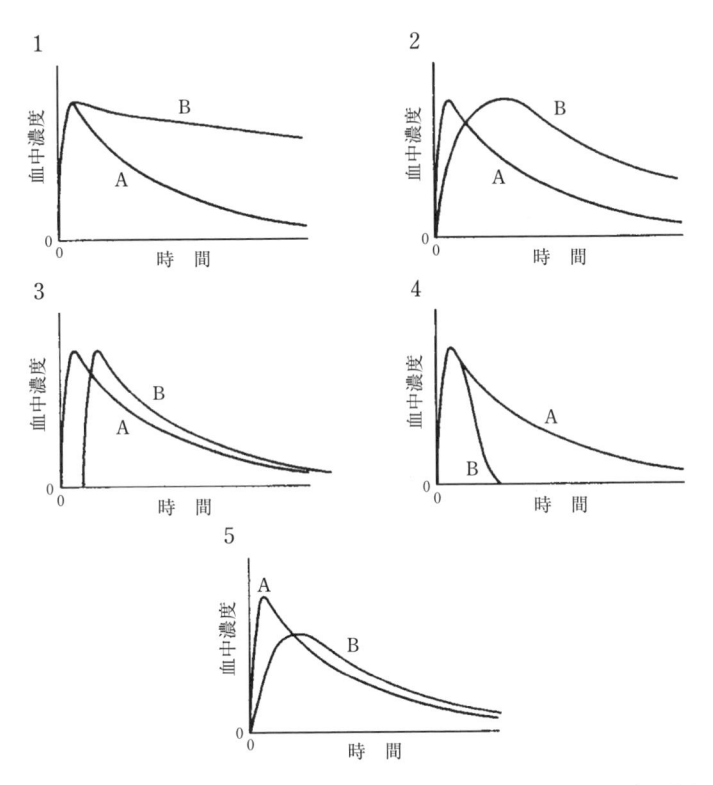

(83 回　問 157)

問 4-5　次の図 A ～ E は，各種徐放性製剤のバイオアベイラビリティ（薬の循環血流中に入る速度 (rate) と量 (extent)）に対する食事の影響を示した血中濃度時間曲線である．図 A ～ E に対する最も適切な記述は，下の a ～ e のどれか．ただし，図中の（↓）は，最高血中濃度到達時間を示している．

a．食事により rate 及び extent が低下した．
b．食事により rate は低下したが，extent への影響は見られなかった．
c．絶食時は放出制御型製剤の特徴を示しているが，食事により放出が顕著に促進され，extent が約 2 倍に増大した．

d．食事によりrateは低下したが，extentには増大が見られた．
e．腸溶性顆粒を含有するカプセル剤であり，rateもextentも食事の影響は受けなかった．

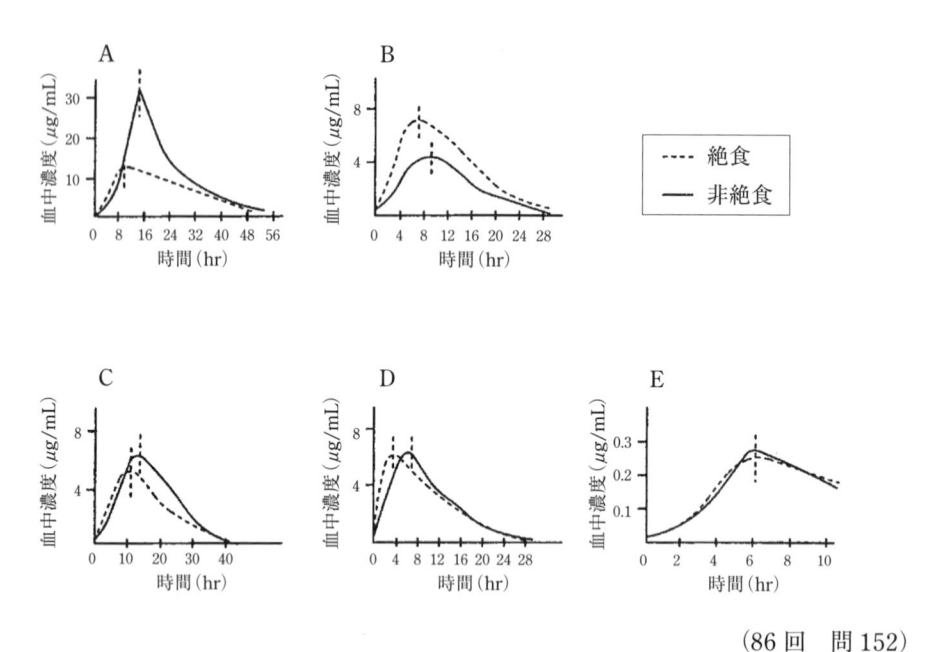

A
B
C
D
E

---- 絶食
——— 非絶食

(86回　問152)

問 4-6　ある薬物の無晶形と結晶形のいずれかを含有したカプセルA，カプセルBがある．これらのカプセルを，それぞれ健康な志願者に同量単回経口投与したときの血中薬物濃度の時間推移を図に示した．ただし，いずれの場合にも，投与した薬物のすべてが未変化体として尿中から回収された．また，吸収速度定数は，消失速度定数よりも大きいものとする．次の記述の正誤を答えなさい．

a．カプセルBのほうがカプセルAより，薬物の溶解が速いと考えられる．
b．カプセルAは無晶形，カプセルBは結晶形の薬物である．
c．カプセルBのほうがカプセルAより，薬物の吸収速度が速いと考えられる．
d．カプセルAとBで血中濃度−時間曲線下面積（AUC）は，同じである．

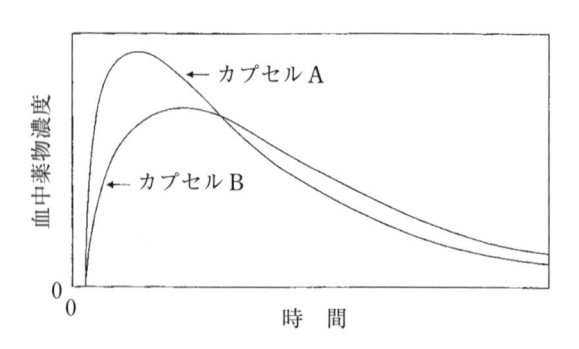

(89回　問150)

GET A HINT
金太郎のヒント

問 4-1 金太郎：早速，2次プロットですね．
静注時の消失半減期が □ hr なので，k_e = □ hr^{-1} です．
時間が十分経過したときの直線（1点鎖線）の半減期が □ hr なので，フリップ・フロップ現象が起こって（いる or いない）．
2次プロットの直線（破線）半減期が □ hr なので，この直線から（k_a または k_e）が求まり，その値は □ hr^{-1} です．

問 4-2 金太郎：図1は，静注後の尿中排泄データですね．尿中排泄速度の片対数プロットから計算されるのは k_e なので，直線の半減期＝ □ hr より，k_e = □ hr^{-1} です．
図2で，時間が十分経過したときの直線（1点鎖線）の半減期が □ hr，2次プロットの直線（破線）半減期が □ hr なので，フリップ・フロップ現象が起こって（いる or いない）．
したがって，（1点鎖線 or 破線）の半減期から，k_a = □ hr^{-1} と求まります．

問 4-3 金 太 郎：どの式を使えばよいのか，わかりません．ヒントを下さい．
PK 先生：ヒントは，
$$CL_{tot} = \frac{F \cdot D_{oral}}{AUC_{oral}}$$
じゃ．
金 太 郎：わかりました．
$$F = \frac{\boxed{} \times \boxed{}}{\boxed{}} = \boxed{}$$
です．

問 4-4 金太郎：問題文より，フリップ・フロップは起きていません．したがって，投与直後の血中濃度の立ち上がりは k_a を，時間が十分に経過した後の血中濃度の下がる速さは k_e を，面積（AUC）はバイオアベイラビリティを反映しています．A より投与後の血中濃度の立ち上がりが遅く（すなわち，k_a が小さく），AUC と k_e が A と同じグラフを選べばよいのですね．

ANSWERS AND GUIDE
解答・解説

問 4-1 静注時の尿中排泄速度の片対数プロット消失半減期 = 6 (hr) なので，k_e = 0.693/6 (hr) = 0.116 (hr^{-1})．(第2章　式 2-27)．
また，外側の直線（1点鎖線）の半減期が 6 hr より，フリップ・フロップ現象は起こっていない．
したがって，内側の直線（破線）の半減期が 1 hr より，k_a = 0.693/1 (hr) = 0.693 (hr^{-1})．

問 4-2 図1の直線の半減期 = 1 (hr) より，k_e = 0.693 (hr^{-1})．
図2で，1点鎖線の半減期が 6 hr，破線の半減期が 1 hr なので，フリップ・フロップ現象が起こっている．
したがって，1点鎖線の半減期から，k_a = 0.693/6 (hr) ≒ 0.12 (hr^{-1})．

問 4-3 $F = AUC_{oral} \cdot CL_{tot}/D_{oral}$
　　　　$= 80 (mg \cdot min/L) \cdot 0.5 (L/min)/100 (mg)$
　　　　$= 0.4$

問 4-4 正解：5
グラフ1：k_a が同じで，B の AUC が大きい．消失過程の飽和（非線形）の可能性あり．
グラフ2：吸収遅く，k_a が低下しているが，AUC が大きい．投与量が大きいと考えられる．
グラフ3：k_a も AUC も同じ．ただし，B の吸収の始まりに遅れ（lag time）あり．
グラフ4：k_a は同じだが，B のほうが k_e が大きい．同じ薬物なら，k_e は同じはずである．
グラフ5：正しい．

問 4-5 A．食後投与では，AUC つまり吸収量（extent）が顕著に増大し，t_{max} が増大，つまり吸収速度（rate）が低下．答：記述 c．
B．食後投与では，AUC つまり吸収量（extent）が低下し，t_{max} が増大，つまり吸収速度（rate）が低下．答：記述 a．
C．食後投与では，AUC つまり吸収量（extent）がわずかに増加し，t_{max} が増大，つまり吸収速度（rate）が低下．答：記述 d．
D．食後投与では，AUC つまり吸収量（extent）が変わらず，t_{max} が増大，つまり吸収速度（rate）が低下．答：記述 b．
E．食後投与では，AUC つまり吸収量（extent）が変わらず，t_{max} も不変，つまり

吸収速度（rate）も変わらない．すなわち，食事の影響が見られない．答：記述 e．

問 4-6　a．（×）カプセル A 投与後の t_{max} が小さいので，カプセル A のほうが，溶解が速く，吸収も速い．

b．（○）上述のように，カプセル A のほうが溶解が速い．カプセル A は無晶形の薬物を含有し，カプセル B は結晶形の薬物を含有している．

c．（×）a で述べたとおり，カプセル A のほうが，吸収が速い．

d．（○）AUC は，ほぼ同等である．

KEY WORD　キーワード

一次吸収	絶対的バイオアベイラビリティ	
吸収速度定数		速度的バイオアベイラビリティ
最高血中濃度	相対的バイオアベイラビリティ	
最高血中濃度到達時間	ティ	
バイオアベイラビリティ	量的バイオアベイラビリテ	

CHAPTER 5

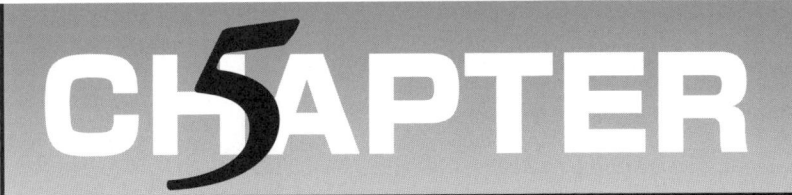

反復投与

ブナ子：白神山地から来ました青池ブナ子です．投与計画の設計は，これからの薬剤師に欠かせない役割になると聞いているのですが？

PK先生：そうなんじゃよ，ブナ子君．知ってのとおり，薬物治療において，1回投与はまれであり，反復投与されることが多い．その目的は血中薬物濃度を有効治療域まで引き上げ，そしてその濃度を維持することにある．だから，この章で学ぶ反復投与は，実際臨床の現場で重要な位置を占めるのじゃよ．

ブナ子：はい，それじゃ必ずマスターしなくっちゃ．よろしくお願いいたします．

DIALOGUE

5-1 反復急速静注における定常状態の血中濃度

PK先生：それでは，まず，同一量の薬物を一定の時間間隔で急速静注を繰り返すとしよう．ただし，ここではこの薬物の体内動態は，あくまで線形1-コンパートメントモデルに従うものとして話を進めるとしよう．図5-1を見るとわかるじゃろう？ 薬物を反復投与していくと，徐々に血中濃度が上昇していき，ついには定常状態（steady-state）に達して，一定の範囲内で最大（ピークレベル：$(C_{ss})_{max}$）と最小（トラフレベル：$(C_{ss})_{min}$）を繰り返して上下するようになるのじゃ．これからいっぱいでてくる C_{ss} の ss は steady-state の略じゃよ．

ブナ子：あれ？ 先生，血液中の薬物濃度は投与すればするほど，どんどん上昇していくんじゃないんですか？

PK先生：いやいや，違うんじゃよ．ブナ子君．

ブナ子：それじゃ，反復投与していくと，どうして定常状態に達するようになるのですか？

PK先生：具体的に解析していこうか．まず，同一投与量 X_0 を投与間隔 τ で，n 回急速静注したときの，血中薬物濃度の推移を考えてみよう．ここは，難しく考えないで，あくまでも，これまで学んできた薬物速度論が基本になるから，いままで習ってきたことを思い出しながら

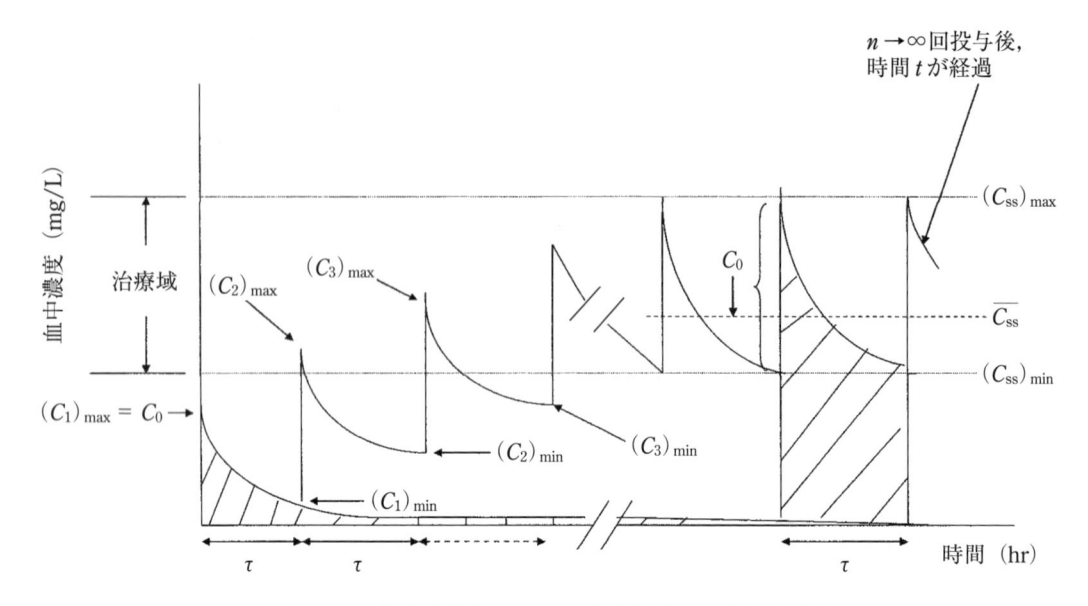

図 5-1 反復急速静注における定常状態の血中薬物濃度

進んでいこう．

第 1 回投与

投与直後（$t = 0$）では，

$$(C_1)_{max} = C_0 \tag{5-1}$$

τ 時間後（第 2 回投与直前）では投与直後，一番高い濃度 $(C_1)_{max}$ から指数関数で減少していくのじゃよ．

$$(C_1)_{min} = (C_1)_{max} \cdot e^{-k_e\tau} = C_0 \cdot e^{-k_e\tau} \tag{5-2}$$

第 2 回投与

投与直後では τ 時間後の血中濃度に，さらに X_0 が投与されるので，初濃度分 C_0 が加算されることになるんじゃよ．

$$(C_2)_{max} = C_0 + (C_1)_{min} = C_0 + C_0 \cdot e^{-k_e\tau} = C_0 \cdot (1 + e^{-k_e\tau}) \tag{5-3}$$

τ 時間後（第 3 回投与直前）ではこれも式 (5-2) と同じように，一番高い濃度 $(C_2)_{max}$ から指数関数で減少していくんじゃよ．

$$(C_2)_{min} = (C_2)_{max} \cdot e^{-k_e\tau} = C_0 \cdot e^{-k_e\tau} \cdot (1 + e^{-k_e\tau}) \tag{5-4}$$

第 3 回投与

投与直後ではこれも式 (5-3) と同じように，τ 時間後の血中濃度 $(C_2)_{min}$ に，さらに X_0 が投与されるので，初濃度分 C_0 が加算されることになるんじゃよ．

$$(C_3)_{max} = C_0 + (C_2)_{min} = C_0 \cdot (1 + e^{-k_e\tau} + e^{-2k_e\tau}) \tag{5-5}$$

τ 時間後（第 4 回投与直前）ではこれも式 (5-4) と同じように，一番高い濃度 $(C_3)_{max}$

から指数関数で減少していくんじゃよ．

$$(C_3)_{\min} = (C_3)_{\max} \cdot e^{-k_e\tau} = C_0 \cdot e^{-k_e\tau} \cdot (1 + e^{-k_e\tau} + e^{-2k_e\tau}) \tag{5-6}$$

PK 先生：どうじゃな？　ここまでくると，式の流れが見えてきたじゃろう．

ブナ子：そういえば，直後の血中濃度も，τ 時間後の血中濃度も，かっこでくくった数列の最後の指数関数部分の数字が第 2 回のときは 1 だし，第 3 回のときは 2 になるし，そうか…わかったわ！

PK 先生：そうじゃ．では，第 n 回のときはどうなるかというと

ブナ子：指数関数部分の数字は第 n 回だから $(n-1)$ になるのね．
n 回投与
投与直後

$$(C_n)_{\max} = C_0 \cdot (1 + e^{-k_e\tau} + \cdots\cdots + e^{-(n-1)k_e\tau}) \tag{5-7}$$

ブナ子：うーん？　ここまでわかったけど，この先どのように式を展開していくのかしら？

PK 先生：そうじゃ．このままでは，無理じゃの．だから，かっこのなかの数列を 1 つの式にするのじゃよ．公式がわからなくても，算数で簡単にできるのじゃよ．頭の訓練のためにここで解いてみようか．どうじゃな．

ブナ子：解きたいです．ヒントを教えてください．

PK 先生：それじゃ，かっこの中を x とおこう．

$$x = 1 + e^{-k_e\tau} + \cdots\cdots + e^{-(n-1)k_e\tau}$$

PK 先生：両辺に $e^{-k_e\tau}$ を掛けてみるんじゃ．

ブナ子：はい．そうすると次のようになりますね．

$$x \cdot e^{-k_e\tau} = e^{-k_e\tau} + e^{-2k_e\tau} + \cdots\cdots + e^{-nk_e\tau}$$

PK 先生：そうじゃな．

ブナ子：先生，ちょっと待って．つぎは自分で解いてみます．えーと，$x - x \cdot e^{-k_e\tau}$ にすると，あっそうか，この部分が消えるから，$1 - e^{-nk_e\tau}$ か，だから整理すると，

$$x - x \cdot e^{-k_e\tau} = 1 - e^{-nk_e\tau}$$

PK 先生，わかりました．

$$x = \frac{1 - e^{-nk_e\tau}}{1 - e^{-k_e\tau}}$$

となります．なるほど，簡単になりますね．

PK 先生：そうじゃ．だから，式 (5-7) の $(C_n)_{\max}$ はつぎのようになるんじゃよ．

$$(C_n)_{\max} = C_0 \cdot (1 + e^{-k_e\tau} + \cdots\cdots + e^{-(n-1)k_e\tau}) = C_0 \cdot \left(\frac{1 - e^{-nk_e\tau}}{1 - e^{-k_e\tau}}\right) \tag{5-8}$$

τ 時間後（n 回投与後，時間 τ が経過）場合について，：これも式 (5-6) のように，$(C_n)_{\max}$ から指数関数で減少していくんじゃよ．

$$(C_n)_{\min} = (C_n)_{\max} \cdot e^{-k_e\tau} = C_0 \cdot \left(\frac{1 - e^{-nk_e\tau}}{1 - e^{-k_e\tau}}\right) \cdot e^{-k_e\tau} \tag{5-9}$$

ブナ子：なるほど，こうやって，ピークとトラフの上下が繰返し現れてくるのですね．

PK先生：そのとおりじゃ．つぎに，定常状態における最高，最小血中薬物濃度を求めるために，n 回投与後，時間 t が経過（注意！ τ ではないぞ）したことを考えてみるんじゃ．

t 時間後（n 回投与後，時間 t が経過）の血中濃度は

$$C_n = C_0 \cdot \left(\frac{1 - e^{-nk_e\tau}}{1 - e^{-k_e\tau}}\right) \cdot e^{-k_e t} \tag{5-10}$$

ここで，n を無限回投与したとすると定常状態となり，その血中薬物濃度は

$$C_{ss} = C_0 \cdot \left(\frac{1}{1 - e^{-k_e\tau}}\right) \cdot e^{-k_e t} \quad (\because n \to \infty \text{ のとき，} e^{-nk_e\tau} \to 0) \tag{5-11}$$

定常状態における最高血中薬物濃度

$$\boxed{(C_{ss})_{\max} = C_0 \cdot \left(\frac{1}{1 - e^{-k_e\tau}}\right)} \quad (\text{上記 } C_{ss} \text{ の式に } t = 0 \text{ を代入}) \tag{5-12}$$

定常状態における最小血中薬物濃度

$$\boxed{(C_{ss})_{\min} = C_0 \cdot \left(\frac{1}{1 - e^{-k_e\tau}}\right) \cdot e^{-k_e\tau}} \quad (\text{上記 } C_{ss} \text{ の式に } t = \tau \text{ を代入}) \tag{5-13}$$

ついでに式 (5-12, 13) より，つぎの関係を覚えておくと便利じゃよ．

$$\boxed{(C_{ss})_{\min} = (C_{ss})_{\max} \cdot e^{-k_e\tau}} \tag{5-14}$$

ブナ子：はい，わかりました．ところで先生，反復投与によって定常状態に達するということはわかったのですが，実際問題として，患者さんに投与する量と投与する間隔はどのようにして決めていくのですか．

PK先生：なかなか良いところに気がついたのう．それじゃ，今度はその問題に取り組んでいこうか．

ポイントは，定常状態に達したとき，繰り返し投与間隔ごとの血中濃度時間曲線下面積 $\left(\int_0^\tau C_{ss} dt\right)$ と同一投与量を単回投与したときの血中濃度時間曲線下面積 $\left(\int_0^\infty C dt\right)$ の関係を知ることにあるんじゃよ．

結果的には両者が等しくなるんじゃが，なぜかを，考えてみることにしよう．

まず，定常状態の血中濃度を中心に考えなくてはいけないので，式 (5-10) を 0 から τ まで積分してみるんじゃよ．これは単純に公式より，

$$\int_0^\tau C_{ss} dt = C_0 \cdot \left(\frac{1}{1 - e^{-k_e\tau}}\right) \cdot \int_0^\tau e^{-k_e t} dt = \frac{C_0}{k_e} \tag{5-15}$$

ブナ子：先生，この結果の式 $\dfrac{C_0}{k_e}$ どこかで見たことがあります．あっそうか，思い出しました．確か，0 から ∞ までの AUC ですよね（p.15 式 (2-17)）．

PK先生：そのとおりじゃよ．だから，

$$\int_0^\infty C dt = \frac{C_0}{k_e} = \int_0^\tau C_{ss} dt \tag{5-16}$$

となって，定常状態に達したとき，繰り返し投与間隔ごとの血中濃度時間曲線下面積 $\left(\int_0^\tau C_{ss} dt\right)$ と同一投与量を単回投与したときの血中濃度時間曲線下面積 $\left(\int_0^\infty C dt\right)$ は等しくなるんじゃよ．

ブナ子：うーん，不思議ですね．でも，すごい関係式になるんですね．

PK先生：この関係は重要なのでしっかり覚えておくんじゃよ．

ブナ子：はい，わかりました．

DIALOGUE

5-2 定常状態における平均血中濃度とAUC

ブナ子：ところで先生，図5-1の中に $\overline{C_{ss}}$ とありますが，これは何ですか？

PK先生：よいところに目をつけたのう．そうなんじゃよ．これは定常状態になったときの平均血中薬物濃度なんじゃよ．一般にはこの値を薬物の治療濃度に設定するのじゃよ．

ブナ子：それでは，すごく大事な値になってくるのですね．でも平均ということは「$(C_{ss})_{max}$ と $(C_{ss})_{min}$ を足して2で割る」で求まるんですか？

PK先生：いやいや，そんな簡単な意味じゃないんじゃよ．

ブナ子：やはりそうですか．それでは，どのようにして求めるのですか？

PK先生：まずは，平均血中薬物濃度 $\overline{C_{ss}}$ の定義が大事なんじゃよ．すなわち，$\overline{C_{ss}}$ は

$$\overline{C_{ss}} = \frac{\int_0^\tau C_{ss} dt}{\tau} \tag{5-17}$$

で表されるんじゃ．したがって，式（5-14）から

$$\overline{C_{ss}} = \frac{C_0}{k_e \cdot \tau} = \frac{\int_0^\infty C dt}{\tau} \tag{5-18}$$

上式を入れ替えると

$$\tau = \frac{\int_0^\infty C dt}{\overline{C_{ss}}} \tag{5-19}$$

ブナ子：なるほど，1回投与後の0から∞までの血中薬物濃度時間曲線下面積を $\overline{C_{ss}}$ で割ると，投与間隔の設定が可能となるのですね．

PK先生：では，ブナ子君，上式に $C_0 = \dfrac{X_0}{Vd}$ を代入してごらん．そうすると，

$$\overline{C_{ss}} \cdot \tau = \frac{X_0}{k_e \cdot Vd} = \int_0^\infty C dt \tag{5-20}$$

$$X_0 = k_e \cdot Vd \cdot \overline{C_{ss}} \cdot \tau = CL_{tot} \cdot \overline{C_{ss}} \cdot \tau \quad \text{(反復投与)} \tag{5-21}$$

$$X_0 = k_e \cdot Vd \cdot \int_0^\infty Cdt = CL_{tot} \cdot \int_0^\infty Cdt \quad \text{(単回投与)} \tag{5-22}$$

PK先生：この2つの式も投与計画には欠かせない式なんじゃよ．

ブナ子：はい，しっかり覚えました．でも，反復と単回どちらも似ているので，片方を覚えれば自然にもう片方もスムーズにでてきますね．

DIALOGUE

5-3 蓄積率（半減期と投与間隔）

ブナ子：ところで先生，1つ疑問があるのですが？

PK先生：なんじゃな？

ブナ子：はい，図5-1を見ても，また，これまでの式の展開からも，2，3回投与しただけで，すぐには定常状態にはならず，治療濃度に達するまでにかなり時間がかかるような気がするのですが．

PK先生：なかなか，鋭いね．そうなんじゃよ．例えば，τを半減期に設定した場合，約5回の反復投与で事実上の定常状態に達すると考えられるのじゃ．しかし，半減期の長い薬物では定常状態（治療域）に達するまでに長い時間を要してしまう．これでは何の意味もなくなる．そこでじゃ，1回目の投与直後から$(C_{ss})_{max}$になるように，初回投与量を多めに設定すれば良いと思わんかね．この多めの投与量を負荷投与量（loading dose, X_L）と呼び，反復投与される投与量を維持投与量（maintenance dose, X_M）と呼ぶのじゃ．

ブナ子：うん，なるほど．でも，先生，この投与量の反復投与では，平均血中濃度が治療域をはるかに超えてしまうのではないでしょうか？

PK先生：それでは困るのじゃ．だから，負荷投与量（X_L）と維持投与量（2回目投与以降の投与量：X_0）の関係を設定してやればよいのじゃよ．

ブナ子：そんなことができるのですか？　えっ…？，先生ちょっと待ってください．
理論的に，第1回目X_L投与後の血中濃度の最小値$(C_1)_{min}$は，維持量X_0投与後の定常状態における最小値$(C_{ss})_{min}$に等しくなればいいのですね（図5-2）．

PK先生：なかなか理解が進んできたようじゃな．その調子で式を導いてみたらどうなるかな？

ブナ子：はい，考えてみます．
第1回目X_L投与後の血中濃度の最小値$(C_1)_{min}$は，Vdを用い，式（5-2）を応用すると，

$$(C_1)_{min} = \frac{X_L}{Vd} \cdot e^{-k_e \tau}$$

5-3 蓄積率（半減期と投与間隔） **77**

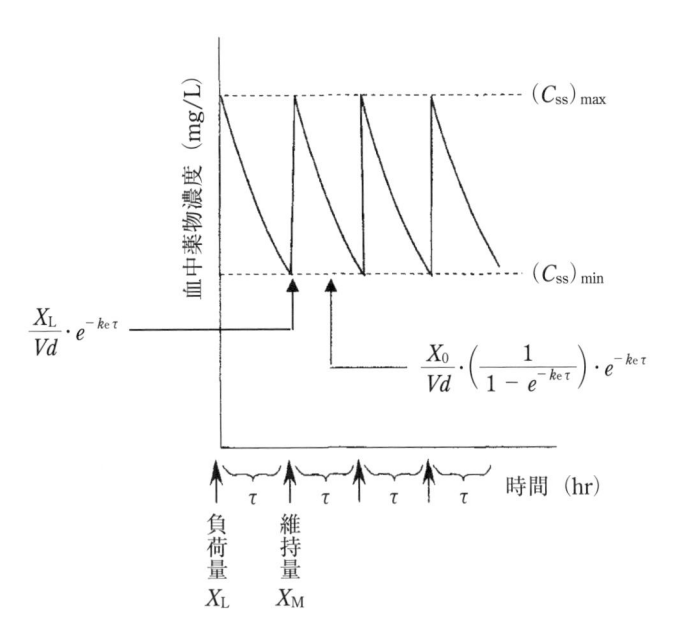

図5-2 初回負荷量と維持量の設定

ですね．
また，維持量 X_M 投与後の定常状態における最小値 $(C_{ss})_{min}$ は，式（5-12）だから，

$$\frac{X_L}{Vd} \cdot e^{-k_e \tau} = \frac{X_M}{Vd} \cdot \left(\frac{1}{1-e^{-k_e \tau}}\right) \cdot e^{-k_e \tau} \tag{5-23}$$

となります．だから，整理すると X_L と X_0 との関係はつぎのようになります．

$$\therefore \boxed{X_L = X_M \cdot \left(\frac{1}{1-e^{-k_e \tau}}\right)} \tag{5-24}$$

PK先生：うんうん，合格じゃよ．

ブナ子：ありがとうございます．

PK先生：それから，この式のなかで $\frac{1}{1-e^{-k_e \tau}}$ は蓄積率（R_{ac}）といわれるんじゃ．知っていたかのう？

ブナ子：いいえ，知りませんでした．先生，その蓄積率ってなんですか？

PK先生：そもそも，蓄積率（R_{ac}）は，つぎの式で表すことができるのじゃよ．

$$R_{ac} = \frac{(C_{ss})_{max}}{(C_1)_{max}} = \frac{(C_{ss})_{min}}{(C_1)_{min}} \tag{5-25}$$

式（5-1, 2, 11, 12）から，

$$\boxed{R_{ac} = \frac{1}{1-e^{-k_e \tau}}} \tag{5-26}$$

となり，ブナ子君が導いた式（5-24）の中にある $\frac{1}{1-e^{-k_e \tau}}$ と同じなんじゃよ．
だから，式（5-24）は

$$X_L = X_M \cdot R_{ac} \tag{5-27}$$

と書けるんじゃよ．

したがって，式（5-24, 27）で示される負荷投与量 X_L を初めに1回投与し，2回目以降 τ ごとに維持投与量 X_M を投与すれば，第1回投与直後から治療域に到達させることができるんじゃ．

PK先生：それから，先ほど述べた投与間隔（τ）じゃが，投与計画をしやすくするため，生物学的半減期に設定することが多いのじゃよ．そうした場合（$\tau = t_{1/2}$），蓄積率は2となり，初回に維持量の2倍を投与するというように，簡単に負荷投与量を求めることができるのじゃよ．

参照事項

$\tau = t_{1/2}$ のとき，

$$e^{-k_e\tau} = e^{-k_e \cdot t_{1/2}} = e^{-k_e \cdot \frac{\ln 2}{k_e}} = e^{-\ln 2} = \frac{1}{e^{\ln 2}} = \frac{1}{2}$$

（$x = e^{\ln 2}$ とおき，両辺を自然対数にする．$\ln x = \ln 2$ ∴ $x = 2$，すなわち $e^{\ln 2} = 2$）

だから，

$$R_{ac} = \frac{1}{1 - e^{-k_e\tau}} = \frac{1}{1 - \frac{1}{2}} = 2$$

となる．

ブナ子：なるほど．これで，投与計画はマスターですね．

PK先生：基本的にはマスターしたとは思うが，まだまだじゃよ．急速静注のほかに，経口投与による反復投与法も覚えていなければならんのじゃ．つぎに，その方法について説明することにしよう．

DIALOGUE

5-4 経口投与の場合（一般化）

PK先生：経口投与のように，一次吸収過程を含む投与法で投与を繰り返すと，図5-3で示すとおり，急速静注と同じように，定常状態に達して，一定の範囲内で最大（ピークレベル）と最小（トラフレベル）を繰り返して上下するようになるんじゃよ．

ブナ子：であれば，定常状態に達する過程は，急速静注と同じプロセスをたどるのですね．

PK先生：そのとおりじゃよ．経口による反復投与に関連した問題を解くために必要な式をつぎにあげるとしよう．

第1回経口投与 τ 時間後の血中薬物濃度は

$$(C_1)_{min} = \frac{k_a \cdot F \cdot D}{Vd(k_a - k_e)} \cdot (e^{-k_e\tau} - e^{-k_a\tau})$$

5-4 経口投与の場合（一般化） 79

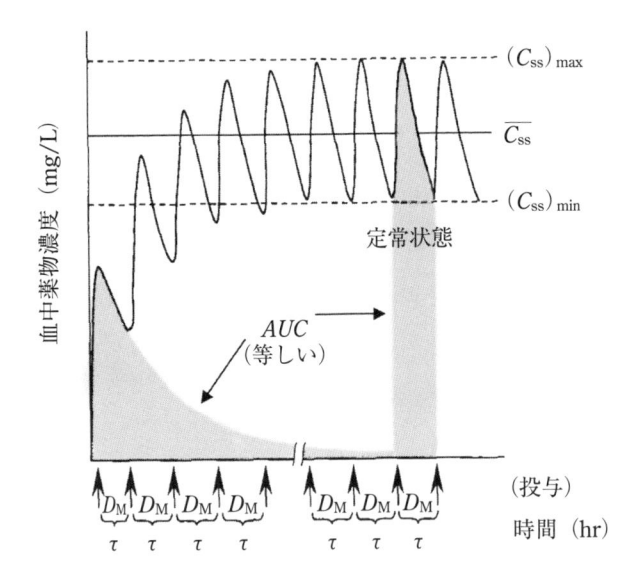

図 5-3 反復経口投与における定常状態の血中薬物濃度

なので，τ 時間ごとに維持投与量 D_M を無限回（$n \to \infty$）繰り返したとき，定常状態の血中薬物濃度 C_{ss} は

$$C_{ss} = \frac{k_a \cdot F \cdot D}{Vd(k_a - k_e)} \cdot \left(\frac{e^{-k_e t'}}{1 - e^{-k_e \tau}} - \frac{e^{-k_a t'}}{1 - e^{-k_a \tau}} \right) \tag{5-28}$$

F：生物学的利用率（バイオアベイラビリティ），k_a：吸収速度定数，t'：各回の投与後の時間
となるのじゃ．
つぎに，定常状態での最小血中薬物濃度 $(C_{ss})_{min}$，すなわち，$t = \tau$ のときじゃが，

$$(C_{ss})_{min} = \frac{k_a \cdot F \cdot D_M}{Vd(k_a - k_e)} \cdot \left(\frac{e^{-k_e \tau}}{1 - e^{-k_e \tau}} - \frac{e^{-k_a \tau}}{1 - e^{-k_a \tau}} \right) \tag{5-29}$$

となる．
さらに，定常状態での平均血中薬物濃度 $\overline{C_{ss}}$ じゃが，定義より

$$\overline{C_{ss}} = \frac{1}{\tau} \int_0^\tau C_{ss} dt = \frac{D_M \cdot F}{k_e \cdot Vd} \cdot \frac{1}{\tau} \tag{5-30}$$

となる．だから，急速静注のときと同じように，つぎの2つの式が導き出され，投与計画には欠かせない式なんじゃよ．

$$\boxed{D \cdot F = k_e \cdot Vd \cdot \overline{C_{ss}} \cdot \tau} \quad \text{（反復投与）} \tag{5-31}$$

$$\boxed{D \cdot F = k_e \cdot Vd \cdot \int_0^\infty C dt} \quad \text{（単回投与）} \tag{5-32}$$

ブナ子：はい，わかりました．そうすると先生，経口投与の場合でも，第1回目の投与から定常状態（治療域）にするには，蓄積率を求めて，負荷投与量 D_L を決めるわけですね．

PK先生：そのとおりじゃよ．蓄積率 R_{ac} は急速静注のときと同じように，

$$R_{ac} = \frac{(C_{ss})_{min}}{(C_1)_{min}} = \frac{1}{(1 - e^{-k_e \tau})} \tag{5-33}$$

になるんじゃ．

一般に k_a は大きな値をとるので，$e(-k_a \cdot \tau)$ がゼロに近い値となり，蓄積率は静注の場合（式 5-26）と同じ式になるのじゃ．経口投与時の蓄積率として多くの教科書で（式 5-26）が示してあるのは，こんな理由なのじゃ．

ブ ナ 子：それじゃ，急速静注の場合と同様に，初回投与量 D_L を以下の式で設定することができるわけですね．

$$\text{負荷投与量 } D_L = R_{ac} \cdot \text{維持投与量 } D \tag{5-34}$$

PK 先生：そうじゃよ，負荷投与量 D_L を初回に 1 回だけ投与し，2 回目以降 τ ごとに維持投与量 D_M を投与すれば，第 1 回投与直後から定常状態（治療域）に到達させることができるわけじゃ．

ブ ナ 子：先生，大変ありがとうございました．これまで学んできた基本の式を駆使して，現場で実際に患者さんへ薬を投与するときに薬剤師としての責任を果たすことができますね．薬物の投与計画の仕方をしっかり覚えておきたいと思います．

練習問題

問 5-1 血中消失半減期 4 時間,分布容積 100 L の薬物がある.初回(0 時間),2 回目(4 時間),3 回目(8 時間)に各 100 mg を急速静注した.3 回目の急速静注直後の血中濃度(ng/mL)を推定せよ.なお,この薬物の体内動態は線形 1-コンパートメントモデルに従うものとする.

問 5-2 硫酸ゲンタマイシンを,維持量として 15 mg 静脈内投与して血漿中濃度を上限 3.0 μg/mL,下限 1.5 μg/mL の間に保ちたい.この患者の分布容積は 10.0 L,この薬物の血中からの消失速度定数は 0.231 hr^{-1} である.この薬物の投与間隔(hr)を設定せよ.ただし,ゲンタマイシンは 1-コンパートメントモデルに従って血中から消失するものとする.

問 5-3 ある薬物 300 mg をヒトに静脈内投与したところ,下の片対数グラフに示す血中濃度と時間の関係が得られた.この薬物を 6 時間ごとに 300 mg を繰り返し急速静脈内投与して得られる定常状態での平均血中濃度(μg/mL)を推定せよ.

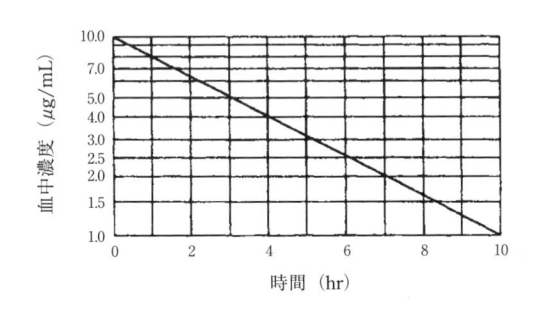

(91 回 問 161)

問 5-4 ある薬物 40 mg を 6 時間ごとに急速静注するとき,定常状態の最高血中濃度は 5.0 μg/mL,最低血中濃度は 2.5 μg/mL であった.投与間隔を 6 時間として血中濃度推移を投与 1 回目から定常状態と同じにするために必要な初回投与量を設定せよ.

問 5-5 体内動態が線形 1-コンパートメントモデルに従う薬物 10 mg を患者に単回静脈内投与した.投与直後の血中濃度は 50 ng/mL,半減期は 10 時間であった.この薬物の錠剤を一定の時間間隔で経口投与し,定常状態の平均血中濃度が約 100 ng/mL になるように維持したい.つぎの投与方法のうちどれが最も適当か.ただし,この薬物の錠剤を経口投与したとき,絶対的 bioavailability(生物学的利用能)は 100 % であった.ln2 = 0.693 とする.

1. 8 時間ごとに 5 mg を投与
2. 8 時間ごとに 10 mg を投与
3. 6 時間ごとに 15 mg を投与
4. 12 時間ごとに 5 mg を投与
5. 12 時間ごとに 10 mg を投与

GET A HINT
ブナ子のヒント

問 5-1 ブナ子：n 回投与直後の薬物血中濃度の数列式を思い出してね．

$$(C_n)_{\max} = C_0 \cdot (1 + e^{-k_e \tau} + \cdots\cdots + \boxed{})$$

上の式のうち，第1回投与直後の薬物血中濃度 C_0 は，これまで何度も出てきているからわかるわね．そう，

$$C_0 = \frac{X_0}{\boxed{}}$$

ですね．

$t_{1/2}$ ごとの繰り返しなので，$e^{-k_e \tau}$ は $e^{-k_e \cdot t_{1/2}}$ になりますね．これは $\boxed{}$ と，簡単な数値になりますよ．つぎのように考えると簡単に計算できるわ．

$$e^{-k_e \cdot t_{1/2}} = e^{-k_e \cdot \frac{\boxed{}}{k_e}} = e^{-\boxed{}} = \frac{1}{e^{\boxed{}}} = \frac{1}{\boxed{}}$$

$x = e^{\boxed{}}$ とおき，両辺を自然対数にするわね．

$\ln x = \ln \boxed{}$　　∴ $x = \boxed{}$

問 5-2 ブナ子：ポイントは，血漿中薬物濃度の上限 $(C_{ss})_{\max}$ と下限 $(C_{ss})_{\min}$ の関係ね．

$(C_{ss})_{\min} = (C_{ss})_{\max} \cdot \boxed{}$　となりますね．

$\tau = \boxed{}$ のとき，$e^{-k_e \tau} = \boxed{}$，これは練習問題 5-1 ですでに学んでますよ．

生物学的半減期，これは簡単ですね．

$$t_{1/2} = \frac{\boxed{}}{k_e}$$

になりますね．

問 5-3 ブナ子：ポイントは，「定常状態に達したとき，繰り返し投与間隔ごとの血中濃度時間曲線下面積 $\left(\int_0^\tau C_{ss} dt\right)$ と同一投与量を，単回投与したときの血中濃度時間曲線下面積 $\left(\int_0^\infty C dt\right)$ は等しくなる」ということですね．ということは

$$\boxed{} \cdot \tau = \int_0^\infty C dt, \quad \overline{C_{ss}} \cdot \tau = \boxed{}$$

になりますね．

また，グラフから C_0 と $t_{1/2}$ がわかりますね．この値を使って，つぎの式から $\int_0^\infty C dt$ が求められるわよ．

$$\int_0^\infty C\,dt = \frac{\boxed{}}{k_e} = \frac{\boxed{}}{\dfrac{\boxed{}}{t_{1/2}}}$$

別の解き方もあるね．でも，本質的には同じになるけどね．つぎの式も思い出せますね．

$X_0 = k_e \cdot Vd \cdot \boxed{} \cdot \tau$

そう，グラフから生物学的半減期がわかるから，k_e はすぐに求まるわね．また，Vd は投与量と血中の薬物初濃度がわかるので，

$$Vd = \frac{\boxed{}}{\boxed{}}$$

を代入してみて！

問 5-4　ブナ子：ポイントは 2 つ．まず，初回負荷投与量と維持投与量との関係ね．これは，次式でわかるわね．

$X_L = X_0 \cdot \boxed{}$

それじゃ，蓄積率は？　つぎの式を書けるわね．

$$R = \frac{1}{(1 - \boxed{})}$$

上の $\boxed{}$ を求めるには，つぎの式もすぐにイメージできないといけないわね．

$(C_{ss})_{min} = (C_{ss})_{max} \cdot \boxed{}$

問 5-5　ブナ子：ポイントは，経口投与で繰り返し投与した後の平均血中濃度と投与量との関係がわかるかですね．

$D \cdot \boxed{} = k_e \cdot Vd \cdot \overline{C_{ss}} \cdot \boxed{}$

設問から，つぎの式に変形します．

$$\frac{D}{\boxed{}} = \frac{k_e \cdot Vd \cdot \overline{C_{ss}}}{\boxed{}}$$

単回静脈内投与後のデータから上式の Vd と k_e をつぎの式から算出できるわね．

$$Vd = \frac{X_0}{\boxed{}}, \quad k_e = \frac{0.693}{t_{1/2}}$$

ANSWERS AND GUIDE
解答・解説

問 5-1

第 1 回投与直後

$(C_1)_{max} = C_0$

$= \dfrac{X_0}{Vd} = \dfrac{100\,(\text{mg})}{100\,(\text{L})}$

$= 1000\,(\text{ng/mL})$

第 1 回投与 τ 時間後（$\tau = t_{1/2}$）

$(C_1)_{min} = C_0 \cdot e^{-k_e\tau} = C_0 \cdot \dfrac{1}{2} = \dfrac{1}{2}C_0$

（$\because\ e^{-k_e\tau} = \dfrac{1}{2}$）

第 2 回投与直後

$(C_2)_{max} = C_0 + \dfrac{1}{2}C_0 = \dfrac{3}{2}C_0$

第 2 回投与 τ 時間後（$\tau = t_{1/2}$）

$(C_2)_{min} = (C_2)_{max} \cdot e^{-k_e\tau} = \dfrac{3}{2}C_0 \cdot \dfrac{1}{2} = \dfrac{3}{4}C_0$

第 3 回投与直後

$(C_3)_{max} = C_0 + \dfrac{3}{4}C_0 = \dfrac{7}{4} \cdot C_0 = 1750\,(\text{ng/mL})$ ……答え．

問 5-2

$(C_{ss})_{min} = (C_{ss})_{max} \cdot e^{-k_e\tau}$ $\qquad \therefore\ e^{-k_e\tau} = \dfrac{(C_{ss})_{min}}{(C_{ss})_{max}} = \dfrac{1.5\,(\mu\text{g/mL})}{3.0\,(\mu\text{g/mL})} = \dfrac{1}{2}$

$\therefore\ \tau$ は $t_{1/2}$ 時間に等しい．

$\tau = t_{1/2} = \dfrac{0.693}{k_e} = \dfrac{0.693}{0.231\,(\text{hr}^{-1})} = 3\,(\text{hr})$ ……答え．

［注意］問題の中に提示されている維持量（15 mg）は，投与間隔を計算するのに直接必要な値として使われない．しかし，維持量 X_0 は分布容積と $(C_{ss})_{min}$ および $(C_{ss})_{max}$ から，次式によって自動的に計算されている（図5-1参照）．

$(C_{ss})_{min} + \dfrac{X_0}{Vd} = (C_{ss})_{max}$

$\therefore\ \dfrac{X_0}{Vd} = C_0 = (C_{ss})_{max} - (C_{ss})_{min} = 3.0 - 1.5 = 1.5\,(\mu\text{g/mL})$

よって，$X_0 = 1.5\,(\mu\text{g/mL}) \times Vd = 1.5\,(\mu\text{g/mL}) \times 10\,(\text{L}) = 15\,(\text{mg})$

問 5-3

$C_0 = 10\,(\mu\text{g/mL})$ および $t_{1/2} = 3\,(\text{hr})$ （グラフから読み取る）

$$\overline{C_{\text{ss}}} = \frac{1}{\tau} \cdot \frac{C_0}{k_e} = \frac{1}{0.693} \cdot \frac{C_0 \times t_{1/2}}{\tau}$$

$$= \frac{10\,(\mu\text{g/mL}) \times 3\,(\text{hr})}{0.693 \times 6\,(\text{hr})}$$

$$= 7.2\,(\mu\text{g/mL}) \quad \cdots\cdots\text{答え}.$$

問 5-4

$$X_{\text{L}} = X_0 \cdot \left(\frac{1}{1 - e^{-k_e\tau}} \right)$$

ここで，$e^{-k_e\tau}$ を求めるのには

$$(C_{\text{ss}})_{\text{min}} = (C_{\text{ss}})_{\text{max}} \cdot e^{-k_e\tau}$$

$$\therefore e^{-k_e\tau} = \frac{(C_{\text{ss}})_{\text{min}}}{(C_{\text{ss}})_{\text{max}}} = \frac{2.5\,(\mu\text{g/mL})}{5.0\,(\mu\text{g/mL})} = \frac{1}{2}$$

$$\therefore X_{\text{L}} = 40\,(\text{mg}) \cdot \left(\frac{1}{1 - \frac{1}{2}} \right) = 80\,(\text{mg}) \quad \cdots\cdots\text{答え}.$$

［別解］
上式（蓄積率との関係式）を使わないでも解答することができる．
図5-1からわかるように（練習問題5-2解説と解答も参照），

$$(C_{\text{ss}})_{\text{min}} + C_0 = (C_{\text{ss}})_{\text{max}}$$

$$\therefore C_0 = (C_{\text{ss}})_{\text{max}} - (C_{\text{ss}})_{\text{min}} = 5.0\,(\mu\text{g/mL}) - 2.5\,(\mu\text{g/mL}) = 2.5\,(\mu\text{g/mL})$$

一方，$Vd = \dfrac{X_0}{C_0} = \dfrac{40\,(\text{mg})}{2.5\,(\mu\text{g/mL})} = 16\,(\text{L})$

さらに，

$$(C_{\text{ss}})_{\text{max}} = \frac{X_{\text{L}}}{Vd}$$

よって，$X_{\text{L}} = 5.0\,(\mu\text{g/mL}) \cdot (16\,\text{L}) = 80\,\text{mg}$　となる．

問 5-5 $D \cdot F = k_e \cdot Vd \cdot \overline{C_{ss}} \cdot \tau$

一方, $F = 1$, $k_e = \dfrac{0.693}{t_{1/2}} = \dfrac{0.693}{10\,(\mathrm{hr})} = 0.0693\,(\mathrm{hr}^{-1})$

$Vd = \dfrac{X_0}{C_0} = \dfrac{10\,(\mathrm{mg})}{50\,(\mu\mathrm{g/mL})} = 200\,(\mathrm{L})$

∴ $\dfrac{D}{\tau} = \dfrac{1}{F} \cdot k_e \cdot Vd \cdot \overline{C_{ss}} = 0.0693\,(\mathrm{hr}^{-1}) \times 200\,(\mathrm{L}) \times 100\,(\mu\mathrm{g/mL}) = 1.386\,(\mathrm{mg/hr})$

したがって, 設問 2 が正解.

KEY WORD キーワード

投与計画	最高血中薬物濃度 (ピーク値)	蓄積率
治療域	最小血中薬物濃度 (トラフ値)	初回負荷量
定常状態	平均血中薬物濃度	維持量

CHAPTER 6

全身クリアランスと肝クリアランス

DIALOGUE

6-1 全身クリアランス

PK先生：さて，第2章ではクリアランスの概念を学んだが，生理学的モデルの基本となるクリアランスについて，今1度簡単に説明してもらえるかのう？

雪　子：まだぼんやりとした理解ですけど，クリアランスとは臓器が一定時間当たりどれだけの血液量（体積）をきれいにできるかということ，その値は臓器の処理能力の指標になるということでした．臨床現場でも，クレアチニンの腎クリアランスを腎機能のめやすにしていると聞いています．

PK先生：よろしい．薬物は血流にのって全身を循環し，各種の臓器を通過する間に処理されて体内から消失すると考えられる．では，体内の薬物を処理する臓器とは何かな？

雪　子：主に肝臓と腎臓でしょうか．

PK先生：そうじゃのう．各臓器が有する処理能力を臓器クリアランス，例えば，肝クリアランス，腎クリアランスと呼ぶが，体全体を1つの薬物処理装置とみなすこともできるんじゃ．つまり，ある薬物に対し体全体として有している処理能力を全身クリアランス（CL_{tot}）と呼び，それは各臓器のクリアランスの和になるわけじゃ．さて，体内からの薬物の消失速度（dX/dt）は CL_{tot} と血中薬物濃度（C）に依存し，すなわち少し難しい表現でいうと，線形条件下では，$dX/dt = - C \cdot CL_{tot}$ の関係がある．

雪　子：それは，前の章で出てきたクリアランスと同じ形の式になりますね．

$$CL_{tot} = \frac{-dX/dt}{C_b} \tag{6-1}$$

PK先生：ここで，コンパートメントモデルで登場した簡単な速度論について振り返ってみよう（p.16〜17参照）．体内からの薬物消失が見かけ上一次式に従う場合，体内薬物量を X，消失速度定数を k_e とすると，$dX/dt = - k_e \cdot X$

$X = C \cdot Vd$（Vd は分布容積）なので，$dX/dt = -k_e \cdot C \cdot Vd$ となり，これを式（6-1）に代入して，

$$\boxed{CL_{tot} = k_e \cdot Vd} \tag{6-2}$$

という関係が成り立つことがわかるのう．

雪　　子：" $k_e = \dfrac{CL_{tot}}{V}$ "と変形してみると，同じ処理能力（CL_{tot}）でも，Vd が大きいときには k_e が小さくなるという関係が見えてくるわ．コンパートメントモデルとクリアランスモデルのパラメータを結びつける大切な関係式だから，覚えておく必要がありますね．

PK 先生：そのとおりじゃ．ついでに CL_{tot} の求め方を知っておこう．式（6-1）をもう1度見てみると，

$$CL_{tot} = \frac{-dX/dt}{C} = \frac{-dX}{C \cdot dt} = \frac{-\int_{X_0}^{0} dX}{\int_{0}^{\infty} C \cdot dt} \tag{6-3}$$

となる．式の分子 $-\int_{X_0}^{0} dX$ と分母 $\int_{0}^{\infty} C \cdot dt$ はどのようなことを意味すると思う？

雪　　子：私は，積分と梅干は余り好きじゃないので…．

PK 先生：難しく考えなくても大丈夫じゃ．分子 $-\int_{X_0}^{0} dX$ は薬物を投与した後，体内に入った（未変化体）薬物量を意味し，分母 $\int_{0}^{\infty} C \cdot dt$ はすでに習っているように，血中濃度－時間曲線下面積（AUC）じゃったのう．

雪　　子：それなら，わかりそうな気がします．薬物量 X_0 を静注（iv）した場合には，

$$\boxed{CL_{tot} = \frac{X_0}{AUC_{iv}}} \tag{6-4}$$

となるし，また他の投与経路でも，例えば X_0 を経口投与（po）した場合には，

$$CL_{tot} = \frac{F \cdot X_0}{AUC_{po}}$$

となり，ここで，F は経口投与後の量的バイオアベイラビリティ（生物学的利用率）を意味します．

PK 先生：よくできました．コンパートメントモデルの章でも，大切な式として出てきているはずじゃ．ついでに，定速静注（点滴投与）を行って定常状態（体内薬物濃度が一定）になった場合を考えてみよう．このとき，薬物の体内からの消失速度は体内に入ってくる速度（R_{inf}：定速，濃度に依存しないゼロ次の速度）に等しいから，定常状態における血中薬物濃度（C_{ss}）を用いて，（式6-1）にあてはめることにより，$dX/dt = R_{inf} - CL_{tot} \cdot C_{ss} = 0$ となり（定常状態においては X の量的変化がないので，減少速度はゼロとなる），

$$CL_{tot} = \frac{R_{inf}}{C_{ss}} \tag{6-5}$$

となる．この関係から CL_{tot} を求めることもできるのう．

雪　　子：全身クリアランスを理解したところで，気分転換にバーゲンに行ってきまーす．

PK先生：そういえば，在庫処分のクリアランスセールをやっておったわい，やれやれ．

6-2 肝クリアランス

雪　　子：PK先生，全身クリアランスの求め方はわかったのですが，臓器の処理能力，例えば肝クリアランスも同じように求めることができるのですか？

PK先生：クリアランスについて興味をもってくれたかのう．では，話を簡単にするために，薬物の体内からの消失が肝臓と腎臓によってのみ起こるとしてみようか．CL_{tot}は肝臓による処理能力（肝クリアランスCL_h）と腎臓による処理能力（腎クリアランスCL_r）の和になる，ということは？

雪　　子："$CL_{tot} = CL_h + CL_r$"と表すことができますね．

PK先生：そうじゃな．ここで例えば，薬物（X_0）を静注した後の体内動態について考えるとき，投与後，実際に尿中に排泄された累積薬物量（X_u^∞）を調べることで，CL_{tot}に対する各クリアランスの寄与を知ることができる．すなわち，

$$CL_r = CL_{tot} \cdot \frac{X_u^\infty}{X_0} \tag{6-6}$$

となるんじゃ．

雪　　子：あ，そうか．そうすると肝クリアランスは，全身クリアランスから腎クリアランスの関与を差し引く，つまり，

$$\boxed{CL_h = CL_{tot} \cdot \left(1 - \frac{X_u^\infty}{X_0}\right)} \tag{6-7}$$

で求められることになりますね．

PK先生：だいぶクリアランスに慣れてきたようじゃの．

6-3 肝固有クリアランス

雪　　子：肝臓は，血液中の薬物やアルコールを処理する大忙しの臓器ですね．肝臓の処理能力が低くなり，結果として肝クリアランスが小さくなると，薬物が体内にとどまることになるので，臨床現場の薬剤師も投与計画に注意が必要ですね．

PK先生：肝臓の薬物処理は主に薬物代謝酵素によるのじゃが，酵素の活性が肝臓での薬物処理を左右することになる．

雪　　子：血漿中の薬物が肝臓に入っていって，肝代謝酵素で処理される．あれ，でも先生，すべて

の薬物が肝細胞中の代謝酵素と出会えるのかしら？

PK先生：よいところに気がついたのう．酵素と出会って代謝されるのは肝細胞内の遊離形（非結合形）薬物だけじゃな．

雪　子：ということは，肝クリアランスだけでは肝代謝酵素の活性がどうなっているのか判断できないっていうことかしら．肝代謝酵素の処理能力は，どうしたら知ることができるのでしょうか？

PK先生：その疑問を解決するには，肝臓の中で起きている現象をもう少し詳しく知る必要があるのう．まずは，臓器クリアランスの復習じゃ．肝臓に流入する血液中の薬物濃度 C_{in} に関連づけて求めたクリアランスが肝クリアランス CL_h であった．つまり，"肝臓の薬物処理速度 $= CL_h \cdot C_{in}$" じゃの．ここで，肝血流量を Q_h，肝臓から流出してくる血液中の薬物濃度を C_{out} とすると，

　　肝臓の薬物処理速度＝肝臓への薬物流入速度－肝臓からの薬物流出速度
　　　　　　　　　　$= (Q_h \cdot C_{in}) - (Q_h \cdot C_{out}) = Q_h (C_{in} - C_{out})$

したがって，

$$CL_h = Q_h \cdot \frac{(C_{in} - C_{out})}{C_{in}} \tag{6-8}$$

となるのう．また，

$$\frac{(C_{in} - C_{out})}{C_{in}} = E_h$$

とすると，$CL_h = Q_h \cdot E_h$ とも表現できる．

雪　子：式 (6-8) は臓器クリアランスの基本的な式ですね．E_h は肝臓での抽出率（肝抽出率）と呼べばいいのですね．

PK先生：肝臓での薬物消失は少し複雑で，血流にのって肝臓に入ってきた薬物は，実際には各種のプロセスを経て処理され流出してくる．だから，代謝酵素の活性を知るには，臓器内で起こっている薬物消失の過程について考えなければいけないのじゃ．図6-1で模式的に示したように，肝臓に流入した血液中の薬物は薬物代謝酵素と出会うことで代謝されるが，実際に酵素の基質となり代謝されるのは肝細胞内の遊離形薬物だから，肝臓における薬物代謝速度は，肝代謝酵素が薬物に対して有している処理能力（肝固有クリアランス，$CL_{int,h}$）

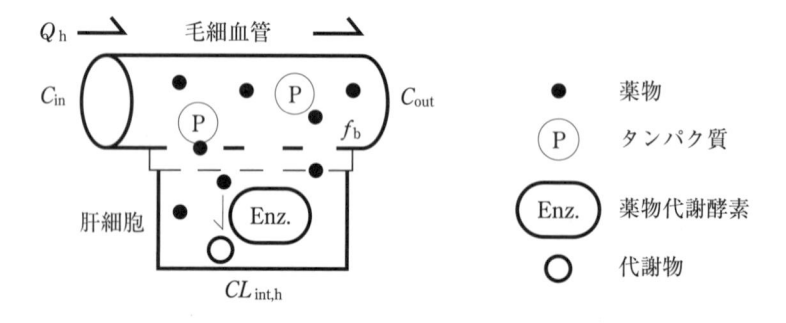

図6-1　肝臓における薬物代謝の模式図

と肝細胞内の遊離形薬物濃度の積となるんじゃ．

雪　　子：でも，細胞の中の遊離形薬物濃度を測るなんて，とても大変そうですね．

PK 先生：そのとおりじゃ．そこで，"臓器内の薬物濃度は均一になっている（完全撹拌 well-stirred モデル）"と考えてみよう．血液中の遊離形（非結合形）分率を f_b として，さらに，"肝細胞内の遊離形薬物濃度が，肝臓から流出する血液中の遊離形薬物濃度 $f_b \cdot C_{out}$ に等しい"と仮定するのじゃ．ちょっと式を変形してみようかのう．

$$Q_h \cdot (C_{in} - C_{out}) = CL_{int,h} \cdot f_b \cdot C_{out}$$
$$Q_h \cdot C_{in} = CL_{int,h} \cdot f_b \cdot C_{out} + Q_h \cdot C_{out} = (CL_{int,h} \cdot f_b \cdot Q_h) \cdot C_{out} \tag{6-9}$$

ここで，

$$\frac{C_{out}}{C_{in}} = \frac{Q_h}{(CL_{int,h} \cdot f_b + Q_h)}$$

となる．また式（6-8）より，

$$CL_h = \frac{Q_h \cdot (C_{in} - C_{out})}{C_{in}} = Q_h \left(1 - \frac{C_{out}}{C_{in}}\right)$$

なので，

$$CL_h = Q_h \cdot \left(1 - \frac{Q_h}{CL_{int,h} \cdot f_b + Q_h}\right)$$

すなわち，

$$\boxed{CL_h = \frac{Q_h \cdot f_b \cdot CL_{int,h}}{Q_h + f_b \cdot CL_{int,h}}} \tag{6-10}$$

という重要な関係式が導かれるのじゃよ．

雪　　子：肝クリアランス CL_h と肝固有クリアランス $CL_{int,h}$，何だか頭が混乱しそうです．

PK 先生：そういう時は，ひとまずシンプルに理解しておくことじゃ．肝固有クリアランスは，肝代謝酵素の活性を意味するパラメータ，また，肝クリアランスは肝血流量，薬物の血液中でのタンパク結合率，肝固有クリアランスに影響をうけるパラメータであること．まあ，とりあえず式（6-10）は覚えておいたほうがよさそうじゃの．

雪　　子：下（分母）は足し算，上（分子）は掛け算って覚えちゃお．

DIALOGUE

6-4　肝抽出率

PK 先生：さて，"臓器クリアランス＝血流量×抽出率"という関係も覚えているかのう？

雪　　子：はい．肝臓では，"肝クリアランス CL_h ＝肝血流量 Q_h ×肝抽出率 E_h"となりまーす．でも，この式と肝固有クリアランスとはどういう関係があるのですか？

PK 先生：では，式（6-10）をもう1度よく見てごらん．肝抽出率を意味する部分はどこじゃ？

雪　　子：えーと，式（6-10）の右辺の分子の Q_h を除いた部分ですね．つまり，

$$E_h = \frac{f_b \cdot CL_{int,h}}{Q_h + f_b \cdot CL_{int,h}} \tag{6-11}$$

ですね．

PK先生：そこで式（6-11）を少し変形してみようかの．右辺の分子と分母をそれぞれ $f_b \cdot CL_{int,h}$ で割ると，

$$E_h = \frac{1}{\dfrac{Q_h}{f_b \cdot CL_{int,h}} + 1}$$

と表される．タンパク結合率が小さく（f_b が大きく），また，肝代謝酵素により非常に速やかに代謝される（$CL_{int,h}$ が大きい）薬物では，$\dfrac{Q_h}{f_b \cdot CL_{int,h}}$ の値は，限りなくゼロに近くなり，すなわち E_h は1に近づくため，"$CL_h ≒ Q_h$" が成立することがわかるのう．

雪　　子：なるほど，肝クリアランスが肝血流量とほぼ同じになるということは，このような薬物の肝クリアランスは，肝臓に流入する血流量の大小に大きく影響を受ける（肝血流律速）ことになりますね．

PK先生：そう，リドカイン，プロプラノロールは肝血流律速で体内から消失するため，肝血流律速型薬物と呼ばれるのじゃ．肝臓に流れ込む血液量が低下するような病気のとき（肝硬変や心疾患など），肝クリアランスが顕著に低下することになるのう．では次に，肝代謝酵素による代謝活性が低い（$CL_{int,h}$ が小さい）薬物ではどうなるか考えてごらん．

雪　　子：えーと，$Q_h \gg f_b \cdot CL_{int,h}$ なので "$E_h ≒ \dfrac{f_b \cdot CL_{int,h}}{Q_h}$" となり，"$CL_h ≒ f_b \cdot CL_{int,h}$" が成立します．この場合，肝血流量はあまり関係なくなってきますね．

PK先生：つまり，そのような薬物では，肝クリアランスは肝代謝酵素活性に大きく影響されることになる．そのような薬物は，血液中でのタンパク結合率の大きさによって，次の2つに分類される．1つ目は，タンパク結合率の大きな（f_b の小さな）薬物で，肝クリアランスがタンパク結合率の変動と肝代謝酵素活性（$CL_{int,h}$）の変動の両方の影響を受けやすいため，タンパク結合感受性・肝代謝律速型薬物と呼ばれるものじゃ．ワルファリン，フェニトイン，トルブタミドなど，代謝が遅く，血液中の非結合形分率が0.1以下の薬物がこのタイプの薬物じゃな．2つ目は，タンパク結合率の小さな（f_b の大きな）薬物で，肝クリアランスが肝代謝酵素活性（$CL_{int,h}$）の変動のみの影響を受けるため，タンパク結合非感受性・肝代謝律速型薬物と呼ばれるものじゃ．テオフィリンやアンチピリンが，このタイプの薬物じゃな．もともとタンパク結合していないので，病態や併用薬によっても非結合形分率があまり変わらないのじゃ．

雪　　子：肝臓ってやっぱり大変なんですね！

6-5 初回通過効果

PK先生：肝臓は全身を流れる血液が処理される臓器であると同時に，消化管から集まってくる門脈血の通り道でもある．さて，この章の最後に，消化管と肝臓の関係について考えてみよう．経口投与された薬物の消化管吸収について，簡単に説明してくれるかのう？

雪子：薬物は消化管粘膜を透過し，主として門脈系から肝臓に入った後，全身循環系に入ります．この過程で，消化管粘膜内に存在する酵素や肝代謝酵素により代謝されることになります．

PK先生：そう，いわゆる初回通過効果を受けることになるんじゃな．では，これら一連の流れを模式化して考えてみよう（図6-2）．薬物の経口投与におけるバイオアベイラビリティ F は，消化管（例えば小腸）上皮細胞内への移行率 F_a，上皮細胞から門脈血への移行率 F_g，ならびに肝臓における代謝（肝初回通過効果）の回避率 F_h の積になる．すなわち，

$$F = F_a \cdot F_g \cdot F_h \tag{6-12}$$

じゃな．

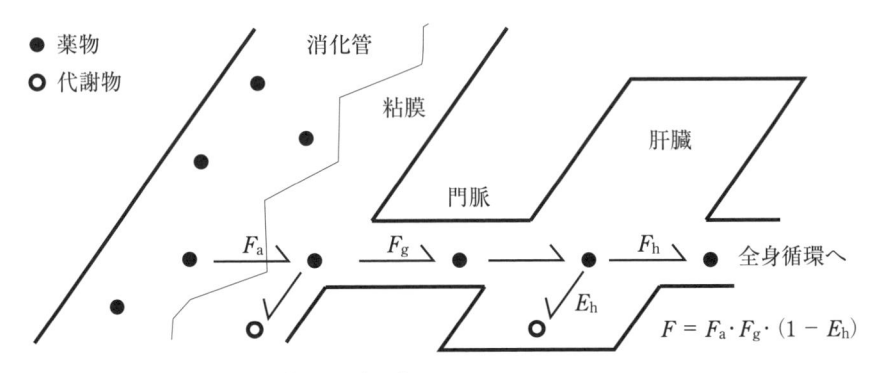

F_a：消化管粘膜透過率
F_g：小腸上皮細胞での初回通過による代謝を免れた割合
F_h：肝初回通過による代謝を免れた割合

図6-2　経口投与後の薬物の運命

雪子：図でみると，E_h は肝初回通過効果によって処理される比率ともいえますね．

PK先生：F_h は肝臓を最初に一度通過するとき，処理(抽出)されない比率なので，"$F_h = 1 - E_h$"であり，

$$F = F_a \cdot F_g \cdot (1 - E_h) \tag{6-13}$$

と表現することもできるんじゃ．この式は肝臓で代謝されやすい薬物の経口投与において

は，初回通過効果によって F が小さくなってしまうことを示しているのう．また，その薬物が肝代謝酵素のみによって代謝を受ける場合には $F_g = 1$ であり，

$$F = F_a \cdot (1 - E_h) \tag{6-14}$$

と表せるのう．

雪　子：初回通過効果と肝抽出率の意味を理解することができました．

練習問題

問 6-1 ある薬物 200 mg を静脈内投与したときの AUC が，2.0 mg·min/mL であった．1-コンパートメントモデルを仮定し，この薬物に対する全身クリアランス (mL/min) を求めよ．また，この薬物の生物学的半減期が 3 hr であるとき，みかけの分布容積 (L) はどれくらいか．ただし，$\ln 2 = 0.693$ とする．

問 6-2 患者にある薬物を 30 mg/hr の速度で点滴を行い，定常状態の血漿中濃度が 12 mg/L，尿中排泄速度が 20 mg/hr という結果を得た．この薬物が肝と腎からのみ消失するとして，その肝クリアランス CL_h (L/hr) を求めよ．

問 6-3 肝消失型薬物であるベラパミルを，肝血流量 Q_h が 1.5 (L/min) の患者に投与したときの，全身クリアランス CL_{tot} (L/min) を求めよ．ただし，この薬物の血漿タンパク結合率は 90 %，肝固有クリアランス $CL_{int,h}$ は，85 (L/min) とする．

問 6-4 同一被験者に対し，ある薬物 100 mg を急速静脈内投与，あるいは 200 mg を経口投与した後の血中濃度を測定し，それぞれ表に示す結果を得た．以下の各問に答えよ．ただし，肝血流速度 Q_h は 100 L/hr であり，この薬物は肝代謝のみで消失し，体内動態は線形性を示すものとする．

	急速静脈内投与	経口投与
投与量 (mg)	100	200
血中濃度-時間曲線下面積 (mg·hr/L)	5	4

a．この薬物の肝クリアランス CL_h を求めよ．
b．この薬物の肝抽出率 E_h を求めよ．
c．経口投与時の門脈血中へ移行する割合（消化管粘膜透過率）を求めよ．

問 6-5 薬物 A は線形 1-コンパートメントモデルに従い，肝代謝と腎排泄によって体内から消失する．薬物 A をある患者に静脈内注射したところ，消失半減期 ($t_{1/2}$) は 2 時間であり，また未変化体の累積尿中排泄量は投与量の 40 % であった．その後，この患者が代謝酵素の誘導を起こす薬物 B を服用し，薬物 A の肝クリアランスが 2 倍に増大した．薬物 B を服用することによって薬物 A の腎クリアランスや分布容積 (Vd) は変化しないものとして，以下の各問に答えよ．

(1) 薬物 B により薬物 A の代謝酵素の誘導が起きたとき，薬物 A の全身クリアランス (CL_{tot}) は誘導前の何倍となるか．

(2) 代謝酵素誘導後の薬物 A の消失速度定数 k_e（hr^{-1}）を求めよ．

問 6-6 体重 60 kg の患者に，シクロスポリン注射液を 1 日量 4 mg/kg で静脈内持続点滴したときの定常状態の全血中薬物濃度が 250 ng/mL であった．この患者のシクロスポリンに対する全身クリアランス（L/hr）を求めよ．

問 6-7 薬物 A, B は，肝代謝，腎排泄あるいはその両方の経路で体内から消失する．図中の破線は腎機能の指標としてのクレアチニンクリアランス値（CL_{cr}：正常値 100 mL/min）と各薬物の全身クリアランス（CL_{tot}：CL_{cr} が正常なときの値を 100％として表示）の関係を表したものである．薬物 A, B の体内動態に関する各問に答えよ．ただし，腎クリアランス = $a \cdot CL_{cr}$（a は係数）が成立すること，クレアチニンクリアランスが変化しても腎機能以外の変化は伴わないこと，薬物 A, B の体内動態は線形であることとする．

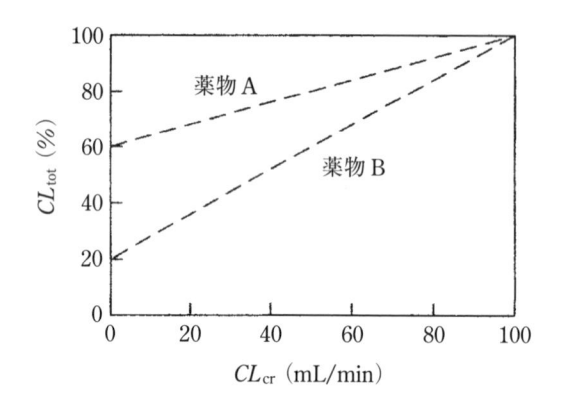

(1) 腎機能が正常な患者において，薬物 A の全身クリアランスに占める腎クリアランスと肝クリアランスの寄与はどちらが大きいか．
(2) クレアチニンクリアランスが 50 mL/min の患者において，薬物 B の肝クリアランスは腎機能正常患者に比べ何％低下しているか．
(3) クレアチニンクリアランスが 15 mL/min に低下した患者では，繰り返し投与時における薬物 A の定常状態平均血中濃度 C_{av} は腎機能正常患者に比べ，約何倍になるか．

問 6-8 肝固有クリアランス 85 L/min，血漿タンパク結合率 90％の肝消失型薬物がある．この薬物を 5.0 mg/hr で点滴静注した場合，定常状態の平均血漿中濃度 C_{av}（ng/mL）として最も近い値はどれか．ただし，健常人の肝血流量 Q_h は 1.5 L/min で，この薬物の全血中/血漿中濃度比は 1 とする．

  1. 0.065 2. 0.65 3. 6.5 4. 65 5. 650

問 6-9 薬物 50 mg を静脈内投与したとき，その血中濃度-時間曲線下面積（AUC）は，200

μg·min/mL であり，未変化体の尿中排泄率は投与量の 20 %，残りはすべて肝臓で代謝された．この薬物の経口投与後の吸収速度は血中消失速度に比較して十分に速く，肝臓への分布は瞬時の平衡が成立すると仮定して，以下の各問に答えよ．

(国試 88 回，問 159 参照)

(1) 肝血流速度 Q_h が 1.5 L/min とするとき，この薬物の肝抽出率 E_h を求めよ．

(2) この薬物 50 mg を経口投与した後，投与量の 100 %が消化管粘膜を透過し門脈血に移行するとき，得られる AUC（μg·min/mL）に最も近い値は次のどれか．

  1. 25 2. 40 3. 110 4. 170 5. 200

GET A HINT
雪子のヒント

問 6-1 雪子：□ の中を考えてみて．

$$CL_{tot} = \frac{X_0}{\boxed{}}$$

$$k_e = \frac{CL_{tot}}{\boxed{}}$$

$$k_e = \frac{\ln 2}{\boxed{}}$$

問 6-2 雪子：□ の中を思い出してみよう．

$$\boxed{} = \frac{-dX/dt}{C_b}$$

$$CL_r = \frac{\boxed{}}{C_b}$$

問 6-3 雪子：□ は何かしら？

肝消失型薬物では，$CL_{tot} \fallingdotseq \boxed{}$

肝血流量 Q_h，血漿タンパク非結合形分率 f_b，肝固有クリアランス $CL_{int,h}$ として，

肝クリアランス $CL_h = \dfrac{\boxed{} \cdot f_b \cdot CL_{int,h}}{Q_h + f_b \cdot \boxed{}}$

問 6-4 雪子：これも □ がわかれば解けるわね．

a．$CL_{tot} = \dfrac{\boxed{}}{AUC_{iv}}$

b．$E_h = \dfrac{CL_h}{\boxed{}}$

c．$F = F_a \cdot F_g \cdot [1 - \boxed{}]$

$$F = \frac{\dfrac{\boxed{}}{D_{po}}}{\dfrac{AUC_{iv}}{D_{iv}}}$$

ANSWERS AND GUIDE
解答・解説

問 6-1 全身クリアランス CL_{tot} は，

$$CL_{tot} = 200\,(\text{mg})/2.0\,(\text{mg·min/mL}) = 100\,(\text{mL/min}) = 6\,(\text{L/hr})$$

$t_{1/2} = 3\,\text{hr}$ より，$k_e = 0.693/3\,(\text{hr}) = 0.231\,(\text{hr}^{-1})$

$Vd = CL_{tot}/k_e = 6\,(\text{L/hr})/0.231\,(\text{hr}^{-1}) \fallingdotseq 26\,(\text{L})$

ヒントの答え

$$CL_{tot} = \frac{X_0}{\boxed{AUC}}$$

$$k_e = \frac{CL_{tot}}{\boxed{Vd}}$$

$$k_e = \frac{\ln 2}{\boxed{t_{1/2}}}$$

問 6-2 与えられたデータより，$CL_{tot} = 30\,(\text{mg/hr})/12\,(\text{mg/L})$

$CL_r = 20\,(\text{mg/hr})/12\,(\text{mg/L})$

この薬物が肝と腎からのみ消失するので，$CL_{tot} = CL_h + CL_r$

$CL_h = 30\,(\text{mg/hr})/12\,(\text{mg/L}) - 20\,(\text{mg/hr})/12\,(\text{mg/L}) = 10/12\,(\text{L/hr}) \fallingdotseq 0.8\,(\text{L/hr})$

ヒントの答え

$$\boxed{CL_{tot}} = \frac{-dX/dt}{C_b}$$

$$CL_r = \frac{\boxed{dX_u/dt}}{C_b}$$

問 6-3 この薬物は肝消失型薬物であり，また，血漿タンパク非結合形分率 f_b は 0.1 であるので，

$$CL_{tot} \fallingdotseq CL_h = \frac{Q_h \cdot f_b \cdot CL_{int,h}}{Q_h + f_b \cdot CL_{int,h}} = \frac{1.5\,(\text{L/min}) \times 0.1 \times 85\,(\text{L/min})}{1.5\,(\text{L/min}) + 0.1 \times 85\,(\text{L/min})}$$

$$= \frac{12.75}{10}\,(\text{L/min}) = 1.275\,(\text{L/min})$$

ヒントの答え

肝消失型薬物では，$CL_{tot} \fallingdotseq \boxed{CL_h}$

$$CL_h = \frac{\boxed{Q_h} \cdot f_b \cdot CL_{int,h}}{Q_h + f_b \cdot \boxed{CL_{int,h}}}$$

問 6-4 a. この薬物は肝代謝のみで消失することから，"$CL_h = CL_{tot}$" なので，

$$CL_h = CL_{tot} = \frac{D_{iv}}{AUC_{iv}} = \frac{100\,(\text{mg})}{5\,(\text{mg}\cdot\text{hr/L})} = 20\,(\text{L/hr})$$

b. $CL_h = Q_h \cdot E_h$ より，

$$E_h = \frac{CL_h}{Q_h} = \frac{20\,(\text{L/hr})}{100\,(\text{L/hr})} = 0.2$$

c. 経口投与後の F は，静注後と経口投与後の投与量と AUC を比較することにより求まる．

$$F = \frac{\dfrac{AUC_{po}}{D_{po}}}{\dfrac{AUC_{iv}}{D_{iv}}} = \frac{\dfrac{4\,(\text{mg})}{200\,(\text{mg}\cdot\text{hr/L})}}{\dfrac{5\,(\text{mg})}{100\,(\text{mg}\cdot\text{hr/L})}} = 0.4$$

薬物が消化管粘膜から吸収され，この薬物は肝臓でのみ代謝される（肝代謝のみで消失する）ことから，$F_g = 1$ とみなせるため，ここでは"消化管透過率$= F_a$"となる．すなわち，

$$F = F_a \cdot F_h = F_a \cdot (1 - E_h)$$

$$F_a = \frac{F}{1 - E_h} = \frac{0.4}{1 - 0.2} = 0.5$$

ヒントの答え

a. $CL_{tot} = \dfrac{\boxed{X_0}}{AUC_{iv}}$

b. $E_h = \dfrac{CL_h}{\boxed{Q_h}}$

c. $F = F_a \cdot F_g \cdot [1 - \boxed{E_h}]$

$$F = \frac{\dfrac{\boxed{AUC_{po}}}{D_{po}}}{\dfrac{AUC_{iv}}{D_{iv}}}$$

問 6-5 (1) 薬物 A に関して，酵素誘導前の CL_{tot} に対する腎クリアランス CL_r と，肝クリアランス CL_h の寄与率はそれぞれ 40% と 60% なので，（式 6-6，式 6-7）より，

$$CL_r = 0.4 \cdot CL_{tot}, \quad CL_h = 0.6 \cdot CL_{tot} \quad \text{となる．}$$

酵素誘導後の腎クリアランス $CL_r{}'$ と肝クリアランス $CL_h{}'$ は，

$$CL_r{}' = CL_r = 0.4 \cdot CL_{tot}, \quad CL_h{}' = 2 \cdot CL_h = 1.2 \cdot CL_{tot} \quad \text{なので，}$$

酵素誘導後の全身クリアランス $CL_{tot}{}' = CL_r{}' + CL_h{}' = 1.6 \cdot CL_{tot}$ すなわち，1.6 倍となる．

解答：1.6 倍

(2) $CL_{tot} = k_e \cdot Vd$

Vd は変化しないので，代謝酵素の誘導が起こったときの k_e は誘導前の 1.6 倍となる．

$$k_e = 1.6 \cdot 0.693/2 \,(\text{hr}) \fallingdotseq 0.56 \,(\text{hr}^{-1})$$

問 6-6 定常状態の血中濃度＝点滴速度÷全身クリアランスなので（式 6-5 参照），

$$CL_{tot} = 4 \times 60 \,(\text{mg/day})/0.25 \,(\text{mg/L}) = 10 \,(\text{mg/hr})/0.25 \,(\text{mg/L})$$
$$= 40 \,(\text{L/hr})$$

問 6-7 (1) 問題文中にある関係式 "腎クリアランス＝ $a \cdot CL_{cr}$" より，CL_{cr} が 0 (mL/min) のとき，全身クリアランス CL_{tot} は 60 % に低下している．すなわち，CL_{tot} のうち腎クリアランスが 40 %，肝クリアランスが 60 % 寄与している．

解答：肝クリアランス

(2) グラフより，CL_{cr} が 50 mL/min のときには，薬物 B の全身クリアランスは正常時の 55 % 程度に低下している．しかしながら，問題文中に記述されているように，クレアチニンクリアランスが変化しても腎機能以外の変化は伴わないことから，肝クリアランスは変化しない．

解答：変化しない

(3) $C_{av} = F \cdot D/(CL_{tot} \cdot \tau)$ (F：吸収率，D：投与量，τ：投与間隔)

すなわち，C_{av} は CL_{tot} と反比例の関係にある．

グラフより CL_{cr} が 15 mL/min の場合，薬物 A の CL_{tot} は腎正常時の約 65 % に低下しているのが読み取れ，したがって，C_{av} は腎正常時の約 1.5 倍となる．

問 6-8 肝消失型薬物であり，その全身クリアランス CL_{tot} は肝クリアランス CL_h とほぼ等しいと考えられる．タンパク非結合率は 0.1 なので（式 6-10）より，

$$CL_{tot} = CL_h = 1.5 \,(\text{L/min}) \times 0.1 \times 85 \,(\text{L/min})/[1.5 \,(\text{L/min}) + 0.1 \times 85 \,(\text{L/min})]$$
$$= 1.275 \,(\text{L/min}) = 76.5 \,(\text{L/hr})$$

$C_{av} = 5.0 \,(\text{mg/hr})/76.5 \,(\text{L/hr}) \fallingdotseq 0.065 \,(\text{mg/L}) = 65 \,(\text{ng/mL})$

解答は 4

問 6-9 (1) "全身クリアランス＝投与量（静注）÷ AUC（静注）" であり，また，肝クリアランスの寄与は 80 % なので，

肝クリアランス $CL_h = 50 \,(\text{mg})/200 \,(\text{mg} \cdot \text{min/L}) \times 0.8 = 0.20 \,(\text{L/min})$

$CL_h = Q_h \cdot E_h$ より，$E_h = 0.20/1.5 \fallingdotseq 0.13$

(2) AUC は量的バイオアベイラビリティの指標となりうる．それゆえ，同じ投与量において，

$$AUC_{po} = F \cdot AUC_{iv}$$

$$F = F_a \cdot (1 - E_h) = 1 - E_h = 0.87 (F_a = 1 \text{ なので})$$
$$AUC_{po} = 0.87 \times 200 (\text{mg} \cdot \text{min/L}) = 174 (\text{mg} \cdot \text{min/L})$$

解答は 4

KEY WORD キーワード

- 肝血流律速
- 全身クリアランス
- タンパク非結合形分率
- 初回通過効果
- 肝クリアランス
- 肝固有クリアランス
- 肝抽出率
- 肝血流
- 完全撹拌モデル（well-stirred model）

CHAPTER 7

腎クリアランス（CL_r）

金 太 郎：お久しぶりです．白金太郎（はく　きんたろう）です．今日は，腎クリアランスの講義を宜しくお願いします．

PK先生：おお，よく来た．今度も，しっかり勉強するんじゃぞ．

DIALOGUE

7-1　クリアランスの意味と腎排泄機構

金 太 郎：はい．早速ですが，「クリアランス」って聞きなれない言葉なんですけど…．

PK先生：「クリアランス」とは，きれいにすることじゃよ．デパートなどで，在庫をなくすことをクリアランスセールといっているじゃろ，あれと同じじゃ．ただし，ここでは血液をきれいにすることを意味しているのじゃ．

金 太 郎：「血液をきれいにする」って，どういうことですか．

PK先生：薬は本来，我々の体に必要ないものじゃ．病気を治すためにちょっと借りてきた毒が，薬として効くんじゃ．いわば，薬を飲んでいる間は我々の体は薬で汚されているんじゃな．それをきれいにするために，血液中の薬物を取り除くことがクリアランスじゃ（p.16参照）．

金 太 郎：でも，どうやって血液をきれいにするんですか．

PK先生：肝臓での代謝や，腎臓での尿排泄じゃな．肝臓での代謝は肝クリアランス，腎臓での尿排泄は腎クリアランス（CL_r）じゃ．CL は Clearance，r は renal（腎臓の）という意味じゃな．腎クリアランスは例えば mL/min という単位になり，血漿中薬物濃度（C_p）は例えば mg/mL という単位になる．腎クリアランスに血漿中薬物濃度をかけたもの（$CL_r \cdot C_p$）は mg/min という単位となるが，これが薬物の尿中排泄速度を表しているんじゃ．

金 太 郎：体内の老廃物は，血液から尿中へ排泄されると習った覚えがあります．薬も，そうやって体からなくなるんですね．

PK 先生：今までは血中薬物濃度で説明してきたが，尿中排泄で重要な「糸球体ろ過」は血漿成分がろ過される過程なので，一般に腎クリアランスは血漿中薬物濃度で説明されるのじゃ．ただし，多くの薬物で血中薬物濃度と血漿中薬物濃度は同じと考えられるので，どちらの濃度を使っても構わんのじゃ．また，血漿中の非結合形分率と，血液中の非結合形分率も同じと考えて構わんぞ．

主に肝臓での代謝で体からなくなる（消失する）薬物は肝代謝型薬物，主に腎臓での尿排泄で体からなくなる（消失する）薬物は腎排泄型薬物と呼ばれるんじゃ．薬によって，体から消失する経路が違うんじゃな．

金太郎：どんな薬が腎排泄型なんですか．

PK 先生：水溶性の薬物で，血漿タンパク結合しないものが多いな．例えば，アミノグリコシド系抗菌薬，セフェム系抗生物質などじゃ．

金太郎：聞いたことのある薬です．ところで，どうやって薬が尿中にでるんですか？「糸球体ろ過」という言葉を聞いたことがあるんですが….

PK 先生：やっと本題に入ってきたな．薬物の尿中排泄には，「糸球体ろ過」，「分泌」，「再吸収」の3つの過程が関与するんじゃ．

金太郎：へぇ〜，結構複雑ですね．それぞれが，どんなふうに腎クリアランスに関わっているんですか．

PK 先生：まず，尿中排泄速度を考えたほうがわかりやすいじゃろ．図7-1を見てごらん．まず，薬物は血漿成分とともに「① 糸球体ろ過」されて原尿中へ出て，それに「② 能動的に分泌」されたものが加わるんじゃ．ところが，原尿中の水の99％以上が速やかに再吸収される．ということは，尿中の薬物は濃縮されるんじゃな．そうすると，まわりの血液中の薬物濃度より，尿中の薬物濃度が高くなって，尿中から血液へ薬物が戻る．これが「③ 受動的再吸収」じゃ．この再吸収を受けなかった薬物が，最終的に「④ 尿中排泄」されるというわけじゃ．

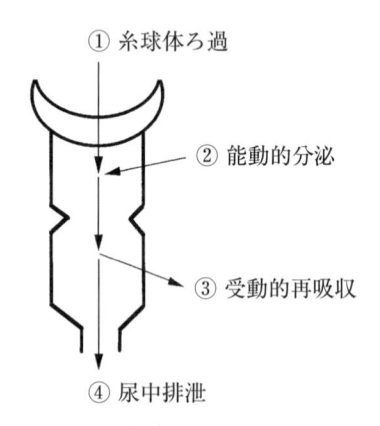

図 7-1 腎排泄機構

7-2 尿中排泄速度と腎クリアランス

金 太 郎：尿中排泄速度を計算するには，それぞれを式で書いてみればいいんですね．

PK 先生：その通りじゃ．

金 太 郎：まず，糸球体ろ過ですね．薬物が糸球体でろ過される速度は，血漿中薬物濃度（C_p）に糸球体ろ過速度（GFR）をかければいいんですか．

PK 先生：惜しいな．糸球体でろ過される薬物は，血漿タンパクに結合していない薬物だけだということを忘れておるな．

金 太 郎：そうでした．血漿タンパクに結合していない薬物の濃度は，血漿中薬物濃度（C_p）に血漿中非結合形分率（f_p）をかければいいので，結局，薬物が糸球体でろ過される速度は，$f_p \cdot GFR \cdot C_p$ ですね．

PK 先生：よく，できた．分泌速度は簡単じゃな．分泌クリアランス（CL_{sec}）に血漿中薬物濃度（C_p）をかければよいので，$CL_{sec} \cdot C_p$ じゃ．

金 太 郎：それでは，再吸収速度はどうなるんですか．

PK 先生：再吸収は普通，再吸収速度ではなく，再吸収率（R）で考えるんじゃ．再吸収されなかったものが尿中排泄されるので，糸球体ろ過と分泌された薬物のうち，$1 - R$ の割合が尿中へでるんじゃ．

金 太 郎：ということは，

$$尿中排泄速度 = (f_p \cdot GFR \cdot C_p + CL_{sec} \cdot C_p) \cdot (1 - R) \tag{7-1}$$

となるんですね．

PK 先生：その通り．ところで，薬物の尿中排泄速度は腎クリアランスに血漿中薬物濃度をかけたもの（$CL_r \cdot C_p$）と前にいったが，尿中薬物濃度（U）に単位時間あたりの尿量（V）をかけても計算できるので，一般的には

$$U \cdot V = CL_r \cdot C_p \tag{7-2}$$
$$U \cdot V = (f_p \cdot GFR \cdot C_p + CL_{sec} \cdot C_p) \times (1 - R) \tag{7-3}$$
$$CL_r \cdot C_p = (f_p \cdot GFR \cdot C_p + CL_{sec} \cdot C_p) \times (1 - R) \tag{7-4}$$

などと書けるのじゃ．いずれも薬物の尿中排泄速度を表す式じゃな．式（7-2）から誘導されるつぎの式で示されるのじゃ．

$$CL_r = \frac{U \cdot V}{C_p} \tag{7-5}$$

この式はよく使う式じゃ．覚えておくとよいな．また，式 (7-4) の両辺を C_p で割ると，腎クリアランスは次のようにも書ける．

$$CL_r = (f_p \cdot GFR + CL_{sec}) \cdot (1 - R) \tag{7-6}$$

金太郎君は，クレアチニンクリアランス (CL_{CR}) という言葉を知っているかな．臨床検査でよくでてくるのじゃが．

金 太 郎：はい．糸球体ろ過速度を表していると聞いたことがあります．でも，なぜなのかわかりません．

PK 先生：クレアチニンは血漿タンパクに結合せず，分泌も再吸収も受けないんじゃ．つまり，$f_p = 1$，CL_{sec} と R がどちらも 0（ゼロ）というわけじゃ．そうなると，式 (7-6) はどうなるかな？

金 太 郎：え〜と，$CL_r = GFR$ になりますね．そうか，だからクレアチニンの腎クリアランスは糸球体ろ過速度に等しくなるんですね．

PK 先生：そうじゃ．

$$CL_{CR} = GFR \tag{7-7}$$

というわけじゃ．腎機能の低下した患者では GFR が低下しておるので，腎排泄型薬物の投与量を減らさねばならん．そのときに，クレアチニンクリアランスを指標にして，患者の GFR を推定するのじゃ．

金 太 郎：腎クリアランスが随分わかったような気がします．そろそろ問題を解いてみたいのですが．

PK 先生：まあ，そう先を急ぐでない．まだまだ，知っておくべきことがあるぞ．前に，薬物の尿中排泄速度は $U \cdot V$ になるといったが，尿中の薬物量を X_u とすると，つぎのようにも書けるのじゃ．

$$\frac{dX_u}{dt} = CL_r \cdot C_p \tag{7-8}$$

微分方程式は苦手かな？

金 太 郎：このくらいなら，何とかわかります．

PK 先生：この式の両辺を，0 から ∞ 時間まで積分するとどうなるかな．CL_r は薬物ごとに一定の値をとるので，定数として構わんぞ．

金 太 郎：左辺は薬物の尿中排泄量 (X_u^∞)，右辺の C_p を積分すると血中薬物濃度 – 時間曲線下面積 (AUC) ですね．つまり，

$$X_u^\infty = CL_r \cdot AUC \tag{7-9}$$

ですね．

PK 先生：よくできたな．つまり，腎クリアランスはつぎのようにも書けるのじゃ．

$$CL_r = \frac{X_u^\infty}{AUC} \tag{7-10}$$

この式は，薬物を静脈内投与したときでも，経口投与したときでも成り立つので便利な式じゃ．覚えておくとよいな．まだ，あるぞ．

　多くの薬物は，肝臓での代謝か腎臓での尿中排泄で体内からなくなる（消失する）のじゃが，主に肝臓での代謝で消失する薬物は肝代謝型，腎臓での尿中排泄で消失する薬物は腎排泄型ということは前に教えたとおりじゃ．薬物のなかには，肝臓での代謝と腎臓での尿中排泄の両方で消失するものもあるんじゃ．全身クリアランス（CL_{tot}）という言葉があるが，あれは肝クリアランス（CL_h）と腎クリアランスの和なのじゃ．ところで，tot は total，h は hepatic（肝臓の）の略じゃな．

金太郎：全身クリアランスは，例えば 1 分間当たり，どのくらいの血液がきれいにされるかを表しているんですよね．肝臓が代謝で血液中の薬物を取り除く能力と，腎臓が尿中排泄で血液中の薬物を取り除く能力の和が全身クリアランスですね（p.16, 91 参照）．

PK 先生：そうじゃ．血中薬物濃度推移から AUC を求めて，全身クリアランスを計算する方法はもう習っておるな．

金太郎：はい．第 2 章で，鯛子さんと一緒に習いました．

DIALOGUE

7-3　腎クリアランスとその他のクリアランス

PK 先生：では，全身クリアランスからどうやって肝クリアランスや腎クリアランスを計算するか知っておるかな．

金太郎：習ったような，習ってないような……．よく覚えていません．

PK 先生：正直でよろしい．では復習になるかもしれんが，説明しておこう．図 7-2 をみてみよう．

（血液）

→ CL_r：腎クリアランス，X_u^∞：尿中排泄量

→ CL_h：肝クリアランス，M^∞：代謝物量（未変化体換算）

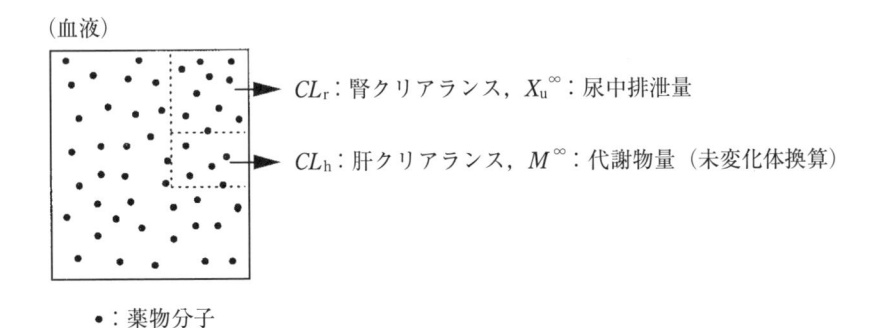

●：薬物分子

図 7-2　腎クリアランスと肝クリアランスの概念図

さっきいったように，

$$CL_{tot} = CL_r + CL_h \tag{7-11}$$

肝臓と腎臓がそれぞれ血液をきれいにしていて，全身クリアランスは，それぞれのクリアランスの和じゃ．薬物を静脈内投与したとき，体内から薬物がなくなるまで尿を集めたときの未変化体（薬物）の尿中排泄量を $X_u(\infty)$，そのときの代謝物量を $M_u(\infty)$ としてある．

金 太 郎：代謝物量に「未変化体換算」ってついてますけど……．

PK 先生：代謝は化学変化なので，元の薬物とは分子量が違うじゃろ．「代謝された薬物量」を示すために，「未変化体換算」としてあるんじゃ．ところで，未変化体とは「いまだ変化していないもの」，つまり薬物自身のことじゃよ．

金 太 郎：なるほどじゃな．おっと，先生のいい方が移ってしまいました．

PK 先生：構わん．CL_{tot}，X_u^∞ と M_u^∞ がわかれば，つぎの式で腎クリアランスと肝クリアランスが計算できるぞ．

$$CL_r = CL_{tot} \cdot \frac{X_u^\infty}{D_{iv}} \tag{7-12}$$

$$CL_h = CL_{tot} \cdot \frac{M_u^\infty}{D_{iv}} \tag{7-13}$$

これらの式に $CL_{tot} = \dfrac{D_{iv}}{AUC_{iv}}$ を代入すると

$$CL_r = \frac{X_u^\infty}{AUC_{iv}} \tag{7-14}$$

$$CL_h = \frac{M_u^\infty}{AUC_{iv}} \tag{7-15}$$

となるんじゃ．式（7-14）は，前にでてきた式（7-10）と同じじゃ．

金 太 郎：例えば，$CL_{tot} = 500$ mL/min，$D_{iv} = 500$ mg，$X_u^\infty = 300$ mg，$M^\infty = 200$ mg なら，

$$CL_r = 500 (\text{mL/min}) \times \frac{300 (\text{mg})}{500 (\text{mg})} = 300 (\text{mL/min})$$

$$CL_h = 500 (\text{mL/min}) \times \frac{200 (\text{mg})}{500 (\text{mg})} = 200 (\text{mL/min})$$

ですね．

PK 先生：そうじゃ．腎排泄型薬物では薬物の大部分が尿中へ排泄されるので，全身クリアランスはほぼ腎クリアランスに等しくなるんじゃ．同様に，肝代謝型薬物の全身クリアランスは，ほぼ肝クリアランスに等しくなるわけじゃ．ところで，腎クリアランスは，前に書いたように経口投与後のデータからも計算できるのじゃが，肝クリアランスは経口投与後のデータからはすぐには計算できないんじゃな．

金 太 郎：なぜですか．

PK先生：薬物の尿中排泄は，薬物が体循環に入ってから起こるが，代謝は体循環に入る前にも起こるからじゃ．初回通過効果を知っておるじゃろ．

金太郎：はい．そうか，経口投与したときの代謝物量には，初回通過効果による代謝物も含まれているからですね．経口投与後のデータから式（7-15）を使ってCL_hを計算するには，体循環に入った後に代謝された薬物量がわかればいいんですね．

PK先生：そのとおりじゃ．説明が随分長くなってしまった．練習問題を解いてみるか．つぎの問題はどうじゃ．わからないことがあったら，いつでもわしに声をかけてくれ．遠慮するでないぞ．

金太郎：PK先生，ありがとうございました．ところで前から気になっていたのですが，PK先生のPKって，ペナルティーキックの略じゃないですよね．

PK先生：ばか者．この本の最初の方も，ちゃんと読みなさい．

金太郎：はい，済みません．他のところも勉強します．また機会がありましたら，よろしくお願いします．今日は，ありがとうございました．

第7章 腎クリアランス (CL_r)

QUESTION
練習問題

問 7-1 ある患者の臨床検査値および薬物投与後の定常状態における薬物動態パラメータについて，次のデータが得られている．この薬物の腎クリアランスを計算しなさい．

腎糸球体ろ過速度	100 mL/min
血漿中薬物濃度	10 μg/mL
血漿タンパク結合率	20 %
分泌速度	200 μg/min
尿細管での薬物の再吸収率	10 %

問 7-2 ある患者の臨床検査値，および薬物投与後の定常状態における血漿中薬物濃度などについて，つぎのデータが得られている．この薬物の尿細管における毎分の分泌量（μg/min）を計算しなさい．ただし，この薬物は血漿タンパク質には結合しない．

腎糸球体ろ過速度	GFR = 20 mL/min
血漿中薬物濃度	P = 10 μg/mL
尿中薬物濃度	U = 200 μg/mL
毎分の尿量	V = 2.0 mL/min
尿細管での薬物の再吸収率	R = 20 %

(84 回　問 156)

問 7-3 抗腫瘍薬メトトレキサートの腎排泄過程は，糸球体ろ過，尿細管での分泌および再吸収からなる．血漿タンパク結合率は 50 %，再吸収率は 25 %，分泌クリアランスは 137 mL/min である．プロベネシドとの併用により，メトトレキサートの分泌は 40 %低下することが知られている．プロベネシド併用時の腎クリアランスを計算しなさい．なお，糸球体ろ過速度（GFR）は 125 mL/min とする．

(83 回　問 159，91 回　問 180)

問 7-4 患者の血漿クレアチニン濃度が 1.0 mg/dL，24 時間採取した尿の総量が 1.8 L，尿中クレアチニン濃度は 0.60 mg/mL であった．この患者のクレアチニンクリアランス（mL/min）を計算しなさい．

(89 回　問 154)

問 7-5 薬物 A の血漿タンパク結合率は 50 %で，一部は肝臓で代謝され，その肝クリアランスは 12.5 mL/min である．薬物 A は，重曹服用等により尿をアルカリ性にすることで，腎臓の尿細管部位における未変化薬物の再吸収率が 0.94 から 0.70 に減少するこ

とが知られている．この場合，薬物Aの全身クリアランスはどのように変化するか．なお，糸球体ろ過速度（GFR）は，125 mL/minで，尿をアルカリ性にすることによる変化はない．尿細管分泌は無視できるものとする．

(85回　問157)

問7-6　線形1-コンパートメントモデルに従い，肝代謝と腎排泄によって体内から消失する薬物Aを，ある患者に急速静注したときの体内動態データをつぎに示す．この患者の糸球体ろ過速度（GFR）を100 mL/minとしたとき，薬物Aの血漿タンパク非結合形分率を計算しなさい．ただし，薬物Aは腎尿細管で分泌・再吸収を受けず，血漿タンパク非結合形のみが糸球体でろ過されるものとする．

投与量（mg）	100
血漿中濃度時間曲線下面積（hr·mg/L）	40
未変化体の尿中総排泄量（mg）	25
代謝物の尿中総排泄量（未変化体相当量に換算：mg）	75

(90回　問159)

GET A HINT
金太郎のヒント

問 7-1 金太郎：$U \cdot V = (f_p \cdot GFR \cdot C_p + CL_{sec} \cdot C_p) \times (1 - R)$ の式を使えばいいんですね.

$f_p = \boxed{}$, $GFR = \boxed{}$ mL/min, $C_p = \boxed{}$ μg/mL

$CL_{sec} \cdot C_p =$ 分泌速度 $= 200$ μg/min

$1 - R = \boxed{}$

したがって,

$U \cdot V = 900$ μg/min

$CL_r = \dfrac{\boxed{}}{\boxed{}} = \boxed{}$ mL/min

ですね.

問 7-2 金太郎：これも, $U \cdot V = (f_p \cdot GFR \cdot C_p + CL_{sec} \cdot C_p) \times (1 - R)$ の式ですね. でも分泌速度がわからないので, それを x としてみます.

$f_p = \boxed{}$, $C_p = \boxed{}$ μg/mL, $1 - R = \boxed{}$

$U \cdot V = \boxed{}$ μg/min $= [\boxed{}$ (μg/min) $+ x] \times \boxed{}$

これを x について解くと,

$x = \boxed{}$ μg/min

ですね. かなり自信がついてきました.

問 7-3 金太郎：分泌クリアランスとなっているので, $CL_r = (f_p \cdot GFR + CL_{sec}) \times (1 - R)$ の式ですね.「プロベネシドとの併用によりメトトレキサートの分泌は 40% 低下する」ということは, 併用前の 60% になったわけですね. 危うく引っかかるところでした.

$f_p = \boxed{}$, $GFR = \boxed{}$ mL/min, $CL_{sec} = 0.6 \times \boxed{}$ (mL/min)

$1 - R = \boxed{}$

$CL_r = [\boxed{}$ (mL/min) $+ \boxed{}$ (mL/min)$] \times \boxed{}$

$CL_r = \boxed{}$ (mL/min)

となりました. どんな問題でも解けそうな気がしてきました.

ANSWERS AND GUIDE
解答・解説

問 7-1 $f_p = 0.8$, $GFR = 100$ mL/min, $C_p = 10$ μg/mL, $1 - R = 0.9$

$U \cdot V = [(0.8 \times 100\,(\text{mL/min}) \times 10\,(\mu\text{g/mL}) + 200\,(\mu\text{g/min})] \times 0.9 = 900\,(\mu\text{g/min})$

$$CL_r = \frac{U \cdot V}{C_p} = \frac{900\,(\mu\text{g/min})}{10\,(\mu\text{g/mL})} = 90\,(\text{mL/min})$$

問 7-2 $f_p = 1$, $C_p = 10$ μg/mL, $1 - R = 0.8$, $U \cdot V = 400$ μg/min

$400\,(\mu\text{g/min}) = [200\,(\mu\text{g/min}) + x] \times 0.8$ より

$x = 300\,(\mu\text{g/min})$

問 7-3 $f_p = 0.5$, $GFR = 125$ mL/min, $CL_\text{sec} = 0.6 \times 137\,(\text{mL/min})$, $1 - R = 0.75$

$CL_r = [0.5 \times 125\,(\text{mL/min}) + 137\,(\text{mL/min}) \times 0.6] \times 0.75$

$\quad\ \, \fallingdotseq 109\,(\text{mL/min})$

問 7-4 $CL_r = (U \cdot V)/C_p$

$\quad\ \ \, = [0.6\,(\text{mg/mL}) \times 1.8\,(\text{L/24 h})]/1.0\,(\text{mg/dL})$

$\quad\ \ \, = 0.6\,(\text{mg/mL}) \times 1800\,(\text{mL}) / [24 \times 60\,(\text{min}) \times 0.01\,(\text{mg/mL})]$

$\quad\ \ \, = 75\,(\text{mL/min})$

問 7-5 $CL_h = 12.5$ mL/min, $CL_r = f_p \cdot GFR \cdot (1 - R)$　∵尿細管分泌がない

重曹非併用時

$\quad CL_\text{tot} = CL_h + CL_r$

$\qquad\quad = 12.5\,(\text{mL/min}) + [0.5 \times 125\,(\text{mL/min}) \times (1 - 0.94)] \fallingdotseq 16\,(\text{mL/min})$

重曹併用時

$\quad CL_\text{tot} = 12.5\,(\text{mL/min}) + [0.5 \times 125\,(\text{mL/min}) \times (1 - 0.70)] \fallingdotseq 31\,(\text{mL/min})$

重曹を併用すると，薬物 A の全身クリアランスは約 2 倍になる．

問 7-6 分泌も再吸収も受けないことより，$CL_r = f_p \cdot GFR$

$$CL_r = \frac{X_u(\infty)}{AUC} = \frac{25\,(\text{mg})}{40\,(\text{mg} \cdot \text{hr/L})} = 0.62\,(\text{L/hr}) = 620\,(\text{mL/hr})$$

$\qquad\qquad\quad \fallingdotseq 10\,(\text{mL/min})$

$$f_p = \frac{CL_r}{GFR} = \frac{10\,(\text{mL/min})}{100\,(\text{mL/min})} = 0.1$$

キーワード

腎排泄型薬物　　　分泌　　　　　GFR
糸球体ろ過　　　　再吸収

CHAPTER 8

初回通過効果の計算とその他の解析法

DIALOGUE

8-1 初回通過効果とバイオアベイラビリティ

金太郎：またPK先生の講義に来ました．今日は，初回通過の講義を宜しくお願いします．

PK先生：おお，また来たな．バイオアベイラビリティは知っているかな．

金太郎：第4章で先生に習いました．例えば，薬物を経口投与するとき，吸収が良くなかったり，吸収後に肝臓での初回通過代謝を受けたりします．バイオアベイラビリティとは，「投与された薬物のうち，体循環血に到達した割合」ですね．正確には，量的バイオアベイラビリティと呼んでいました．

PK先生：よく覚えていたの．教えたほうが，すっかり忘れておった．ところで，バイオアベイラビリティ（F）を生理学的モデルで考えると，図8-1のように描けるのじゃ．

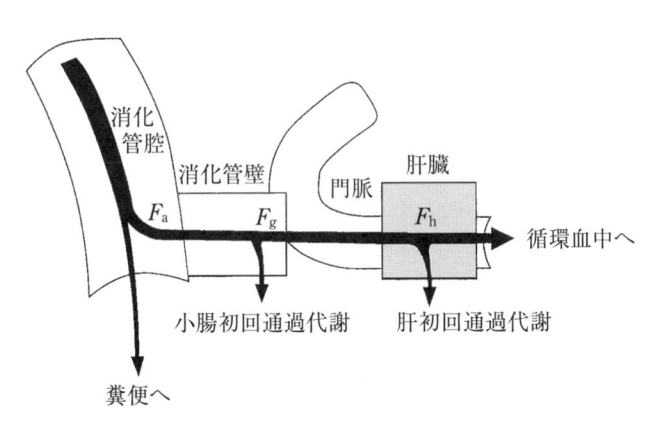

図8-1 初回通過効果の模式図
F_a：消化管粘膜透過率
F_g：小腸上皮細胞での初回通過による代謝を免れた割合
F_h：肝初回通過による代謝を免れた割合

第8章　初回通過効果の計算とその他の解析法

このモデルで考えると，

$$F = F_a \cdot F_g \cdot F_h \tag{8-1}$$

となるのじゃ．この式は，第6章の式（6-12）と同じじゃ．また，これも第6章でやったのじゃが，

$$F_h = 1 - E_h \tag{8-2}$$

$$= 1 - \frac{CL_h}{Q_h} \tag{8-3}$$

となり，ここで E_h は肝抽出率，CL_h は肝クリアランス，Q_h は肝血流量じゃ．

金　太　郎：F_a と F_g を計算できる式はあるのですか．

PK先生：残念ながら，ないのじゃ．F_a については，薬物の性質や *in vitro* 実験からある程度計算できるのじゃが，F_g の求め方についてはまだ確立されておらん．君たちが問題を解くときには，F_a が与えられていることが多いし，$F_g = 1$（小腸初回通過効果を受けない）として問題を解く場合がほとんどじゃ．心配せんでええぞ．バイオアベイラビリティについては第4章で習っておるし，クリアランスについては第6章で習っておるので，練習問題を解いてみるか．

DIALOGUE

8-2　母集団薬物速度論 Population Pharmacokinetics

PK先生：次に，母集団解析とベイジアン法の話じゃ．

金　太　郎：母集団ということは，統計学の話ですか．

PK先生：確かに統計学の要素は入っているが，そんなに難しい話ではないぞ．今までは，クリアランスなどの体内動態パラメータは，同じ薬物ならいつも同じ値をとるといってきたが，本当だと思うかね．

金　太　郎：そう言われてみれば，変ですね．代謝酵素の遺伝子多型などで，個人ごとに薬物の消失する速さが異なると習ってきました．薬物が体内から消失する速さは，患者ごとに異なるはずですね．

PK先生：代謝酵素の遺伝子多型だけではないぞ．肝障害の程度によって肝代謝型薬物の消失速度は患者ごとに異なるし，腎障害の程度によって腎排泄型薬物の消失速度は患者ごとに異なるのじゃ．同じ薬物なら体内動態パラメータがいつも同じ値をとるといってきたのは，患者ごとの違いを考えていなかったのじゃ．平均的な患者のパラメータの値を使っていたのじゃな．

金　太　郎：患者ごとに投与設計をするためには，各患者の体内動態パラメータが必要になるはずですね．でも，まず患者に薬物を投与してみないと，その患者の体内動態パラメータは求まり

ませんね.

PK 先生：そうなのじゃ．それも，正確なパラメータ値を求めるには，1つの薬物を投与した後10回程度の採血が必要なときもある．薬物ごとに，患者に投与して体内動態パラメータ値を求めることは無理なのじゃよ．

金太郎：それでは，どうやったら患者ごとに投与設計ができるのですか．

PK 先生：1人の患者から10回の採血は無理でも，2〜3回の採血なら可能じゃ．1人の患者からは2〜3点の血中薬物濃度でも，多数の患者の血中薬物濃度を集めることで体内動態パラメータを求めることができるのじゃ．多数の患者のパラメータ値の平均と，そのバラツキを求めるのじゃ．

金太郎：ピンときません．

PK 先生：図 8-2 を見るのじゃ．ある薬物を一人の患者に静注後，何回か採血し，その患者の血中濃度推移がわかれば，その患者の全身クリアランス（CL_{tot}）や分布容積（Vd）を求めることができる．しかし，薬物ごとに同じことをくり返すのは不可能じゃ．

金太郎：それはわかります．

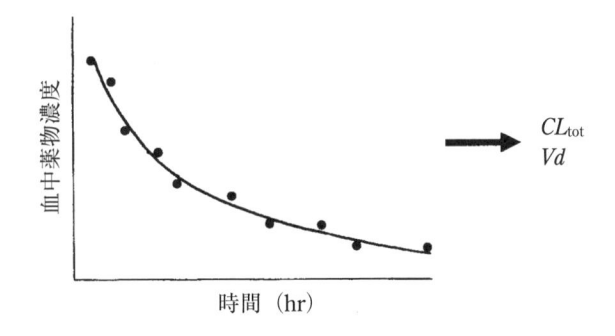

図 8-2　一人の患者に薬物を投与後の血中薬物濃度推移とパラメータの算出

PK 先生：そこで図 8-3 のように，数十人の患者に薬物を投与して，1 人の患者では 2〜3 回の採血をするのじゃ．患者あたりの血中濃度は 2〜3 点しかないため，患者ごとの CL_{tot} や Vd を求めることは困難じゃ．

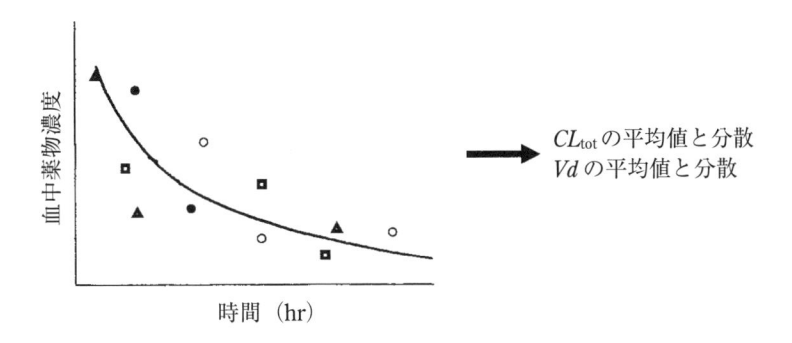

図 8-3　複数の患者に薬物を投与後の血中薬物濃度推移とパラメータの算出

金太郎：それもわかります．

PK先生：図8-3のデータから，数十人の患者の CL_{tot} や Vd の平均値と，それらの値が患者間でどの程度ばらつくか（分散）を求めるのじゃ．個々の患者のパラメータは求めることはできないが，患者の集団としてのパラメータがわかるというわけじゃ．だから，このような解析法は母集団解析と呼ばれ，得られたパラメータは母集団パラメータと呼ばれるのじゃ．母集団解析のためのソフトウェアとして，カリフォルニア大学（米国）で開発されたNONMEM（nonlinear mixed effect model）や，Pharsight社（米国）のWinNonMixなどがあるぞ．

金太郎：少しわかったような気がします．でも，母集団パラメータ値が求まっても，その患者のパラメータ値が得られないと，患者ごとの投与設計はできないですよね．

PK先生：そのとおりじゃ．母集団パラメータから各患者のパラメータを求める方法が，ベイジアン法じゃ．母集団パラメータを使えば，新しい患者に薬物を投与後1点の血中濃度があれば，その患者の体内動態パラメータ値を計算することができるのじゃ（式(8-4)）．

$$\text{OBJ} = \sum_{i=1}^{n} \frac{(C_i - \tilde{C}_i)^2}{\sigma^2} + \sum_{j=1}^{m} \frac{(\theta_j - \bar{\theta}_j)^2}{\omega_j^2} \tag{8-4}$$

C_i ：血中薬物濃度の実測値
$\tilde{C}_i$ ：血中薬物濃度の計算値
σ^2 ：個体内変動（測定誤差を含む）の分散
θ_j ：当該患者のパラメータ値
$\bar{\theta}_j$ ：母集団パラメータの平均値
ω_j^2 ：各パラメータの個体間変動の分散
n ：測定点の数
m ：パラメータの数

この目的関数（objective function, OBJ）の値が最も小さくなるように，患者個人のパラメータ値を決定するのじゃ．

金太郎：まったく理解できません．もう少し詳しく説明をお願いします．

PK先生：もちろんじゃ．一般的には，実際に測定された血中濃度（実測値，C_i）と計算値（$\tilde{C}_i$）の差が最も小さくなるように体内動態パラメータを決めるのじゃ．測定点は複数あるので，実際には測定点ごとに実測値と計算値の差を出し，それらを二乗したものの和（残差二乗和）が最小になるようにパラメータを決めるのじゃ（式(8-5)）．

$$\text{OBJ} = \sum_{i=1}^{n} (C_i - \tilde{C}_i)^2 \tag{8-5}$$

金太郎：回帰直線を求めるやり方と基本的に同じですね．統計学で習いました．

PK先生：これが，図8-2で示した各患者のパラメータを求めるやり方じゃ．それに対して，ベイジアン法では血中濃度に加えて，患者のパラメータと母集団パラメータの誤差も考慮するのじゃ．まず，血中濃度を合わせるようにパラメータを決めるのは，式(8-4)の右辺の1

番目の項じゃ．個体内変動の分散（σ^2）が含まれているが，基本的には式（8-5）と同じじゃ．

金 太 郎：そこはわかりますが，式（8-4）の右辺の2番目の項がよくわかりません．

PK 先生：患者の採血点が1点として，2番目の項を CL_{tot} と Vd について具体的に書くと，式（8-6）のようになる．

$$\text{OBJ} = \frac{(C_1 - \tilde{C}_1)^2}{\sigma^2} + \frac{(CL_{tot} - \overline{CL_{tot}})^2}{\omega_{CL_{tot}}^2} + \frac{(Vd - \overline{Vd})^2}{\omega_{Vd}^2} \tag{8-6}$$

式（8-6）の2番目と3番目の項は，患者のパラメータ値（CL_{tot}, Vd）と母集団平均値（$\overline{CL_{tot}}$, $\overline{Vd}$）の差が最小になるように患者のパラメータ値を決めるという操作を示しているのじゃ．例えば，ある薬物の CL_{tot} の母集団平均値が 1 L/h であるとき，ある患者の CL_{tot} が100倍の 100 L/h になるとは考えにくい．そこで，患者のパラメータ値と母集団平均値の差の二乗に，そのパラメータの分散の逆数をかけてあるのじゃ．バラツキ（分散）の小さいパラメータは OBJ に対する寄与が大きく，バラツキ（分散）の大きいパラメータは OBJ に対する寄与が小さい．つまり，バラツキの小さいパラメータは母集団値に近い値をとり，バラツキの大きいパラメータは母集団値から離れても構わないとして，その患者のパラメータ値を決めるわけじゃ．

金 太 郎：なるほど．母集団解析とベイジアン法を組み合わせれば，患者個人の体内動態パラメータが求まり，患者ごとの投与設計が可能になるわけですね．

PK 先生：それがわかれば充分じゃ．図8-4に，ベイジアン法に基づいた投与設計の例を示しておいたぞ．1点の血清中濃度（●）から，母集団パラメータを使って，ベイジアン法に従って患者のパラメータ値を求めたのじゃ．得られた患者のパラメータ値を使って血清中濃度を予測したところ，予測された血清中濃度推移（実線）は実測値（○）と一致することが示されたのじゃ．したがって，患者ごとに得られたパラメータ値を使って，個々の患者の投与設計ができるわけじゃ．

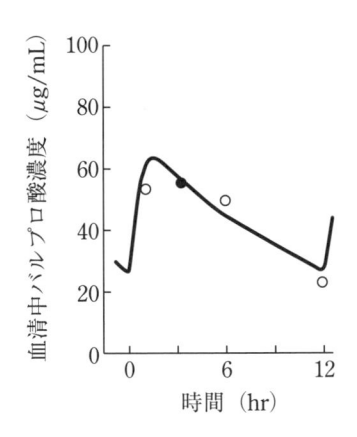

図 8-4　血清中バルプロ酸濃度の予測

1点の血清中濃度（●）から，患者のパラメータ値を求めて血清中濃度推移を予測したところ（実線），予測値は実測値（○）と一致した．
（堀等，薬剤学 49（2）：148-156, 1989）

DIALOGUE
8-3 PK/PD解析

PK 先生：今日の最後は，PK/PD 解析の話じゃ．

金 太 郎：PK は pharmacokinetics（薬物速度論または薬動学）だと思いますが，PD は何の略ですか．

PK 先生：PD は pharmacodynamics（薬力学）のことじゃ．PK は薬物投与後の薬物濃度と時間の関係を調べる学問じゃが，PD は薬物濃度と薬理効果の関係を調べる学問じゃ．薬理学で用量-反応曲線を習っておると思うが，それが PD じゃ．

金 太 郎：薬物速度論と薬理学を組み合わせたものが PK/PD 解析というわけですね．

PK 先生：まあ，そんなところじゃ．図 8-5 に，ある薬物を経口投与したときの血中濃度推移を示した．この血中濃度推移は，第 4 章「経口投与」の式（4-3）で表せるのじゃ．また，図 8-5 には，同じ薬物の濃度と薬理効果の関係を示した．多くの場合，薬物濃度と効果の関係は最大効果モデル（式 8-7）で表せるのじゃ．

$$E = \frac{E_{\max} \cdot C}{EC_{50} + C} \tag{8-7}$$

金 太 郎：図 8-5 の投与試験結果と図 8-6 の薬理実験結果を組み合わせればよいのですね．

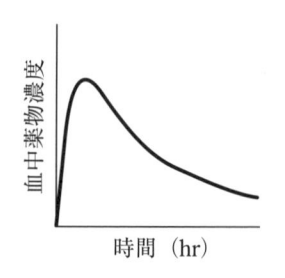

図 8-5　経口投与後の血中薬物濃度推移

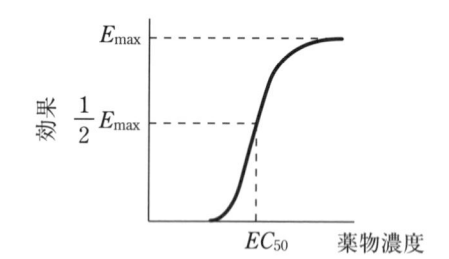

図 8-6　薬物濃度と効果の関係

PK 先生：そうじゃ．組み合わせると，図 8-7 のように投与後の薬効の推移が予測できるのじゃ．薬物のなかには，血中濃度だけでなく，薬効まで予測できるものがあることを知っておくとよいぞ．

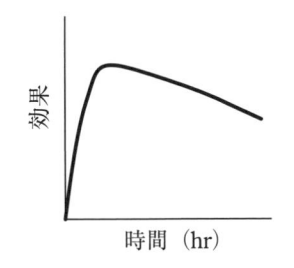

図8-7 経口投与後の薬効の推移

練習問題

問 8-1 同一薬物を異なる剤形で投与後の血中濃度と尿中排泄量について，下記の表の測定値が得られた．下の問に答えなさい．ただし，この薬物は肝臓でのみ代謝され，代謝物は消化管から吸収されない．また，未変化体と代謝物はいずれも腎臓から排泄される．

剤　形	注射剤	錠　剤
投与経路	静脈注射	経口投与
投与量（mg）	100	250
血中濃度時間曲線下面積（(μg/mL)・min）	200	400
尿中未変化体総排泄量（mg）	40	80
尿中代謝物総排泄量（未変化体換算）（mg）	60	170

1) 錠剤投与時の絶対的バイオアベイラビリティを計算しなさい．
2) 錠剤を経口投与後に肝初回通過効果で代謝された薬物量を計算しなさい．
3) 錠剤を経口投与後の消化管壁透過率を計算しなさい．

（90 回　問 163　改変）

問 8-2 ある薬物を同一被験者に急速静脈内投与，あるいは経口投与した後の血中濃度および尿中排泄量を測定し，それぞれ表に示す結果を得た．ただし，この薬物は肝における代謝および腎排泄のみで消失し，体内動態は線形を示すものとする．200 mg を経口投与したとき，肝初回通過効果により失われた薬物量（mg）を計算しなさい．ただし，代謝物の総尿中排泄量に未変化体の量は含まれない．

	急速静脈内投与	経口投与
投与量（mg）	50	200
未変化体の血中濃度時間曲線下面積（mg・hr/L）	0.5	0.3
代謝物の総尿中排泄量（未変化体換算）（mg）	40	144

（92 回　問 161）

GET A HINT
金太郎のヒント

問 8-1 金太郎：解答の手順は以下のとおりで，下の図を使うと便利ですね．
　Step 1．静注データから，未変化体の尿中排泄量と代謝された薬物量の割合を求める．
　Step 2．F を計算し，経口投与後された薬物の循環血への移行量を求める．
　Step 3．経口投与後，循環血へ移行した薬物の尿中排泄量，代謝された薬物量を求める．
　Step 4．初回通過代謝された薬物量を求める．
　Step 5．消化管壁を透過した薬物量を求める．

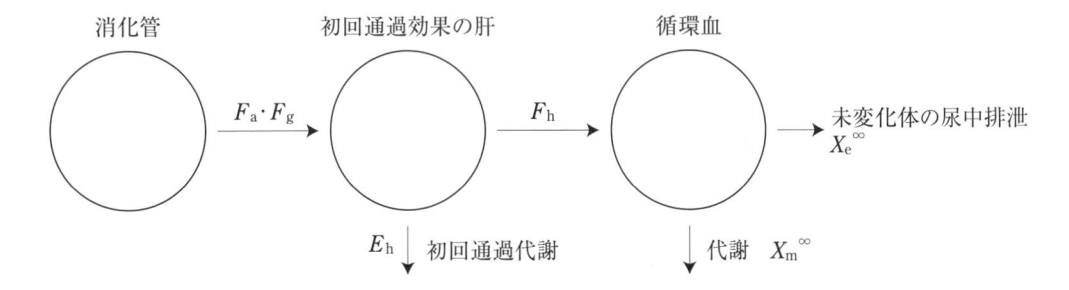

消化管 → $F_a \cdot F_g$ → 初回通過効果の肝 → F_h → 循環血 → 未変化体の尿中排泄 X_e^∞

E_h 初回通過代謝　　　　↓ 代謝　X_m^∞

「この薬物は肝臓でのみ代謝される」とあるので，小腸での代謝はない．すなわち，$F_g = 1$ ですね．

まず，Step 1.ですね．静注データから，投与量の 40％は未変化体として尿排泄され，60％は代謝されています．すなわち，この薬物が循環血へ入ると 40％は未変化体として尿中排泄され，60％は肝臓で代謝されるわけですね．ポイントは，経口投与された場合でも，いったん循環血へ入ると，この薬物の 40％は未変化体として尿排泄され，60％は肝臓で代謝されることですね．循環血へ入った後の体内動態は，投与経路には無関係ということですね．

次に Step 2.です．バイオアベイラビリティ（F）は，第 4 章で習った次の式を使えば計算できます．

$$F = \frac{AUC_{oral}^{0-\infty}/D_{oral}}{AUC_{iv}^{0-\infty}/D_{iv}} = \frac{AUC_{oral}^{0-\infty}}{D_{oral}} \cdot \frac{D_{iv}}{AUC_{iv}^{0-\infty}} \tag{4-10}$$

表の値を代入すると，$F = 0.8$ となります．すなわち，絶対的バイオアベイラビリティは 0.8 です．

ところで，バイオアベイラビリティとは「投与された薬物のうち循環血に到達した割合」を表すので，経口投与後，循環血へ到達した薬物量は，250 mg × 0.8 = 200 mg となります．

次に Step 3.です．経口投与後，未変化体として尿中排泄された薬物量と，肝臓で代謝された薬物量を計算してみます．

この薬物はいったん循環血へ入ると，40％は未変化体として尿中排泄され，60％は肝臓で代謝されるのでしたね．ということは，未変化体として尿中排泄された薬物量は 200 mg × 0.4 = 80 mg ですね．表中の値と同じになりました．
肝臓で代謝された薬物量はどうかな．
循環血へ入ったのち肝臓で代謝された薬物量は，200 mg × 0.6 = 120 mg ですね．あれ，表の値は 170 mg ですね．この差 50 mg は，なぜでしょうか．
上の図を見ていて気づいたのですが，肝初回通過効果を忘れていました．肝初回通過効果で 50 mg が代謝されるために，代謝物量（未変化体換算）が 170 mg になるのですね．いつの間にか Step 4.が終わっていました．
意外と簡単ですね．最後は Step 5.ですね．$F_g = 1$ なので，「消化管」から「初回通過効果の肝」へ移行した薬物量の計算ですね．循環血へ到達した薬物量が 200 mg で，肝初回通過効果で代謝された薬物量が 50 mg なので，合計 250 mg が「消化管」から「初回通過効果の肝」へ移行しています．投与した薬物（250 mg）のすべてが吸収されたので，消化管壁の透過率は 1 です．
今の手順を下図にまとめてみました．

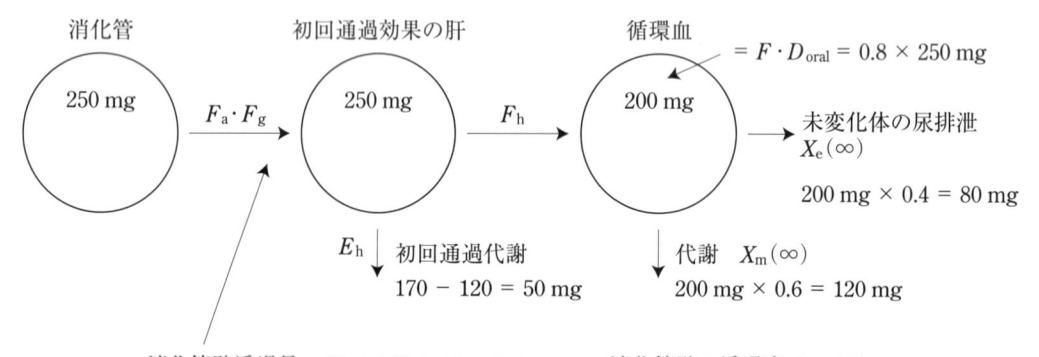

```
   消化管              初回通過効果の肝              循環血
                                                            = F · D_oral = 0.8 × 250 mg
   ( 250 mg )  F_a·F_g   ( 250 mg )    F_h      ( 200 mg )
                                                            → 未変化体の尿排泄  X_e(∞)
                                                              200 mg × 0.4 = 80 mg
                E_h ↓ 初回通過代謝           ↓ 代謝  X_m(∞)
                      170 − 120 = 50 mg         200 mg × 0.6 = 120 mg

       消化管壁透過量 = 50 + 120 + 80 = 250 mg   ∴消化管壁の透過率は 100％
```

ところで，この薬物の全身クリアランスは $CL_{tot} = D_{iv}/AUC_{iv}$ なので，500 mL/min です．
肝クリアランスは，静注時に投与量の 60％ が代謝されているので，500 mL/min × 0.6 = 300 mL/min です．
肝抽出率は，肝血流量を 1500 mL とすると，E_h = (300 mL/min)/1500 mL/min = 0.2 です．
F_h は，$F_h = 1 − E_h = 0.8$ となります．
上の図から，F_h = (200 mg)/250 mg = 0.8 となって，いまの計算値と同じになります．
また，$F = F_a·F_g·F_h = 1·1·0.8 = 0.8$ となって，AUC の比から計算した F の値と同じになりますね．
こうやって確かめることができるのですね．1人でも解けそうな気がしてきました．

問 8-2

金太郎：Step 1. 体内薬物量の ☐ %が未変化体として尿中排泄され，☐ %が代謝されるので Step 2.〜 Step 5.は，次のように導くことができますね．

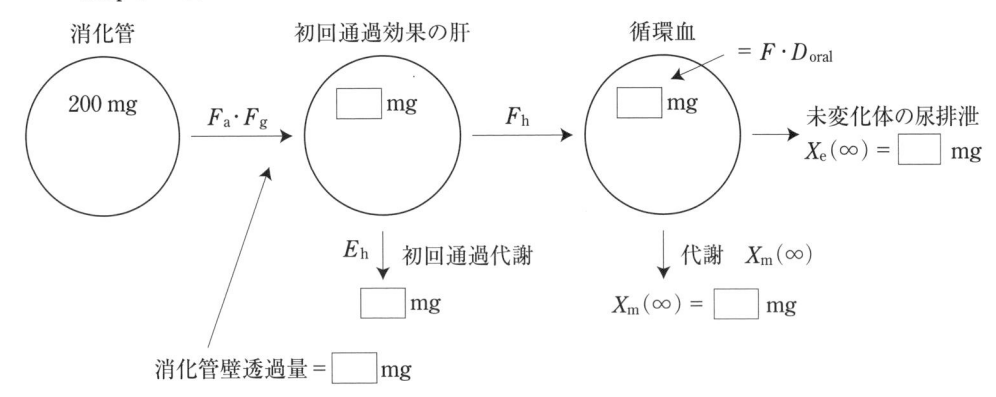

Step 2. $F = \dfrac{AUC_{oral}}{D_{oral}} \cdot \dfrac{D_{iv}}{AUC_{iv}} = $ ☐

Step 3 〜 5.

消化管 (200 mg) $\xrightarrow{F_a \cdot F_g}$ 初回通過効果の肝 (☐ mg) $\xrightarrow{F_h}$ 循環血 (☐ mg) ← $= F \cdot D_{oral}$ → 未変化体の尿排泄 $X_e(\infty) = $ ☐ mg

初回通過効果の肝： $E_h \downarrow$ 初回通過代謝 ☐ mg

循環血： ↓ 代謝 $X_m(\infty)$ $X_m(\infty) = $ ☐ mg

消化管壁透過量 = ☐ mg

ANSWERS AND GUIDE
解答・解説

問 8-1　120 mg

問 8-2　Step 1. 体内薬物量の 20 ％が未変化体として尿中排泄され，80 ％が代謝される．

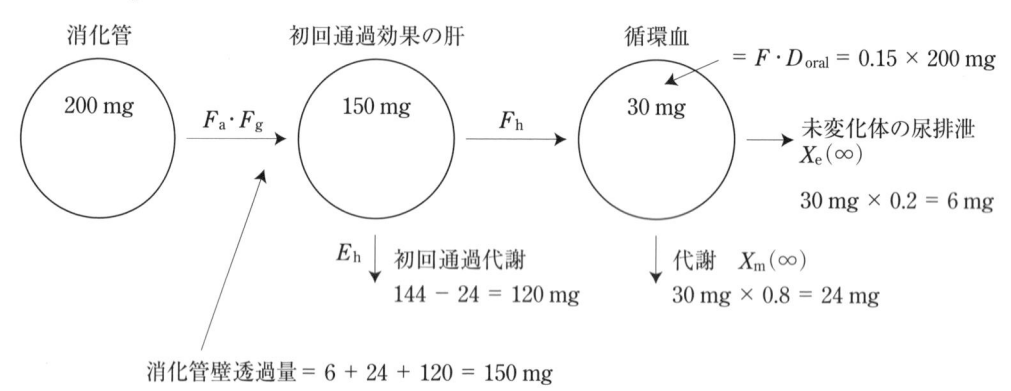

Step 2. $F = \dfrac{AUC_{oral}}{D_{oral}} \cdot \dfrac{D_{iv}}{AUC_{iv}} = 0.15$

Step 3 ～ 5.

```
  消化管          初回通過効果の肝        循環血
                                                    = F · D_oral = 0.15 × 200 mg
  (200 mg) --Fa·Fg--> (150 mg) --Fh--> (30 mg)
                                                    → 未変化体の尿排泄  X_e(∞)
                                                       30 mg × 0.2 = 6 mg

                       E_h ↓ 初回通過代謝            ↓ 代謝  X_m(∞)
                           144 − 24 = 120 mg          30 mg × 0.8 = 24 mg
```

消化管壁透過量 = 6 + 24 + 120 = 150 mg

CHAPTER 9

動態変動

京　子：いろんなことを学んできましたが，今まで学んできたパラメータなどは変化しないのですか？

PK先生：よいところに気がついたね．パラメータは人により異なり，また，年齢や病気によっても変化するのじゃよ．これらのことを理解していないと，せっかく病気を治そうと思って薬を使っても効き方が悪かったり，副作用が出たりするのじゃ．それじゃ，もう少し詳しく見ていこうか．

DIALOGUE

9-1　年齢による変動

PK先生：薬の投与量や投与間隔は，一般に成人を用いて決定されていることが多いのじゃ．だから，年齢により成人とどのような違いが起こるのか知っておくことは重要になるのじゃよ．

京　子：年齢によりどのような違いがあるのか教えて下さい．

PK先生：まず，年齢により呼称が変わるのでそれを表9-1に示そう．

表9-1

呼　称	年　齢
新生児	誕生　〜 1か月
乳　児	1か月 〜 1歳
幼　児	2歳　 〜 5歳
小　児	6歳　 〜 12歳
青年期	12歳　〜 20歳
成　人	20歳　〜 70歳
高齢者	70歳以上

それでは，新生児，乳児，小児における薬物動態の変動について考えてみよう．この時期

は，生理機能が発達するために薬物動態特性が年齢とともに急激に変化をするのじゃ．消化管吸収において新生児では，胃内のpHが高く胃内容物排出速度が遅いため，薬物の吸収速度が成人に比べ低下することが考えられるが，一般的に粘膜透過性は変化しないので吸収量は変化しないと考えられている．

京　子：ということは，消化管からの吸収については成人と同じように考えればよいのですね．しかし，年齢によりいろいろな呼び方があるのですね．

PK先生：つぎは薬物分布じゃ．薬物分布においては，新生児では体内の総水分量が成人よりも多い．ゆえに，水溶性の薬物は同じ血中濃度を維持するために，体重当たりの投与量を減量しながら投与されるのじゃ．血漿タンパク質との結合は，新生児では成人より少ないが，生後2～3か月で成人に近づく．薬物代謝に関しては，新生児では代謝活性が低いが，生後1～2年にかなり高い活性をもつようになるのじゃ．図9-1は，テオフィリンの体重当たりのクリアランスと年齢の関係を示したものじゃ．テオフィリンのクリアランスは肝臓のCYP1A2に依存するのじゃが，新生児では成人の1/5と低いが，3～6か月の乳児で成人とほぼ同じレベルに達し，1～3歳では成人より高くなっておる．

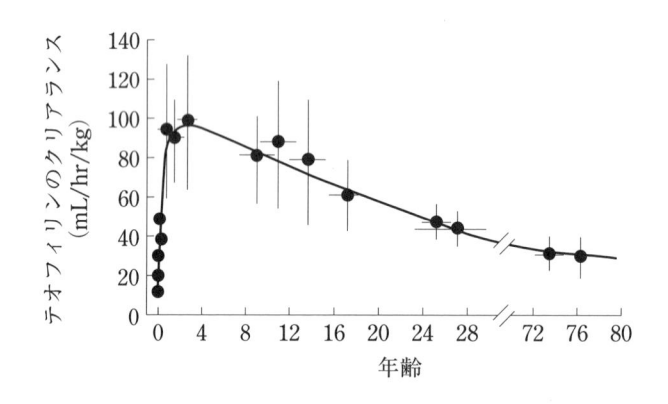

図9-1　テオフィリンのクリアランスと年齢の関係

多くの文献より得た値をプロットし，データは平均値±SDで表示．
（千葉寛，日児誌，**95**：1738（1991））

京　子：テオフィリンのクリアランスは，年齢によって大きく変化するのですね．

PK先生：そのとおりじゃ．同じような現象が，クロルプロマジンやフェノバルビタール，フェニトインでも認められておる．腎機能も新生児では未発達で，生後2年間で機能が成熟するといわれておる．例えば，新生児の糸球体ろ過速度（GFR）は成人の約30％程度である．新生児や幼児で広く使用される抗菌薬の主要排泄経路は腎臓であることから，その投与量には十分の注意を必要とするのじゃ．

京　子：腎排泄型の薬を新生児や幼児に投与する場合は，慎重にしなければならないのですね．

PK先生：どうじゃ，いろいろと変化をするものじゃろ．ちなみに，小児の薬用量を計算する式として

Augsberger 式	小児薬用量 = $\dfrac{年齢}{年齢 + 12} \times 成人量$
Crawford 式	小児薬用量 = $\dfrac{小児の体表面積 (m^2)}{成人の体表面積 (m^2)} \times 成人量$

体表面積 (m^2) = 体重 $(kg)^{0.425}$ × 身長 $(cm)^{0.725}$ × 71.84

または

log 体表面積 (cm^2) = 0.425 × log 体重 (kg) + 0.725 × log 身長 (cm) + 1.8564 × 71.84

がある.

京　　子：子供でもいろいろと変化をするのですね．それでは，最近いろいろと話題になっている高齢者ではどのような変化が起こるのですか．

PK 先生：高齢者においては，いろいろな臓器の機能が低下し，その結果さまざまなパラメータが成人に比べ減少する．また，このような変化は個人により大きく異なるのじゃよ．

京　　子：それでは，高齢者の患者さんに薬を投与するのは慎重に行わなければならないですね．

PK 先生：そのとおりじゃ．それでは，もう少し詳しく考えていこうか．まず，吸収に関しては，胃酸の分泌機能の低下による胃内 pH の上昇，腸管血流量の低下，消化管の運動性の低下が知られておる．これらのことから，高齢者においては消化管からの薬物の吸収が変化することが予想されるが，受動拡散で吸収される薬物においては大きな吸収量の変化は認められていない．ただし，難溶解性で塩基性薬物の場合，高い pH で溶出性が低下し，吸収量が低下することもある．

京　　子：それでは，薬物分布では高齢者にどのような変化が起こるのですか．

PK 先生：薬物分布では，老化により体脂肪率が増加することから脂溶性薬物の分布容積が増大し，血中濃度の低下と血中濃度の半減期の延長が認められる．一方，体の総水分量や細胞外液量が減少することから水溶性薬物の分布容積が低下し，血中濃度の上昇が認められる．また，血漿アルブミン値が減少し，タンパク結合の高い薬物では血漿中での遊離形薬物が増大し，それにともない組織への薬物の分布が増加する傾向にある．

京　　子：脂溶性薬物では分布容積が大きくなり，水溶性薬物では逆に小さくなるのですか．

PK 先生：そのとおりじゃ．肝代謝においては，肝血流量が低下することから肝クリアランスが肝血流量に依存するプロプラノロールやリドカインの肝クリアランスは減少する．また，肝代謝酵素活性，特に CYP1A2, CYP2C19, CYP3A4 の含量が低下することから，これらの代謝酵素により代謝される薬物の肝クリアランスが低下し，半減期が長くなるのじゃ．

京　　子：半減期が長くなるということは，それだけ薬物が長く体内に存在し，薬理作用も長く続くわけですよね．

PK 先生：一般的にはそうじゃな．腎排泄では，腎血流量が減少することや糸球体ろ過能そのものが

低下することから糸球体ろ過速度が減少する．そのため糸球体ろ過により主に排泄される薬物（アミノグリコシド系抗生物質やジゴキシンなど）の血中濃度の半減期は長くなる．また，高齢者では尿細管分泌機能の低下も起こり，尿細管分泌によっては排泄される薬物の血中濃度の半減期は長くなる．一方，血漿アルブミン値の減少により，タンパク結合の高い薬物では血漿中での遊離形薬物が増大することから糸球体でのろ過が増加し，血中濃度の半減期は短くなる．

DIALOGUE
9-2 疾病による変動

PK先生：それではつぎに疾病によりパラメータがどのように変化するのか考えてみよう．

京　子：疾病にはいろいろありますが，それらすべてについて考えるのですか．

PK先生：すべての疾病について考えるのは大変じゃ．薬物の体内動態に大きく影響する因子として，肝臓における変化（肝血流量や薬物代謝酵素活性の変化）と腎臓における変化（腎血流量や尿細管分泌能の変化），さらには血漿における薬物のタンパク結合の変化があげられる．疾病時にはこれらの因子が複雑に変化していることが考えられる．そこで，疾病時における薬物の体内動態を考える場合には，これらの因子がどのように変化しているか，用いる薬物がどのような性質をもっているのかを正確に判断する必要があるのじゃ．

京　子：いろいろなことを考えて判断する必要があるのですね．

PK先生：そのとおりじゃ．まず肝疾患について考えてみよう．肝疾患の中でも急性の肝疾患では肝代謝能や肝血流量が大きく変化しないことから，薬物の体内動態が大きく変化することは考えられない．一方，肝硬変を伴う慢性の肝疾患ではこれらが大きく変化をする．薬物の肝クリアランスはその肝抽出率やタンパク結合率の大きさにより，① 肝血流量依存性，② 肝固有クリアランス依存性（肝代謝律速型）・タンパク結合感受性，③ 肝固有クリアランス依存性・タンパク結合非感受性に分類される（p.94 参照）．これらをまとめると表9-2のようになる．

表9-2

	① 肝血流量依存性	肝固有クリアランス依存型（肝代謝律速型）	
		② タンパク結合感受性	③ タンパク結合非感受性
肝クリアランスの変動要因	肝血流量	代謝酵素活性 血漿タンパク結合率	代謝酵素活性
肝抽出率（E_h）	$E_h > 0.7$	$E_h < 0.3$	
薬　物	リドカイン プロプラノロール モルヒネ	トルブタミド フェニトイン ワルファリン	アンチピリン テオフィリン ヘキソバルビタール

京　子：肝血流量に依存するグループと依存しないグループに分かれるのですね．依存しないグル

ープは，タンパク結合率の大きさによりさらに2つのグループに分かれるのですか．

PK 先生：そのとおりじゃ．慢性肝疾患では肝血流量が減少することから，①の肝抽出率（肝初回通過効果）の大きいプロプラノロールやリドカインの肝クリアランスは，肝血流量の減少に伴い減少する．しかし，②や③に分類される薬物は肝血流量の影響を受けない．

京　子：それでは，②や③に分類される薬物は慢性肝疾患で影響を受けないのですか．

PK 先生：いやいや，慢性肝疾患では血漿中のアルブミンや $α_1$-酸性糖タンパク質が減少することから，これらとの結合が高い薬物では血漿中の遊離形薬物濃度が増加すると考えられる．また，慢性肝疾患では肝代謝機能の低下により肝固有クリアランスが低下をするのじゃ．理論的には③に分類される薬物では，肝固有クリアランスの低下により肝クリアランスは低下する．また②に分類される薬物では，遊離形薬物濃度が増加することから肝クリアランスに対しては増加方向に寄与するが，肝固有クリアランスの低下は減少方向に寄与する．実際，②の薬物に分類されるクロフィブラートの消失半減期やクリアランスは健常人とほとんど変わらないことが知られておる．

京　子：肝疾患では，用いる薬物が肝血流量依存性なのか，肝固有クリアランス依存性・タンパク結合感受性なのか，肝固有クリアランス依存性・タンパク結合非感受性なのかを判断して考えていくのですね．

PK 先生：そのとおりじゃ．つぎは腎疾患について考えてみよう．腎疾患も多くの薬物の体内動態に影響を及ぼすことが知られているが，特に腎臓から主として未変化体として排泄される薬物の腎クリアランスは減少する．薬物の腎クリアランスは次式で示される．

$$腎クリアランス = (GFR \cdot f_p + 分泌クリアランス) \times (1 - 再吸収率)$$
f_p：血漿タンパク非結合型の割合

GFR は腎血流量により変化することから，腎疾患において腎血流量が減少すると GFR（クレアチニンクリアランス）も減少し，腎クリアランスが低下する．

京　子：腎臓から主として未変化体として排泄される薬物が主に影響を受けるのですね．

PK 先生：実際に主として未変化体のまま尿排泄される水溶性の薬物の血漿クリアランスの低下や消失半減期の増加は，クレアチニンクリアランスの減少と相関している．また腎疾患では，血漿アルブミン量の低下や体内の種々代謝物の尿排泄の低下により，血漿タンパク非結合形の割合（f_p）が増加する．一般に酸性薬物のタンパク結合率はかなり低下するが，塩基性薬物では血漿中の $α_1$-酸性糖タンパク質が腎疾患で増加しその結合量は増えるので，全体としてはタンパク結合率は変化しないか，低下してもきわめて軽度である．分泌のクリアランスも腎疾患により減少することが知られている．このように腎疾患では腎排泄型の薬物の腎クリアランスが低下し，血中濃度の半減期が延長する．

京　子：腎疾患では，クレアチニンクリアランスや血漿タンパク結合の変化などを注意すればよいのですね．

PK 先生：そのとおりじゃ．それでは，最後に循環器疾患について考えてみよう．循環器疾患にもいろいろあるが，心不全について考えてみよう．心不全時には心拍出量が減少することから，いろいろな臓器の血流量が減少する．前に話したように，肝クリアランスが肝血流量依存性の薬物では肝クリアランスが減少する．腎血流量も減少するので GFR も低下し，主として腎より未変化体として排泄される薬物の腎クリアランスも減少する．また，心不全時には肝臓の血流うっ帯や栄養物の供給不全などにより，肝臓の肝固有クリアランスが低下傾向を示す．

京　子：疾病によりいろいろと考え方を変えないといけないのでね．

PK 先生：そのとおりじゃ．最後に疾病ではないが，薬物動態の変動要因として遺伝的な問題と妊娠時の変動について考えてみよう．遺伝的な問題は主に代謝酵素の変動による．遺伝子多型が報告されている CYP の分子種としては CYP2C9，CYP2C19，CYP2D6 がある．これらの CYP により代謝される薬物においては，代謝が遅い poor metabolizer 群では，代謝が速い extensive metabolizer 群に比較して消失が遅くなるから注意が必要なのじゃ．妊娠時には，血漿アルブミンの低下や血流量の増大がみられる．血漿アルブミンの低下は，血漿タンパク結合率の低下につながる．また，血流量の増加は腎血漿流量の増加につながり，GFR が上昇する．肝血流量も増大するが，妊娠時における肝薬物代謝酵素の変動についてはあまりよく調べられていないのが現状じゃ．

練習問題

問9-1 高齢者に対する薬物投与に関する記述の正誤について，正しい組合せはどれか．

a．腎機能が低下しているので，腎排泄型薬物は副作用の発現に注意が必要である．
b．体内水分量が減少しているので，利尿薬を用いる場合は注意が必要である．
c．体液量ならびに体組織量が減少し，相対的に血中薬物濃度が低下しているので，作用発現には注意が必要である．
d．血漿中アルブミン濃度が低下しているので，血漿アルブミンと結合する薬物を用いる時には注意が必要である．
e．胃液分泌機能の亢進や，消化管運動の低下が起こるので，薬物を経口投与する時には注意が必要である．

	a	b	c	d	e
1	正	正	誤	正	誤
2	正	誤	正	誤	正
3	誤	正	誤	正	誤
4	正	正	正	誤	誤
5	誤	誤	正	誤	正

（91回国試　問158）

問9-2 薬物の体内動態の変動要因に関する記述のうち，正しいものの組合せはどれか．

a．テオフィリンの体重当たりの全身クリアランスは，成人に比較して，小児では高く，高齢者では低い．
b．脂肪肝症状を示す患者の薬物代謝能は，肝硬変患者の薬物代謝能よりも低い．
c．イソニアジドのアセチル化代謝反応には遺伝的多型があり，日本人では白人に比べ，アセチル化能が低い人の割合が多い．
d．シトクロムP450（CYP）の分子種CYP2D6には遺伝子多型が存在するので，poor metabolizer群ではextensive metabolizer群に比較して，ノルトリプチリンの消失が遅い．

1．（a，b）　2．（a，d）　3．（b，c）　4．（b，d）　5．（c，d）

（91回国試　問159）

問9-3 病態時の薬物体内動態に関する記述の正誤について，正しい組合せはどれか．

a．トルブタミドは，肝固有クリアランスが小さいため，肝血流量が低下すると，全身クリアランスが低下しやすい．
b．うっ血性不全の患者では，健常人に比べ心拍出量が減少するために，リドカインの全身クリアランスは低下しやすい．

	a	b	c
1	誤	正	誤
2	正	誤	正
3	正	誤	誤
4	誤	誤	誤
5	誤	正	正
6	誤	誤	正

c．プロカインアミドは，腎臓からの未変化体の排泄率が小さいために，腎障害時には消失半減期が短くなりやすい．

(91回国試　問160)

問 9-4　病態時における薬物動態に関する記述のうち，正しいものの組合せはどれか．
a．非代償性肝硬変では，血漿アルブミン量の低下により，血漿中薬物の非結合形の割合が増加する．
b．心筋梗塞では，血漿 α_1-酸性糖タンパク質量の増加により，血漿中塩基性薬物の非結合形の割合が低下する．
c．呼吸不全では，動脈血の酸素分圧の低下により，肝シトクロム P450 による薬物代謝活性が増大する．
d．腎不全では，糸球体ろ過速度の低下により，クレアチニンクリアランスと全身クリアランスが等しい腎排泄型薬物の生物学的半減期は減少する．

1. (a, b)　　2. (a, d)　　3. (b, c)　　4. (b, d)　　5. (c, d)

(89回国試　問161改変)

問 9-5　薬物の体内動態とその変動要因に関する記述のうち，正しいものの組合せはどれか．
a．クレアチニンクリアランスが基準値より大幅に低下している患者に，アミノグリコシド系抗菌薬を投与する場合，投与量を減量する必要がある．
b．オメプラゾールの代謝の個体差には，CYP2C19 の遺伝的多型が関係している．
c．幼児期・小児期における薬物の代謝は，新生児期・乳児期よりも遅い．
d．腎機能が正常な妊婦では，非妊婦に比べて薬物の腎排泄は速やかであり，妊娠後半期では，循環血流量の増加によりリチウムの血中濃度は低くなる．
e．肝硬変では，組織の繊維化が進行するため，薬物の肝固有クリアランス，血漿タンパク結合率の低下がみられるが，肝血流量は影響を受けない．

1 (a, b, c)　　2 (a, b, d)　　3 (a, c, e)　　4 (b, d, e)　　5 (c, d, e)

(88回国試　問214)

ANSWERS AND GUIDE
解答・解説

問9-1 a．正　高齢者においては腎機能や腎血流量が低下しているので，薬物，特に腎排泄型薬物の尿中排泄が低下する．その結果，体内からの薬物の消失が遅くなり，副作用の発現頻度が高くなる．

b．正　高齢者では体内水分量が減少しているので，利尿薬を用い体内の水分をさらに排泄させると，脱水症状を起こしやすくなるので注意が必要である．

c．誤　高齢者では体内水分量が減少，体液量や体組織量の減少，体脂肪率の増加が認められる．水溶性薬物では，体内水分量が減少することから分布容積が減少し，血中薬物濃度が上昇する．脂溶性薬物では，体脂肪率の増加から分布容積が増加し，血中薬物濃度が低下する．

d．正　高齢者では血漿アルブミン濃度が低下しているので，アルブミンとの結合能が高い薬物では薬効が強く現れることがあるので注意が必要である．

e．誤　高齢者では胃酸分泌機能の低下や消化管運動の低下が起こることにより，胃内pHが上昇し，消化管からの吸収速度にも影響する．

解答：1

問9-2 a．正　本文の図9-1にも示したようにテオフィリンの全身クリアランスは，生後急激に増加し，1〜3歳で最大となり，その後減少していく．

b．誤　脂肪肝ならびに肝硬変の患者ともに薬物代謝能は正常人に比べ低下しているが，その低下は肝硬変患者で顕著である．

c．誤　イソニアジドやプロカインアミドなどのアセチル化反応を触媒するN-アセチル転移酵素には，遺伝子多型が存在し，代謝能の低い人は日本人で10％，白人で50％である．

d．正　CYPの分子種ではCYP2C9，CYP2C19，CYP2D6に遺伝子多型が存在する．三環系抗うつ薬であるノルトリプチリンはCYP2D6で代謝されることから，代謝が遅いpoor metabolizer群では代謝が速いextensive metabolizer群に比較して消失が遅くなる．

解答：2

問9-3 a．誤　トルブタミドは肝固有クリアランス依存性薬物に分類され，血漿タンパク質との結合率は高いことからタンパク結合依存性である．したがって，トルブタミドの全身クリアランスは肝血流量の影響を受けない．

b．正　リドカインは肝血流量依存性薬物に分類されることから，心拍出量の低下により肝血流量が減少すると，肝クリアランスも低下し全身クリアランスも低下する．

c．誤　プロカインアミドは50〜70％が未変化体で尿中に排泄される．したがっ

て，腎障害時には尿中排泄が低下し消失半減期が長くなる．

問9-4　a．正　肝硬変には代償性肝硬変と非代償性肝硬変がある．代償性肝硬変では正常肝細胞が残っていることからこれらの細胞が肝機能を行うが，非代償性肝硬変では正常肝細胞がほとんどない状態である．この非代償性肝硬変では血漿アルブミン量が低下しており，非結合形薬物の割合が増加する．
　　　　b．正　心筋梗塞では血漿中 α_1-酸性糖タンパク質量が増加する．塩基性薬物はこの α_1-酸性糖タンパク質と結合することから，血漿中非結合形の割合が低下する．
　　　　c．誤　呼吸不全では動脈血の酸素分圧が低下する．肝シトクロム P450 による酸化反応は好気的な状態で起こることから，酸素不足により薬物代謝活性が減少する．
　　　　d．誤　クレアチニンは糸球体ろ過のみによって排泄される．よって，クレアチニンクリアランスは糸球体ろ過速度にほぼ等しい．クレアチニンクリアランスと全身クリアランスが等しい薬物は，糸球体ろ過により消失する薬物である．したがって，腎不全により糸球体ろ過速度が低下すると，薬物の生物学的半減期は増加する．
　　　　解答：1

問9-5　a．正　クレアチニンクリアランスは糸球体ろ過速度にほぼ等しい．この値が基準値より大幅に低下している患者は，糸球体ろ過速度が低下していることになる．アミノグリコシド系抗菌薬は主に糸球体ろ過による腎排泄により体内から消失することから，クレアチニンクリアランスが低下している患者には投与量を減量する必要がある．
　　　　b．正　薬物代謝酵素における遺伝子多型は，薬物代謝における個体差を生じる原因となっている．遺伝子多型が存在する CYP として CYP2C9，CYP2C19，CYP2D6 が知られている．オメプラゾールは CYP2C19 により代謝される．
　　　　c．誤　新生児・乳児の体重当たりの肝重量は成人に比べ大きいが，臓器が未発達であるため代謝酵素活性は低いことから，肝臓の代謝能力は成人に比べ低い．一方，幼児・小児では体重当たりの肝重量は成人に比べ大きく，代謝酵素活性は成人とほぼ同じレベルであることから，肝臓の代謝能力は成人に比べ高い．
　　　　d．正　妊娠時には循環血流量が増加し，腎血流量や肝血流量が増加する．リチウムはほとんど尿中排泄により体内から消失するため，妊娠時には腎クリアランスが増加し血中濃度は低くなる．
　　　　e．誤　肝硬変では，組織の繊維化が進行し，肝代謝酵素活性，肝血流量や血漿中アルブミン量の低下が起こる．その結果，肝消失型薬物の全身クリアランスが低下する．
　　　　解答：2

KEY WORD
キーワード

動態変動	疾病による変動	肝疾患
年齢による変動	肝クリアランス	腎疾患
Augsberger 式	腎クリアランス	
Crawford 式	クレアチニンクリアランス	

CHAPTER 10

非線形薬物動態

DIALOGUE

10-1 消失過程の飽和

鯛　　子：銚子から来ました金目鯛子です，またお世話になります．

PK 先生：おお鯛子君か，久しぶりじゃな．ここでは，非線形薬物動態について学ぶのじゃよ．

鯛　　子：非線形ですか？

PK 先生：そうじゃよ．薬物動態には線形モデルと非線形モデルがあるのじゃよ．線形モデルというのは，薬物の体内動態が投与量に依存しないモデルで，低投与量の場合も高投与量の場合も，薬物動態のパラメータである生物学的半減期（$t_{1/2}$），全身クリアランス，代謝率や排泄率などが一定で，血中濃度が投与量に比例して増加する場合じゃな．つまりじゃな，薬物の消失過程が投与量に関係なく一次速度式に従うため，急速静注の 1-コンパートメントモデルの場合，投与量を増加させても，時間に対して血中濃度を対数変換して片対数プロットすると，図 10-1 の A に示したように傾きが同じ直線になるのじゃよ．後で，詳しいことを説明するのじゃが，例えば投与量と AUC の関係が原点を通る直線で表されるとき，線形性があるといえるのじゃよ（図 10-7）．

鯛　　子：線形モデルについてはわかりましたが，非線形モデルというのはどういうモデルですか．

PK 先生：非線形というのはじゃな，簡単にいうと血漿中濃度が投与量に比例しない薬物の場合に見られるのじゃよ．この場合は，図 10-1 の B に示したように，投与量増加に伴い体内からの消失半減期が増大し，直線性を失うので非線形薬物動態というのじゃよ．また，このように投与量に依存して線形から非線形に移行することから，投与量依存性薬物動態とも呼ばれているのじゃよ．

鯛　　子：非線形モデルに当てはまるのはどのような場合ですか．

PK 先生：それはじゃな，例えば薬物動態において，薬物代謝酵素による代謝過程の関与が大きい場

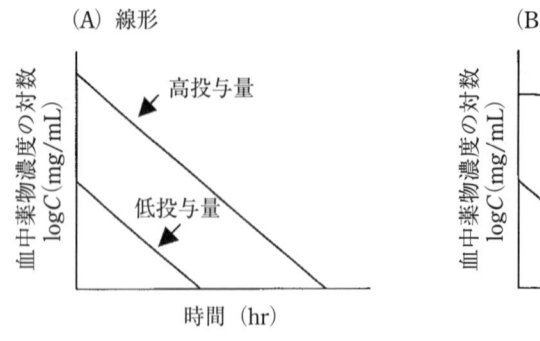

第10章　非線形薬物動態

図10-1　線形および非線形血漿中濃度推移

　合は，酵素の固有の性質として，基質濃度の増加に伴って酵素反応速度に飽和が見られるのじゃ．つまりじゃな，酵素の触媒能には限界があるため，酵素の基質となる薬物の濃度が限界を超えると，反応速度が頭打ちになる現象があるのじゃよ．ほかにも腎における排泄過程に飽和がある場合や薬物トランスポータが関与する場合も同じような現象が起こるのじゃよ．また，酵素反応ではないのじゃが，血漿中のタンパク結合の飽和が原因となり，非線形となる場合もあるのじゃよ．

鯛　　子：ところで先生，基質って何ですか．

PK先生：基質というのはじゃな，図10-2を見てほしいのじゃ．酵素により代謝される化合物を基質というのじゃが，薬物動態の場合は薬物代謝酵素の働きにより，代謝をうける薬物のことをいうのじゃよ．

鯛　　子：基質についてはよくわかりましたが，酵素反応がどうして頭打ちになるのか，もう少しわかりやすく説明して頂けませんか．

PK先生：そうじゃな，例えば肝臓にある薬物を代謝する酵素が50個あり，酵素1個が代謝できる能力が最大で1分間に1 μmol とするのじゃ．その場合，10 μmol の薬物が肝臓に入ってきても10 μmol/10個の酵素なので1分間で代謝でき，20 μmol，30 μmol と濃度が上昇してもそれぞれ20 μmol/20個，30 μmol/30個の酵素と1分間で代謝できるのじゃよ．また，50 μmol の場合も，50 μmol/50個の酵素で1分間で代謝できるのじゃが，70 μmol になっても，100 μmol になっても1分間で代謝できるのは50 μmol/50個の酵素ということで，酵素の処理速度が一杯になると，それ以上の薬物が肝臓に入ってきても酵素の処理速度は増加しないのじゃよ．この現象を酵素の飽和というのじゃよ．この代謝酵素の飽和に伴い，消失速度定数が変化して非線形になるのじゃよ．このような消失速度の非線形の現象は，薬物の代謝や排泄の過程で起こりうると考えてよいのじゃよ．

鯛　　子：よくわかりました．そうすると，例えば薬物代謝が消失過程に関与している薬物の消失速度はすべて非線形になるのですか．

PK先生：ああ，そこが勘違いしやすいところじゃな．薬物の投与量はすべて同じ訳ではないじゃろ．それから，血漿中タンパクとの結合率が高い薬物の場合は，実際に肝臓に入ってくる

濃度はかなり低いため，代謝過程が飽和になる濃度に達しない場合もあるのじゃよ．

鯛　　子：よくわかりました．そうすると，非線形薬物動態の場合は線形の消失速度式を使えなくなるので，非線形の速度式を考えなければならないのですか．

PK 先生：そのとおりじゃよ．つぎの節でミカエリス-メンテン（Michaelis-Menten）の式を使って非線形薬物動態を説明するので，しっかりと学ぶのじゃよ．

鯛　　子：はい，頑張ります．

DIALOGUE

10-2　ミカエリス-メンテン式

PK 先生：それでは，これからミカエリス-メンテンの式を学ぶのじゃが，薬物代謝酵素の反応速度は，この式に従っているのじゃ．そこで，まず酵素反応速度を学ぶのじゃよ．

鯛　　子：ミカエリス-メンテン式は，名前からして難しそうですね．

PK 先生：これは，この式を考えた科学者の名前なのじゃよ．それほど難しくないので安心するのじゃよ．図10-2 にミカエリス-メンテン式に従う薬物代謝酵素反応の模式図を示しておるが，代謝酵素の反応に伴い基質となる薬物濃度が消失し，生成物である代謝物濃度が増加するのじゃよ．この反応の中で，基質濃度 $[S]$（mol/L）は酵素濃度 $[E]$ よりも高いことを仮定しているので，酵素-基質複合体 $[ES]$ の濃度は，反応の初期（ミリ秒）を除いて一定となるのじゃよ．

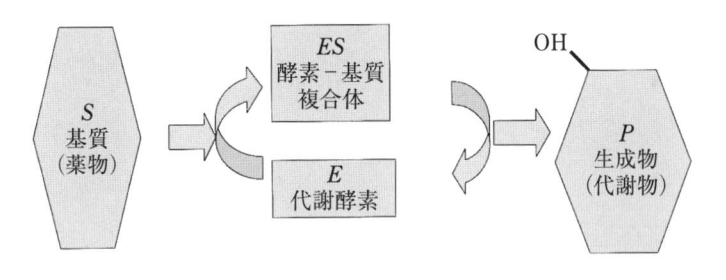

図 10-2　薬物代謝酵素反応の模式図

鯛　　子：ミカエリスさんとメンテンさんは，この関係を式で表したのですか．

PK 先生：正確にいうと違うところもあるが，そういうふうに考えてもよいのじゃな．これを速度定数を入れて考えると，代謝酵素 E は基質薬物である S と酵素-基質複合体（ミカエリス複合体ともいうのじゃ）ES を生じて，この ES は代謝酵素 E と代謝物 P を生成するのじゃよ（式 10-1）．この式の中で E は代謝酵素，S は基質薬物，ES は酵素-基質複合体，P は代謝物（生成物），k_1, k_2, k_{-1} はそれぞれ反応の速度定数を表しているのじゃ．

$$E + S \underset{k_{-1}}{\overset{k_1}{\rightleftharpoons}} ES \xrightarrow{k_2} E + P \tag{10-1}$$

この式を展開するとミカエリス－メンテンの式を導くことができるのじゃが，いろいろな本で式の展開が解説されているので，ここでは式の展開について簡単に説明するので，よく考えてみるのじゃよ．まず反応速度じゃが，反応速度 v は ES 複合体が分解して生成物を作る反応によって決まり，ES 複合体の濃度を用いて表される．

$$v = k_2 [ES] \tag{10-2}$$

この式（10-2）ではじゃな，ES 複合体濃度は実験的に測定するのは困難なため，ES 複合体濃度を他の形で表すのじゃよ．そこで $[E]_T$ を酵素全体の濃度とすると

$$[E]_T = [E] + [ES] \tag{10-3}$$

となり，酵素反応の初速度は ES の濃度が一定となる定常状態での速度である（すなわち ES の生成速度と分解速度が等しい）ため（定常状態仮説）つぎの式が導かれるのじゃよ．

$$k_1 [E]_T [S] - k_1 [ES][S] = (k_{-1} + k_2)[ES] \tag{10-4}$$

この式から $[ES]$ について解くと

$$[ES] = \frac{k_1 [E]_T [S]}{k_{-1} + k_2 + k_1 [S]} \tag{10-5}$$

となるのじゃよ．
この式の中で速度定数をひとまとめにすると（k_1 で分子分母を割ると）

$$[ES] = \frac{[E]_T [S]}{[S] + \dfrac{k_{-1} + k_2}{k_1}} \tag{10-6}$$

となるのじゃ．ここで，K_m を

$$K_m = \frac{k_{-1} + k_2}{k_1} \tag{10-7}$$

とし，これを式（10-6）に代入すると，つぎのようになるのじゃよ．

$$[ES] = \frac{[E]_T [S]}{[S] + K_m} \tag{10-8}$$

$v = k_2 [ES]$ から，

$$v = k_2 [ES] = \frac{k_2 [E]_T [S]}{[S] + K_m} \tag{10-9}$$

となる．
酵素が飽和状態になったとき，すなわち $[ES] = [E]_T$ になったとき v は最大速度（V_{max}）となり，$V_{max} = k_2 [ES] = k_2 [E]_T$ で表されるので，式（10-9）に代入するとつぎのミカエリス－メンテンの式が導かれるのじゃよ．

$$\boxed{v = \frac{V_{max}[S]}{K_m + [S]}} \tag{10-10}$$

鯛　子：ミカエリス－メンテン式を，どのように考えればよいのですか．

PK 先生：まず式（10-7）′にミカエリス定数（K_m）の定義を示しているのじゃが，まずこの意味を考えてみるのじゃよ．

$$K_{\mathrm{m}}(\mathrm{mol/L}) = \frac{[E](\mathrm{mol/L}) \cdot [S](\mathrm{mol/L})}{[ES](\mathrm{mol/L})} = \frac{k_{-1} + k_2}{k_1} \qquad (10\text{-}7)'$$

鯛　　子：はい．でも式（10-7）′の速度定数から考えても少し複雑すぎて意味がわかりにくいですね．

PK 先生：そうじゃな，ここでは $k_2 \ll k_{-1}$ の場合を考えるのじゃ．すなわち，酵素反応を考えた場合，k_2 の速度のほうが k_{-1} よりもはるかに小さい場合が多いので，式（10-11）のように考えるとわかりやすいじゃろ．

$$K_{\mathrm{m}}(\mathrm{mol/L}) = \frac{k_{-1}}{k_1} \qquad (10\text{-}11)$$

鯛　　子：あ，そうですね．これならば，酵素－基質（薬物）複合体の解離定数とほぼ同等と考えてよいのですね．つまり，K_{m} は，酵素と薬物の親和性の程度を表しているのですね．

PK 先生：よくわかったのう，k_2 の速度が小さいと仮定すると，K_{m} 値というのは，式（10-1）の左側だけを考えることになるのじゃよ．

鯛　　子：そうすると K_{m} 値が大きいほうが親和性が高いのですね．

PK 先生：ああ，そこが一番勘違いしやすいところじゃよ．式（10-1）をよく見てごらん，k_1 は酵素－薬物複合体を生成するほうの速度定数で，k_{-1} は酵素－薬物複合体を解離させているじゃろ．だから K_{m} は解離定数とほぼ同等になっているのじゃよ．K_{m} 値が小さいほうが，分母の k_1 は大きくなるので複合体の生成速度が大きくなるため，酵素と薬物の親和性が高いと考えられるのじゃよ．

鯛　　子：わかりました．しっかりと覚えておきます．

PK 先生：いよいよミカエリス－メンテン式じゃな．代謝酵素の反応では式（10-10）がミカエリス－メンテン式となるのじゃよ．ここで，それぞれの単位を考えると，反応速度 $v(\mathrm{mol/min})$，最大反応速度 $V_{\max}(\mathrm{mol/min})$，ミカエリス定数 $K_{\mathrm{m}}(\mathrm{mol/L})$，基質薬物濃度（mol/L）となるのじゃ．この式は大事なので忘れないように覚えておくのじゃよ．

$$\boxed{v(\mathrm{mol/min}) = \frac{V_{\max}(\mathrm{mol/min}) \cdot [S](\mathrm{mol/L})}{K_{\mathrm{m}}(\mathrm{mol/L}) + [S](\mathrm{mol/L})}} \qquad (10\text{-}10)'$$

鯛　　子：わかりました．覚えます．ところで，この式はとても複雑なような気がしますが，理解できるのでしょうか．

PK 先生：この式の分母をよく見るのじゃ．そうすると，K_{m} と薬物濃度 $[S]$ の大小関係で，3つの場合が想定できるのじゃよ．

鯛　　子：式だけだと，考えにくいのですが．

PK 先生：そうじゃな，それでは図 10-3 を見るのじゃよ．これで，わかったかな．

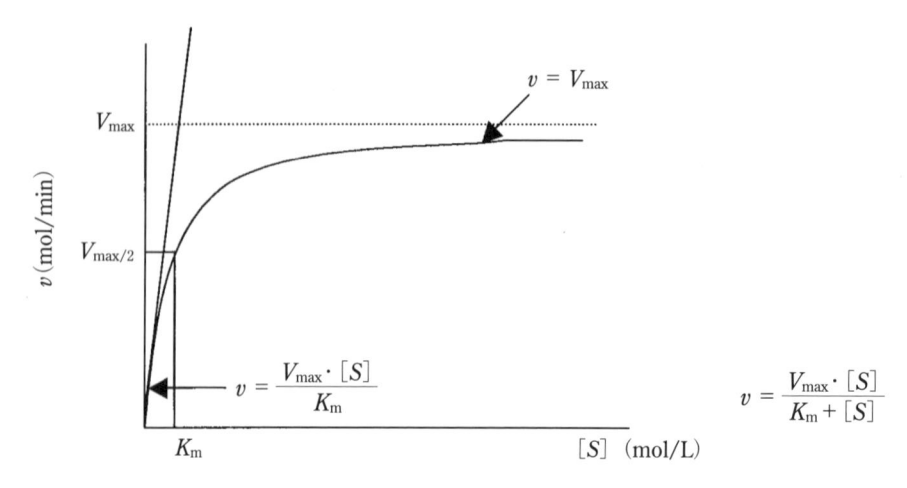

図10-3 ミカエリス-メンテン式に従う薬物代謝酵素の基質薬物濃度 $[S]$ と反応速度 v の関係

鯛　子：はい，わかりました．つまり，$K_m \gg [S]$ の場合，$K_m = [S]$ の場合，$K_m \ll [S]$ の場合ですね．

PK先生：そうじゃよ．よくわかったね．まず，$K_m \gg [S]$ の場合は，分母の $[S]$ が K_m と比較して無視できるくらい小さいと考えることができるので，式（10-10）′はつぎのようになるのじゃよ．

$$v = \frac{V_{\max} \cdot [S]}{K_m + [S]} = \frac{V_{\max} \cdot [S]}{K_m} \tag{10-11}$$

この式（10-11）は，傾きが $V_{\max}/K_m$ の一次式と考えられるのじゃよ．薬物の濃度が K_m 値よりも低い場合に成り立つのじゃよ．

$K_m = [S]$ の場合は，つぎのようになるのじゃよ．

$$v = \frac{V_{\max} \cdot [S]}{K_m + [S]} = \frac{V_{\max} \cdot [S]}{[S] + [S]} = \frac{V_{\max} \cdot [S]}{2 \cdot [S]} = \frac{V_{\max}}{2} \tag{10-12}$$

すなわち，薬物濃度が K_m 値の場合の酵素反応速度は最大速度の半分となるのじゃよ．

最後に $K_m \ll [S]$ の場合は，分母の K_m が $[S]$ と比べて無視できるくらい小さいと考えることができるので，式（10-10）′は，つぎのようになるのじゃよ．

$$v = \frac{V_{\max} \cdot [S]}{K_m + [S]} = \frac{V_{\max} \cdot [S]}{[S]} = V_{\max} \tag{10-13}$$

これは，0次式と考えることができるのじゃ．すなわち，基質濃度が K_m 値よりもかなり高い場合は，酵素反応速度が頭打ちになるのじゃよ．

鯛　子：これが，実際に薬物の消失過程でも起こるのですね．

PK先生：そうじゃよ．それでは，このミカエリス-メンテン式を非線形の薬物動態に応用した場合について考えるのじゃな．

鯛　子：酵素反応速度ではないので，式（10-10）のパラメータは違ってくるのですか．

PK先生：よいところに気が付いたのう．そのとおりじゃな．非線形の消失速度式は，つぎの式

(10-14) のようになるのじゃよ．

$$-\frac{dX}{dt}(\mathrm{mg/hr}) = \frac{V_{\max}(\mathrm{mg/hr}) \cdot C(\mathrm{mg/hr})}{K_\mathrm{m}(\mathrm{mg/hr}) + C(\mathrm{mg/hr})} \tag{10-14}$$

X_0：投与薬物量

X：コンパートメント内の薬物量
C：血中の薬物濃度
Vd：分布容積

$V_{\max}, K_\mathrm{m}$

$$-\frac{dX}{dt} = \frac{V_{\max} \cdot C}{K_\mathrm{m} + C}$$

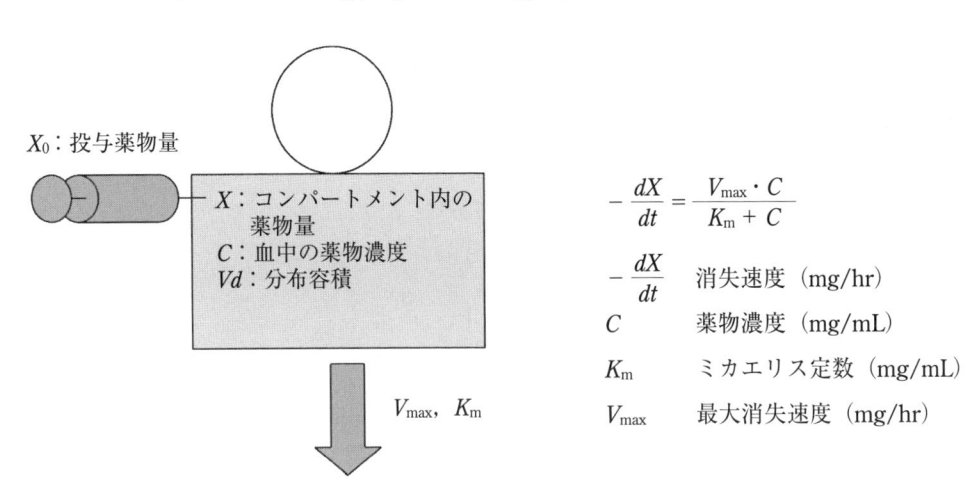

$-\dfrac{dX}{dt}$　消失速度（mg/hr）
C　　　薬物濃度（mg/mL）
K_m　　ミカエリス定数（mg/mL）
$V_{\max}$　　最大消失速度（mg/hr）

図10-4 ミカエリス-メンテン式で消失過程が表される場合の1-コンパートメントモデル

$-\dfrac{dX}{dt} = V_{\max}$　（0次反応）

$-\dfrac{dX}{dt} = \dfrac{V_{\max} \cdot C}{K_\mathrm{m}}$　（一次反応）

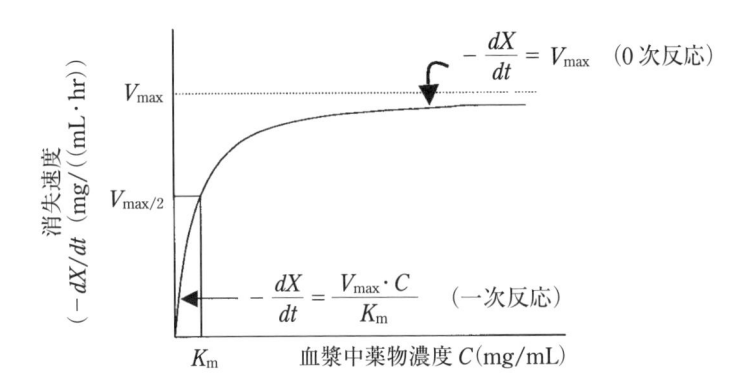

図10-5 ミカエリス-メンテン式に従う消失過程の場合の薬物の消失速度と血漿中濃度

鯛　子：酵素反応速度（v）を薬物の消失速度（dX/dt）と考えれば同じようですね．ただ，基質濃度［S］の代わりに薬物濃度［C］が使われているので，勘違いしないように気を付けなくちゃならないのね．

PK先生：そのとおりじゃよ．ここでは，単位をあわせるために，モル濃度ではなくmg/mLのような血中薬物濃度を使っているが，もちろん酵素反応と同じモル濃度で計算しても問題はないのじゃよ．

PK先生：これをグラフで表すと，図10-5のようになるのじゃよ．

鯛　子：酵素の場合とほとんど同じね．ということは，この場合も分母に着目すれば，3つの場合に分けることができるのね．つまり，$K_\mathrm{m} \gg C$の場合，$K_\mathrm{m} = C$の場合，$K_\mathrm{m} \ll C$の場合ですね．

PK 先生：そのとおりじゃよ．ほとんど同じことの繰り返しになるので省略するが，図を見ながら考えておくのじゃよ．

鯛　子：ところで先生，このような複雑な式から K_m 値や V_{max} 値を求めるのは大変だと思うのですが．

PK 先生：よいところに気が付いたのう．その点についてはつぎの節で説明するのじゃよ．

鯛　子：それでは，つぎが楽しみね．

DIALOGUE

10-3　Lineweaver-Burk プロット

PK 先生：さあそれでは，K_m と V_{max} を求める方法について勉強するのじゃよ．

鯛　子：簡単に求められるのですか．

PK 先生：そうじゃな，考え方を少し変えるだけで簡単になるのじゃよ．式（10-14）を見るのじゃよ．この両辺を逆にしたらどうなるのじゃな．

$$v = -\frac{dX}{dt} = \frac{V_{max} \cdot C}{K_m + C} \tag{10-14}$$

鯛　子：逆にですか．ちょっとやってみます．えーと，できました．あれ，これは傾きが K_m/V_{max} で，$1/v$ 切片が $1/V_{max}$ の一次式になりました．これをグラフにしてみます（図 10-6）．

$$\frac{1}{v} = \frac{1}{-dC/dt} = \frac{K_m + C}{V_{max} \cdot C} = \frac{K_m}{V_{max} \cdot C} + \frac{C}{V_{max} \cdot C} = \frac{K_m}{V_{max}} \cdot \frac{1}{C} + \frac{1}{V_{max}} \tag{10-15}$$

$$\boxed{\frac{1}{v} = \frac{K_m}{V_{max}} \cdot \frac{1}{C} + \frac{1}{V_{max}}} \tag{10-16}$$

PK 先生：よくできたね．この式は覚えておくのじゃよ．ついでに，$1/v$ が 0 の場合の $1/C$ 軸切片について解いてごらん．

鯛　子：えーと，$1/v$ が 0 だから，

$$\frac{K_m}{V_{max}} \cdot \frac{1}{C} = -\frac{1}{V_{max}}$$

になりますね．そうすると，あっ

$$\frac{1}{C} = -\frac{1}{K_m}$$

になりました．つまり $1/C$ 軸切片は $-1/K_m$ になりますね．これで，K_m も V_{max} も簡単に求められました．

PK 先生：この式は，酵素反応速度でも同じように使えるので，しっかりと覚えておくのじゃよ．また，ミカエリス-メンテン式と Lineweaver-Burk プロットはトランスポータを介した吸

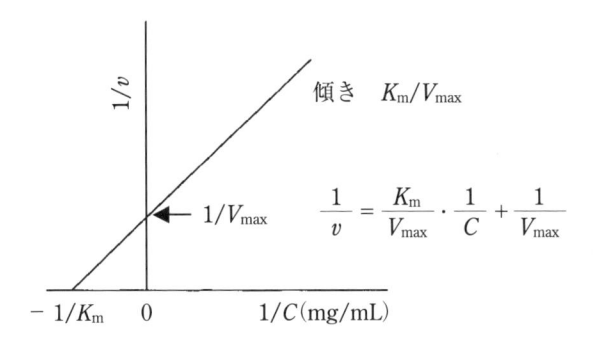

図10-6 Lineweaver–BurkプロットによるK_m値とV_{max}値の求め方

$$\frac{1}{v} = \frac{K_m}{V_{max}} \cdot \frac{1}{C} + \frac{1}{V_{max}}$$

収速度にも使えるので大変便利な式じゃよ．

鯛　子：はい，よく覚えておきます．ところで先生，非線形の場合はAUCや$t_{1/2}$に関しても投与量に従って変化するのですか．

PK先生：よいところに気が付いたのう，これは大事なところじゃよ．それでは，つぎにこれまで説明してきた肝での代謝や腎での排泄過程に飽和がある場合について考えるのじゃよ．

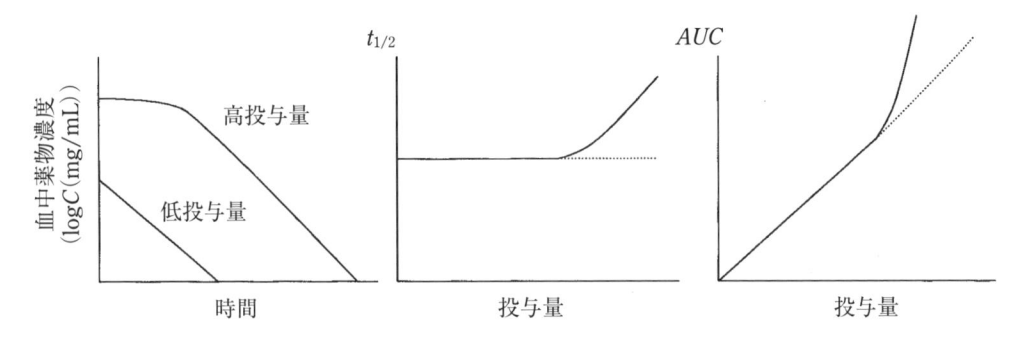

図10-7 非線形の場合の投与量と薬物動態パラメータとの関係

鯛　子：投与量と血中薬物濃度との関係は図10-1と同じね．ところで，消失半減期に関しては消失過程が飽和すれば，$t_{1/2}$は当然長くなるわね．AUCに関しては，投与量が多くなるとクリアランスは低下するので，クリアランスの逆数の関係にあるAUCのグラフの傾きは増加するわね．

PK先生：そのとおりじゃよ．鯛子くんは非線形の薬物動態についてだいぶ理解したようじゃな．

DIALOGUE

10-4　阻害剤の影響と薬物相互作用

PK先生：ところで，今度は酵素の阻害について考えてみるのじゃよ．

鯛　子：これまでの勉強が酵素の阻害にも応用できるのですか．

PK先生：そのとおりじゃよ．ミカエリス−メンテン式とLineweaver–Burk式を使うことで阻害形式がわかるのじゃよ．

$$E + S \underset{k_{-1}}{\overset{k_1}{\rightleftarrows}} ES \xrightarrow{k_2} E + P \quad (10\text{-}1)$$

$$(K_i) \; k_{i1} \updownarrow k_{i-1} \quad\quad (K_i') \; k_{i'1} \updownarrow k_{i'-1}$$

$$EI \quad\quad\quad ESI$$

（酵素に阻害剤Iが結合する図）

$$E + I \underset{k_{i-1}}{\overset{k_{i1}}{\rightleftarrows}} EI \quad (10\text{-}17) \quad\quad ES + I \underset{k_{i'-1}}{\overset{k_{i'1}}{\rightleftarrows}} ESI \quad (10\text{-}18)$$

（E：酵素，I：阻害剤，P：生成物）定常状態で反応が進行

PK先生：式（10-1）と（10-17），（10-18）を見るのじゃよ．式（10-1）は阻害剤がない場合じゃが，式（10-17）では酵素に直接阻害剤が結合し，式（10-18）では阻害剤は酵素−基質（薬物）複合体に阻害剤が結合する場合じゃな．K_m値のほかに，K_i値，K_i'値が新たに加わったのじゃ．K_i値，K_i'値は，解離定数なので，K_mと同様に値が小さいほうが親和性が高いと考えてよいのじゃよ（式10-12，10-13）．

$$K_m = \frac{k_{-1} + k_2}{k_1} = \frac{[E][S]}{[ES]} \quad (10\text{-}2) \quad\quad K_i = \frac{k_{i-1}}{k_{i1}} = \frac{[E][I]}{[EI]} \quad (10\text{-}19)$$

$$K_i' = \frac{k'_{i-1}}{k'_{i1}} = \frac{[ES][I]}{[ESI]} \quad (10\text{-}20)$$

鯛　子：K_mと同じ考えなので，もう間違えないですね．この場合は，ミカエリス−メンテン式とは違うのですか．

PK先生：そうじゃな，ミカエリス−メンテン式をベースにはしているが，異なってくるのじゃよ．途中の式の展開は省略するが，阻害剤が入った場合のミカエリス−メンテン式は最終的に式（10-21）になるのじゃ．

$$v = \frac{V_{max}[S]}{[S]\left(1 + \frac{[I]}{K_i'}\right) + K_m\left(1 + \frac{[I]}{K_i}\right)} \quad (10\text{-}21)$$

鯛　子：この式で阻害剤［I］の濃度が0の場合はミカエリス−メンテン式になるのですね．

PK先生：そのとおりじゃよ．よいところに気が付いたのじゃな．あとはK_i値とK_i'値の大小関係で阻害形式が決まるのじゃよ．

10-4-1 競合阻害

$$E + S \underset{k_{-1}}{\overset{k_1}{\rightleftharpoons}} ES \xrightarrow{k_2} E + P \quad (10\text{-}1)$$
$$+$$
$$(K_i) \; I \quad I \ll K_i' \text{の場合,} ES と I の結合は無視できるくらい小さい$$
$$k_{i1} \updownarrow k_{i-1}$$
$$EI$$

PK 先生：まず競合阻害（competitive inhibition）の場合じゃが，この場合は $[I] \ll K_i'$ なので，酵素－基質(薬物)複合体と阻害剤の結合は無視できるくらい小さいのじゃよ．そのため，式 (10-22) になり，Lineweaver–Burk 式は式 (10-23) になるのじゃよ．この場合，V_{max} は変化しないが，傾きが $1 + [I]/K_i$ 倍増加するのじゃよ（図10-8）．

鯛　子：どうして $[I] \ll K_i'$ だと，酵素－基質(薬物)複合体と結合できないのですか．

PK 先生：それはじゃな，式 (10-21) を見ればわかることじゃよ．

鯛　子：わかりました，K_i が $[I]$ よりも小さく，K_i' が $[I]$ と比較して10倍以上大きい場合，すなわち，$[S](1 + [I]/K_i')$ の $[I]/K_i'$ が1に比べて無視できるくらい小さいと考えることができるのですね．

PK 先生：そのとおりじゃよ．よく理解してきたね．

$$v = \frac{V_{max}[S]}{[S] + K_m\left(1 + \dfrac{[I]}{K_i}\right)} \quad (10\text{-}22) \longrightarrow \quad \frac{1}{v} = \frac{1}{V_{max}} + \frac{K_m}{V_{max}[S]}\left(1 + \frac{[I]}{K_i}\right) \quad (10\text{-}23)$$

PK 先生：つぎは非競合阻害（noncompetitive inhibition）について考えてみるのじゃよ．

10-4-2 非競合阻害

$$E + S \underset{k_{-1}}{\overset{k_1}{\rightleftharpoons}} ES \xrightarrow{k_2} E + P \quad (10\text{-}1)$$
$$+ \qquad\qquad +$$
$$(K_i) \; I \quad (K_i') \; I \quad K_i = K_i'$$
$$k_{i1} \updownarrow k_{i-1} \quad k_i'_1 \updownarrow k_i'_{-1}$$
$$EI \qquad ESI$$

$$v = \frac{V_{max}[S]}{[S]\left(1 + \dfrac{[I]}{K_i}\right) + K_m\left(1 + \dfrac{[I]}{K_i}\right)} \quad (10\text{-}24) \longrightarrow \quad \frac{1}{v} = \frac{1}{V_{max}}\left(1 + \frac{[I]}{K_i}\right) + \frac{K_m}{V_{max}[S]}\left(1 + \frac{[I]}{K_i}\right) \quad (10\text{-}25)$$

PK先生：この場合は，$K_i = K_i'$なので，式（10-25）のLineweaver-Burk式では，傾きK_m/V_{max}と$1/v$切片が同じ係数で増加．$1/[S]$軸は変化しないということになり，図10-8のようになるのじゃよ．

(1) 競合阻害

$1/v$
傾き$(K_m/V_{max}) \cdot \left(1 + \dfrac{[I]}{K_i}\right)$
傾き(K_m/V_{max})
$1/V_{max}$
$-1/K_m$　$-1/K_m'$　0　　　$1/[S]$

(2) 非競合阻害

$1/v$
傾き$(K_m/V_{max}) \cdot \left(1 + \dfrac{[I]}{K_i}\right)$
$(1/V_{max}) \cdot \left(1 + \dfrac{[I]}{K_i}\right)$
傾き(K_m/V_{max})
$1/V_{max}$
$-1/K_m$　　　　0　　　　$1/[S]$

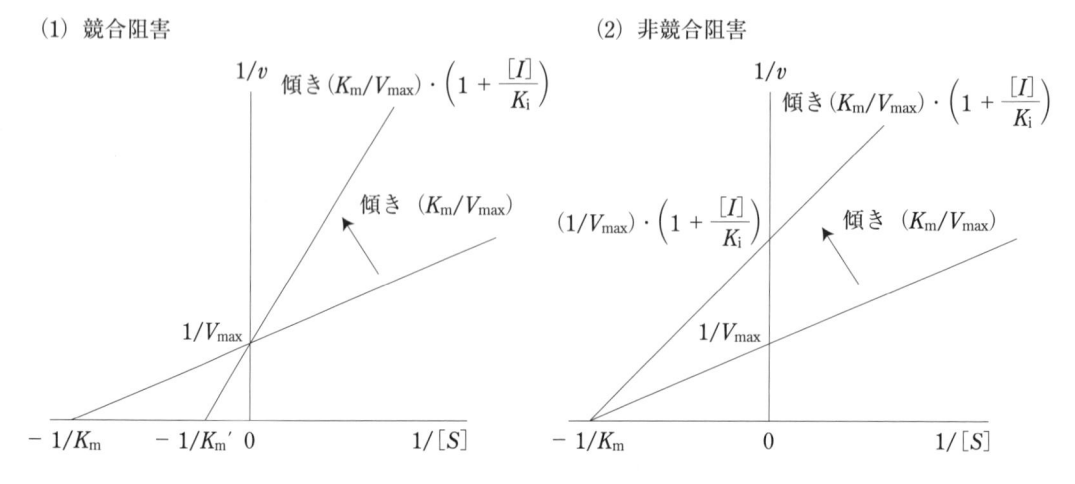

図10-8　競合阻害と非競合阻害の場合のLineweaver-Burkプロット

鯛　子：これ以外の阻害もあるのですか．

PK先生：そうじゃな，競合阻害の逆で$K_i \gg [I]$の場合があるのじゃが，この場合は酵素$[E]$と阻害剤$[I]$の結合が$[ES]$と$[I]$の結合に比べて無視できるほど小さい場合じゃよ．競合ではないということで，不競合阻害（uncompetitive inhibition）という名前が付いておるのじゃよ．

鯛　子：阻害についてはよくわかりました．ところで，先生，このほかにミカエリス－メンテン式を使ったモデルはありますか．

PK先生：そうじゃな，肝臓においてシトクロムP450による代謝反応の場合，肝固有クリアランスをミカエリス－メンテンの速度式を利用して求める方法があるのじゃな．式（10-26）がそれじゃよ．ただし$CL_{int,h}$は肝固有クリアランス，V_{max}は臓器あたりの最大代謝速度，K_mはミカエリス定数，C_uは臓器内での非結合形薬物濃度を表している．$K_m \gg C_u$の場合は，式（10-27）となり線形となる．

$$CL_{int,h} = \frac{V_{max}}{K_m + C_u} \quad (10\text{-}26) \qquad CL_{int,h} = \frac{V_{max}}{K_m} \quad (10\text{-}27)$$

鯛　子：この式（10-27）を用いて薬物相互作用の程度を見積ることはできないのですか．

PK先生：よいところに気が付いたのう．代謝過程における他の薬物との相互作用を，競合阻害を仮定して式（10-28）のように考えることもできるのじゃよ．この場合は，式（10-28）に基づいて考えるのじゃが，$CL_{int,h}$は肝固有クリアランス，K_iは阻害定数，$[I]$は阻害する薬物濃度を表しているのじゃよ．

$$CL_{\text{int,h}} = \frac{V_{\max}}{K_{\text{m}}\left(1 + \dfrac{[I]}{K_{\text{i}}}\right)} \tag{10-28}$$

このほかにも，相互作用を予測する式もあり，つぎに紹介しておくので，よく考えてみるのじゃよ．

鯛　　子：相互作用を予測できれば，臨床現場でも役に立ちそうですね．

PK 先生：そのとおりじゃよ．式（10-29）で，$AUC_{\text{po}}(I)$ は，阻害剤存在時の AUC，AUC_{po} は阻害剤が存在しない場合の AUC で，$CL_{\text{int,h}}(I)$ は阻害剤存在時の肝固有クリアランスを，CL_{int} は阻害剤がない場合の肝固有クリアランスを表しているのじゃよ．そうすると，ヒトの臓器を用いたり，ヒトの薬物代謝酵素を異種細胞に発現させた発現系を用いて，薬物相互作用を起こす薬物の K_{i} を求めると，実際の体内動態を予測することが可能になるのじゃよ．

$$\frac{AUC_{\text{po}}(I)}{AUC_{\text{po}}} = \frac{CL_{\text{int,h}}}{CL_{\text{int,h}}(I)} = \frac{\dfrac{V_{\max}}{K_{\text{m}}}}{\dfrac{V_{\max}}{K_{\text{m}}\left(1 + \dfrac{I}{K_{\text{i}}}\right)}} = \left(1 + \dfrac{I}{K_{\text{i}}}\right) \tag{10-29}$$

鯛　　子：ミカエリス-メンテンの式からいろいろなことができることがよくわかりました．それにしても，このような式が約 100 年も前に考えられたなんて，すばらしいことですね．先生，どうもありがとうございました．

練習問題

問 10-1 ある薬物が単一のシトクロム P450 分子種で代謝されたとき，図に示す関係が得られた．酵素反応のミカエリス定数（mmol/L）と最大代謝速度（μmol/min）を求めなさい．ここで，図中の V（μmol/min）は代謝速度，S（mmol/L）は基質となる薬物濃度とする．

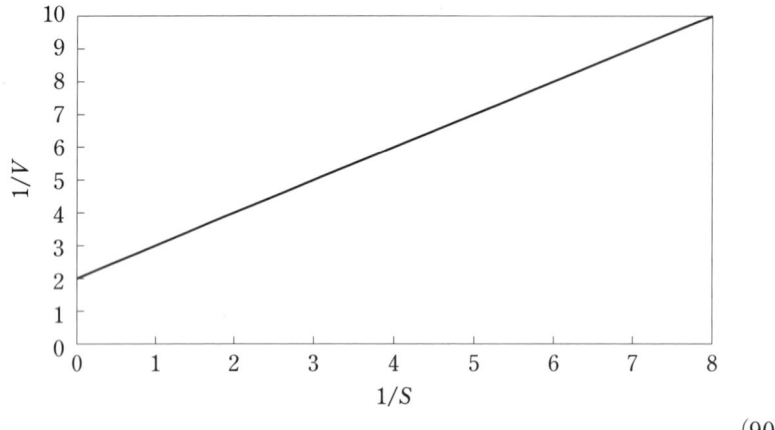

(90 回)

問 10-2 静脈投与後の消失過程が飽和性を示す薬物について，その消失半減期（$t_{1/2}$）と投与量（D）の関係を正しく示すグラフはどれか．

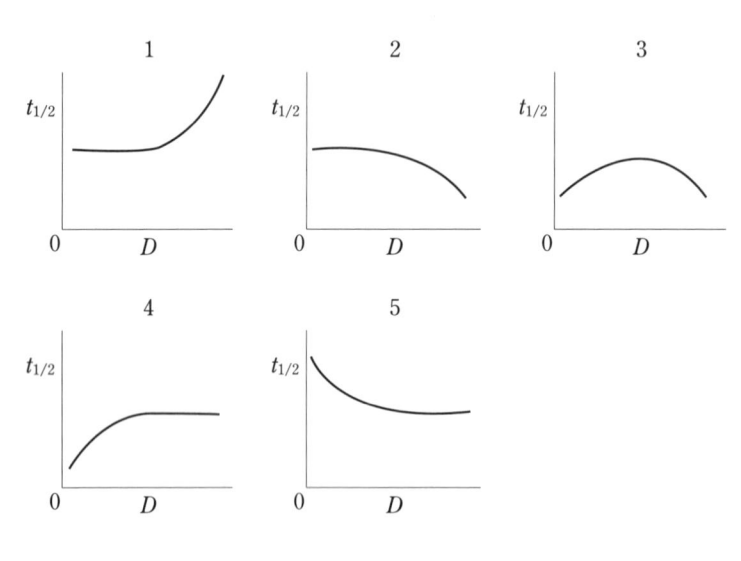

(86 回)

問 10-3 次の図は，薬物の血中濃度（C）と体内からの消失速度の関係を示している．この関係がミカエリス-メンテン式で表現されるならば，血中濃度が 15 μg/mL のときの消失速度（mg/day）を求めなさい．なお V_max を最大消失速度，K_m をミカエリス定数とする．

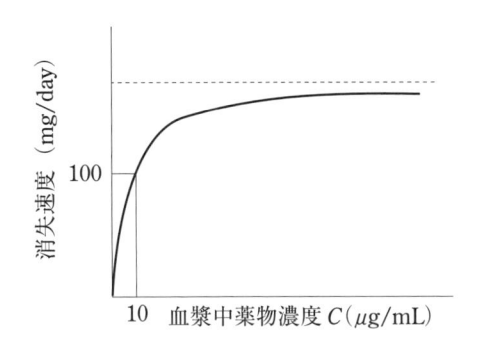

(73 回改変)

問 10-4 体内動態の非線形性に関する記述の正誤について，正しい組合せはどれか．

a．腎排泄が主たる消失経路の薬物について，静脈内投与量を増加したときに血中消失半減期が長くなった．最も可能性の高い原因は，腎尿細管分泌過程の飽和である．ただし，この薬物の腎クリアランスは，低投与量では糸球体ろ過速度より大きい．

b．肝代謝が主たる消失経路の薬物について，静脈内投与量を増加したときに血中消失半減期が短くなった．最も可能性の高い原因は，肝代謝過程の飽和である．ただし，薬物の投与量を増加しても肝血流速度は一定である．

c．肝代謝が主たる消失経路の薬物について，2 倍量の薬物を経口投与したとき，血中濃度−時間曲線下面積（AUC）は 1.5 倍であった．最も可能性の高い原因は，肝代謝過程の飽和である．ただし，この薬物の血漿タンパク結合率は一定である．

	a	b	c
1	正	誤	誤
2	正	正	誤
3	誤	正	誤
4	誤	誤	正
5	誤	正	正

(89 回)

問 10-5 体内からの消失過程がミカエリス-メンテン式で表現できる薬物がある．この薬物を一定の速度で点滴静注したとき，定常状態の血漿中薬物濃度（C_ss）と投与速度（R）の関係は下図のどれか．図の縦軸は C_ss，横軸は R を表す．なお V_max を最大消失速度（単位：薬物量/時間），K_m をミカエリス定数（単位：濃度）とすれば，次式が成立する．

$$R = \frac{V_\mathrm{max} \cdot C_\mathrm{ss}}{K_\mathrm{m} + C_\mathrm{ss}}$$

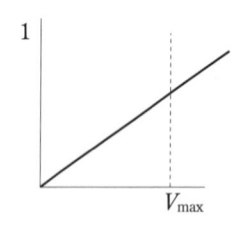

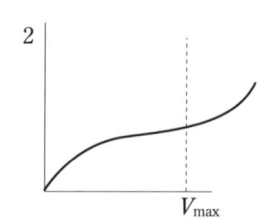

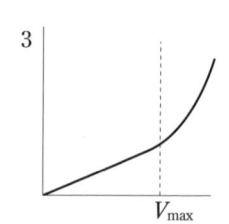

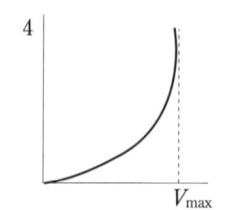

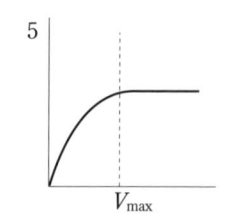

(79 回)

問 10-6 フェニトインの体内動態は，経口投与量を増大すると非線形性を示す．この主たる原因に関する記述の正誤について，正しい組合せはどれか．

a．小腸吸収過程の飽和
b．肝代謝過程の飽和
c．胆汁排泄過程の飽和
d．腎尿細管分泌過程の飽和

	a	b	c	d
1	誤	正	誤	誤
2	正	誤	誤	正
3	誤	誤	誤	正
4	正	誤	正	誤
5	誤	正	正	誤

(87 回)

GET A HINT
鯛子のヒント

問 10-1 鯛子：Lineweaver-Burk プロットの式を思い出せば簡単ね．四角の中を思い出してね．

$$\frac{1}{\boxed{}} = \frac{\boxed{}}{V_{\max}} \cdot \frac{1}{C} + \frac{1}{\boxed{}}$$

問 10-2 鯛子：縦軸を注意してみるとすぐにわかるわ．

問 10-3 鯛子：ミカエリス–メンテンの式さえ覚えていれば簡単ね．

$$V = \frac{\boxed{} \cdot C}{\boxed{} + C}$$

問 10-4 鯛子：腎排泄と肝代謝の中身をしっかりと把握してね．投与濃度と消失半減期や投与濃度と AUC の関係などもヒントになるわね．

問 10-5 鯛子：普段見慣れているグラフと違うので注意してみてね．縦軸が C_{ss} になっているので，横軸が C（薬物濃度）のグラフとの違いを考えればすぐにわかるわね．

問 10-6 鯛子：フェニトインの体内動態をよく理解していれば迷わないわね．

ANSWERS AND GUIDE
解答・解説

問 10-1 グラフより V_{max} は $1/V_{max} = 2$　$V_{max} = 0.5\ \mu mol/min$
K_m は $-1/K_m = -2$ より $K_m = 0.5\ mmol/L$

問 10-2 1
消失過程が飽和すれば消失半減期は長くなる．

問 10-3
$$V = \frac{V_{max} \cdot C}{K_m + C} \qquad V = V_{max}/2\ のとき\ K_m = C$$

$V = (200(mg/day) \times 15(\mu g/mL))/(10(\mu g/mL) + 15(\mu g/mL)) = 120(mg/day)$

問 10-4 1
a．（正）腎クリアランスが糸球体ろ過量よりも大きいので，尿細管での分泌が関与する．ここで投与量を増加すると尿細管での分泌過程が飽和する．
b．（誤）投与量を増加すると消失半減期は長くなる．
c．（誤）投与量を増加すると肝代謝の飽和が起こり，AUC は 2 倍以上に増加する．

問 10-5 4
急速静注などの場合は $-\dfrac{dX}{dt} = \dfrac{V_{max} \cdot C}{K_m + C}$ であるが

点滴静注では定常状態で $-\dfrac{dX}{dt} = \dfrac{V_{max} \cdot C_{ss}}{K_m + C_{ss}} = R_{int}$

通常は C に対して $-dX/dt$ をとるので，下図左の図になるが，この場合は，横軸が R で縦軸が C_{ss} なので下図右のグラフになる．ちょうど線対称のグラフになる．

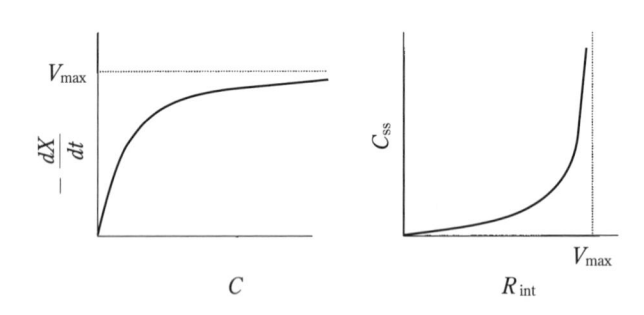

問 10-6 1
フェニトインはほとんど肝の代謝により消失し，有効血中濃度において代謝過程の飽和が起こることが知られている．代謝過程以外での吸収や排泄過程においては非線形性は認められていない．

KEY WORD キーワード

- 非線形薬物動態
- ミカエリス–メンテン式
- V_{max}
- ミカエリス定数（K_m）
- 競合阻害
- 非競合阻害

CHAPTER 11
モデル非依存パラメータ

ねぶ太：津軽から来ました青森ねぶ太です．完全制覇をめざしてがんばります．

PK先生：ねぶ太君，これまで薬物動態の解析にコンパートメントモデルを使って勉強してきたじゃろう．

ねぶ太：はい．

PK先生：これは，モデルを使って，薬物の体内動態を適切に数式化し，解析するので「モデルに依存する解析法」といわれているんじゃよ．第6章で学んだ生理学的モデルもこのように呼ばれるんじゃ．

ねぶ太：ということは先生，もしかして，「モデルに依存しない解析法」というものもあるのですか．

PK先生：そうなんじゃ．モデルを想定しないで，実測データに基づいて解析する方法があって，代表的なものにモーメント解析法というものがあるんじゃよ．言葉も覚えておくんじゃよ．

ねぶ太：はい．それはどのような解析の仕方なのですか？

PK先生：実測データを直接数値積分することによって AUC や MRT を求めるものなんじゃよ．

ねぶ太：AUC はこれまで勉強してきました．でも MRT は，はじめて聞く言葉です．

PK先生：MRT は mean residence time の略で，平均滞留時間と呼ばれておるのじゃ．この値は実測値を忠実に反映し，分布容積やクリアランスと並んで，薬物体内動態を記述するパラメータの1つなんじゃ．例えば，MRT の値が小さければ小さいほど投与された薬物の体内通過が速いということになるのじゃよ．モーメント解析は，モデル化が難しい多コンパートメントを示す薬の解析や放出制御型製剤からの放出・吸収過程の解析に有用なんじゃ．また，最近ではトランスポーターが関与する過程の解析にも応用されているんじゃよ．

ねぶ太：先生，そもそもモーメントとは何なんですか？　なぜ，平均が求まるのですか？

PK先生：ちょっと早いが，ここはコーヒーブレークじゃな．薬物動態から少し離れてモーメントについて考えてみよう．ねぶ太君は青森県から来たのじゃったな．

ねぶ太：はい．

コーヒーブレーク

青森には八甲田山があるじゃろう？ 今ねぶ太君の友達20人が山頂から裾野まで下山するとしよう．友達の中にはそれぞれ運動能力や遊び心に差があって，山頂から裾野に到達する時間はそれぞれで異なることが考えられるじゃろう？ 1時間後，2時間後，……の時点で裾野に到着した人数を数え，下記の表になったとする．

表11-1 20人の学生が八甲田山山頂から裾野まで下山するのにかかった時間の度数分布表

かかる時間（時間）	学生の数	下山途中の学生の数 （山に残っている人数）	裾野に到着した学生の数 （山から抜けた人数）
0	0	20 (20 − 0)	0
0～1	1	19 (20 − 1)	1
1～2	3	16 (20 − 1 − 3)	4 (1 + 3)
2～3	4	12 (20 − 1 − 3 − 4)	8 (1 + 3 + 4)
3～4	5	7 (20 − 1 − 3 − 4 − 5)	13 (1 + 3 + 4 + 5)
4～5	4	3 (20 − 1 − 3 − 4 − 5 − 4)	17 (1 + 3 + 4 + 5 + 4)
5～6	3	0 (20 − 1 − 3 − 4 − 5 − 4 − 3)	20 (1 + 3 + 4 + 5 + 4 + 3)

この実測データから次のように計算をすると，ねぶ太君の友達20人が山頂から裾野まで下山するのにかかる平均時間（期待値）を求めることができるのじゃ．実際に計算をしてみよう．1時間後までに裾野に着いた学生さんが下山するのにかかった時間は0～1時間であるから，その中間点をとって0.5時間とすると，

$$\text{下山にかかる平均時間} = \frac{0.5 \cdot 1 + 1.5 \cdot 3 + 2.5 \cdot 4 + 3.5 \cdot 5 + 4.5 \cdot 4 + 5.5 \cdot 3}{1 + 3 + 4 + 5 + 4 + 3} = 3.35 \text{時間}$$

となる．言い換えると，ねぶ太君の友達が山中にいる（滞留）する時間の平均を表すことになる．この値から，山を通過する学生の動きを大まかに捉えることができるじゃろう．なお，これを一般の式に書き直すと，

$$\text{下山にかかる時間の平均値} = \frac{\Sigma(\text{かかる時間}) \cdot (\text{その時間で下山した人数})}{(\Sigma \text{各時間で下山した人数}) = \text{総人数}} \quad (11\text{-}1)$$

となり，分子と分母が平均値を求めるためのモーメントになるのじゃ．分子，分母を特に非規格化モーメントと呼んでいるのじゃよ．この考え方を薬物の体内動態に導入したのが，薬物動態のモーメント解析なのじゃよ．すなわち，薬物の体内動態を血中濃度の経時変化（モデル依存）として捉えなくても，薬物の体内通過時間，いい換えると薬物の体内の滞留平均時間を求めることにより，薬物の体内での動きを大まかに捉えることができるのじゃ．

つまり，山頂を薬物の投与部位，裾野を排泄部位と考えると八甲田山は体内に相当するのじゃ（図11-1）．山頂からいっぺんに20人が同時に下山をはじめても，いっぺんに20人が裾野に到着してしまうわけではないじゃろう？ 前述したように，裾野に早く到着する人もいれば，遅い人もいる．すなわち，薬物を急速静脈内投与しても，すべての薬物分子が同時に排泄されてしまうわけではなく，速やかに排泄される薬物分子もあれば，長時間体内に滞留する分子も存在するので，体内滞留時間の分布が認められる．それが血中薬物濃度−時間曲線あるいは累積尿中薬物排泄−時間曲線となる．モーメントとはこの分布をもった頻度曲線の特徴を表す統計量となるん

図11-1 モーメントの概念

投与部位(山頂)
入力(山頂にいる学生の数20人＝薬物投与量)

時間 ($t = 0$)

(八甲田山)
体 内

滞留時間(確率過程)

排泄部位(裾野)
出力(下山途中の学生数または裾野に到達した学生数＝薬物の体内残存量(血中濃度)または体内排泄量(尿中排泄量))

下山途中の学生数(体内に残存する薬物量(血中濃度))
各時点で裾野に到達した人の数(累積排泄量)

または

(血中濃度推移) (尿中排泄推移)

(分布関数)

モーメント解析(積率：実測データを直接数値積分する)

AUC(総量), MRT(平均), VRT(分散)を算出

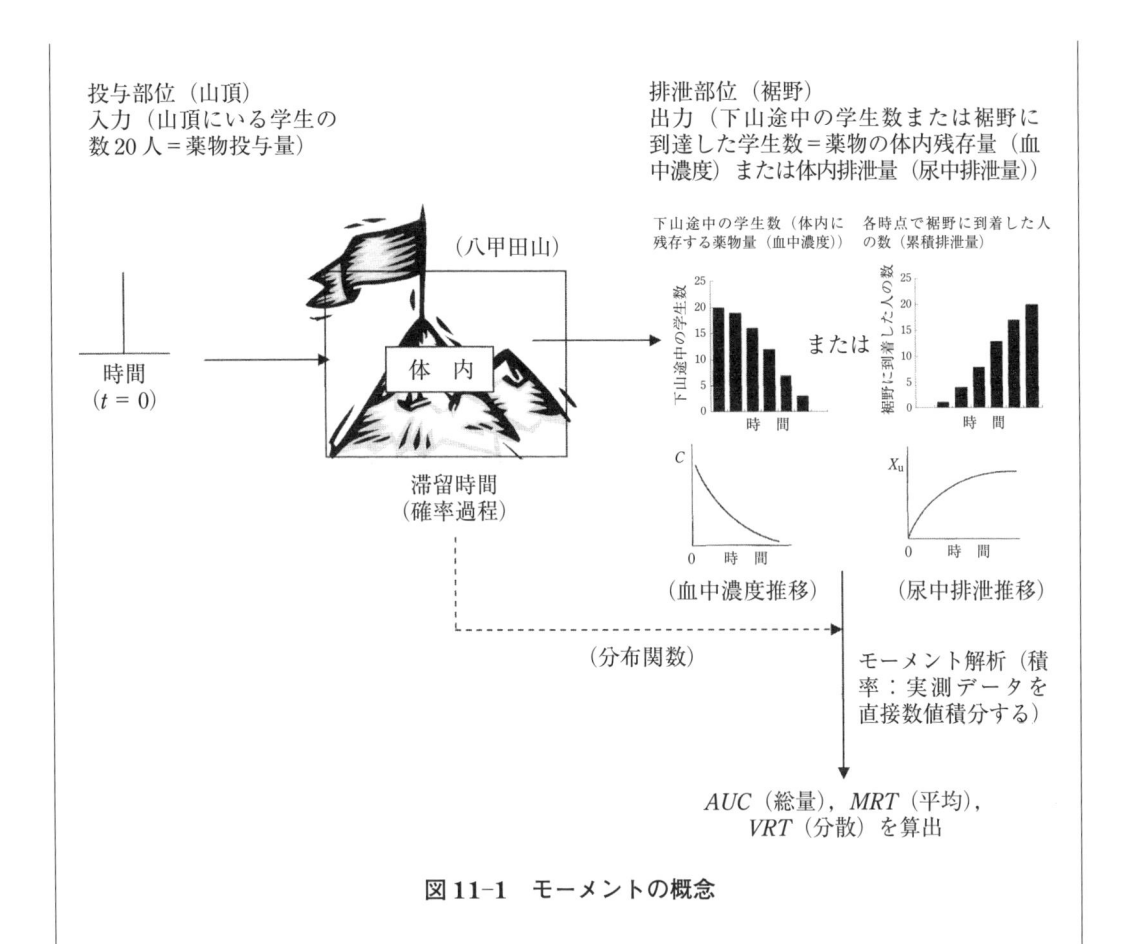

じゃよ．すなわち，先ほどから述べている総量や平均を表すことになるんじゃ．

PK先生：どうじゃな，モーメントの意味がわかったかな．

ねぶ太：はい，おかげさまでよくわかりました．

PK先生：それじゃコーヒーブレークはここまでじゃの．では，まずモデルに依存しない解析法(モデル非依存パラメータ)のうち，血中薬物濃度－時間曲線のモーメント解析を具体的に勉強するとしよう．まず，モーメントは数学的に次式で定義されるのじゃよ．

$$S_n = \int_0^\infty x^n \cdot f(x)\, dx \quad (\text{ただし } n = 0, 1, 2 \cdots\cdots) \tag{11-2}$$

ここで，S_n は非規格化モーメントと呼ばれ，S_n を n 次の非規格化モーメントと呼ぶ．AUC や MRT を算出するとき，たいていの場合，まず最初に0次，1次，2次の非規格化モーメント(S_0, S_1, S_2)を計算するのじゃ．

ねぶ太：よく理解できません．先生，上の式に対して血中薬物濃度 C のモーメントはどのように対応するのですか？

PK先生：よいところに気がついたのう．上の式で，x は t に，$f(x)$ は C に，すなわち t の関数に相当するのじゃ．だから，薬物血中濃度 C に対して，それぞれの非規格化モーメントは次式で計算されるのじゃよ．

$$0次モーメント \quad S_0 = \int_0^\infty t^0 \cdot C dt = \int_0^\infty C dt = AUC \tag{11-3}$$

$$1次モーメント \quad S_1 = \int_0^\infty t^1 \cdot C dt = \int_0^\infty t \cdot C dt = AUMC \tag{11-4}$$

$$2次モーメント \quad S_2 = \int_0^\infty t^2 \cdot C dt \tag{11-5}$$

ここで，$AUMC$ は area under the moment curve の略で，薬物の血中濃度とその時間の積の値を時間ごとにプロットしてできた曲線の下の面積の総和（積分した値）であることを覚えておくのじゃよ（図 11-1 参照．11-1 で詳述するとしよう）．

ねぶ太：もしかして，先生，非コンパートメントパラメータである AUC や MRT は，これらの非規格化モーメントを用いて求めることができるのですか？

PK先生：その通りじゃよ．AUC，MRT は次式で表されるんじゃ．

$$\boxed{m_0 = S_0 = \int_0^\infty C dt = AUC} \tag{11-6}$$

$$\boxed{m_1 = \frac{S_1}{S_0} = \frac{\int_0^\infty t \cdot C dt}{\int_0^\infty C dt} = \frac{AUMC}{AUC} = MRT} \tag{11-7}$$

m_1 は 1 次モーメントで，その期待値（平均値）に相当することから，先にいったように，平均滞留時間と呼ばれるのじゃよ．それでは，実際に AUC，$AUMC$，MRT の求め方を説明していこう．

DIALOGUE
11-1 AUC の算出（台形法）

PK先生：MRT を求めるために算出する AUC あるいは $AUMC$ は t が 0 から ∞ までの数値を積分しなければならないのじゃ．

ねぶ太：でも先生，実際臨床現場では，患者さんから血中濃度が 0 になるまで長時間採血を続けることは不可能のように感じるのですが？

PK先生：鋭いところに気がついたじゃないか．その通りじゃよ．単回投与の場合，理論的に，$t = \infty$ において $C = 0$ となるはずじゃが，実際問題，血中薬物濃度が 0 になるまで長時間採血を続けることは困難であり，患者さんへの負担も大きくなる．そのため，ある時点（t_n）で測定を打ち切ることになるのじゃ．

11-1 AUCの算出（台形法）

(a)

(b)

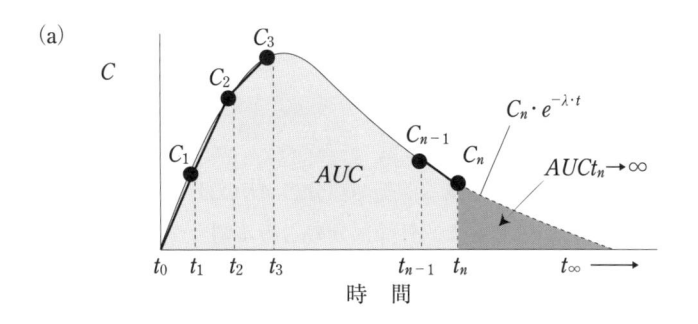

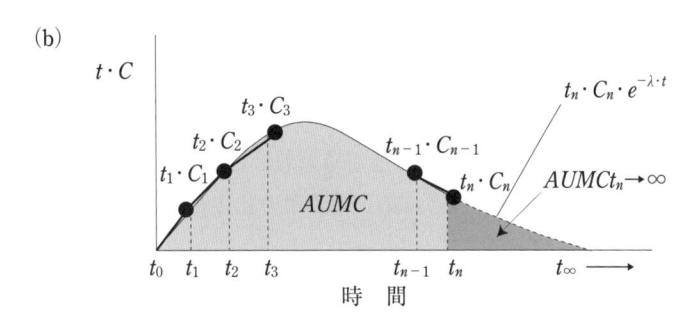

図 11-2　台形公式による AUC および AUMC の求め方

ね ぶ 太：そうすると先生，t_n 以前の面積（$\int_0^{t_n} Cdt$）と経過後の面積（$\int_{t_n}^{\infty} Cdt$）の求め方が違うのですか？

PK先生：そのとおりじゃ．図11-2を見てわかるように，ある時間ごとに台形ができるから台形公式を含む次の式で求めることができるのじゃよ．

$$\int_0^{\infty} Cdt = \int_0^{t_n} Cdt + \int_{t_n}^{\infty} Cdt \tag{11-8}$$

ね ぶ 太：先生，$\int_0^{t_n} Cdt$ は台形公式で求まるのですね，私が計算してみます．えーと……，最後の時点（t_n）の血中濃度の測定値が C_n なので，

$$\int_0^{t_n} Cdt = \frac{(C_0 + C_1) \cdot (t_1 - t_0)}{2} + \frac{(C_2 + C_1) \cdot (t_2 - t_1)}{2} + \cdots\cdots \\ + \frac{(C_n + C_{n-1}) \cdot (t_n - t_{n-1})}{2} \tag{11-9}$$

になります．

PK先生：そうじゃ．ただここで，急速静注の場合は $t = 0$ における C_0 は外挿によって推定し，経口投与のような場合は，$C_0 = 0$ とするのじゃよ．注意しなさい．

ね ぶ 太：はい．でも $\int_{t_n}^{\infty} Cdt$ はどうなるのですか？

PK先生：それは，t_n 以降の部分を外挿によって推定するのじゃ．すなわち，t_n 以降の血中薬物濃度推移は，$C_n \cdot e^{-\lambda t}$ にのってくるものと仮定するのじゃ．だから，次の式で求めることができるのじゃ．

$$\int_{t_n}^{\infty} Cdt = \frac{C_n}{\lambda} \qquad (11\text{-}10)$$

通常，経口投与の場合，$k_a > k_e$ のとき，$e^{-k_a \cdot t} \ll e^{-k_e \cdot t}$ となり，λ は k_e に等しくなるんじゃよ．また，外挿部分に相当する曲線の部分の AUC は，目安として全 AUC の 10％以下に抑えるのが望ましいのじゃよ．外挿部分の占める割合が大きくなればなるほど，モーメント推定値の誤差が大きくなるからじゃよ．

DIALOGUE
11-2 MRT の計算（モーメント法）

ねぶ太：MRT を求めるには，さらに，$AUMC$ を計算しなければならないのですね．でも先生，図 11-2（b）をみると，先ほど求めた AUC の算出の仕方と同じ方法で求めることができるのではないかと思うのですが？

PK 先生：そうじゃ．ただ，縦軸が時間×血中薬物濃度になるだけじゃよ．ねぶ太君，$\int_0^{\infty} t \cdot Cdt$ を求めてみなさい．

ねぶ太：はい．まず，

$$\int_0^{\infty} t \cdot Cdt = \int_0^{t_n} t \cdot Cdt + \int_{t_n}^{\infty} t \cdot Cdt \qquad (11\text{-}11)$$

となるから，0 から t_n までは台形公式で求めます．

$$\int_0^{t_n} t \cdot Cdt = \frac{(t_0 \cdot C_0 + t_1 \cdot C_1) \cdot (t_1 - t_0)}{2} + \frac{(t_2 \cdot C_2 + t_1 \cdot C_1) \cdot (t_2 - t_1)}{2} + \cdots\cdots$$
$$+ \frac{(t_n \cdot C_n + t_{n-1} \cdot C_{n-1}) \cdot (t_n - t_{n-1})}{2}$$

$(11\text{-}12)$

これはわかったけど，t_n から ∞ までの $AUMC$ はと？

PK 先生：$\int_{t_n}^{\infty} t \cdot Cdt$ はちょっと難しいけど，公式（付録参照）を使ってつぎのように求めることができるんじゃよ．

$$\int_{t_n}^{\infty} t \cdot Cdt = \frac{t_n \cdot C_n}{\lambda} + \frac{C_n}{\lambda^2} \qquad (11\text{-}13)$$

ねぶ太：それじゃ，経口投与の場合，AUC を求めるときと同じように，$k_a > k_e$ のとき，λ は k_e に等しくなると考えるのですね．

PK 先生：そのとおりじゃよ．これで AUC と $AUMC$ から $MRT = \dfrac{AUMC}{AUC}$ を求めることができるじゃろう．

ねぶ太：はい，これでモーメント解析はマスターですね．

PK 先生：ところが，覚えなければいけないことがもう少しあるのじゃよ．

ねぶ太：えっ，まだあるのですか？ では教えてください．

PK 先生：モーメント解析とコンパートメント解析との対応を考えなければいけないのじゃよ．これから説明することにしよう．1-コンパートメントモデルにおいて，薬物を急速静注した後の血中濃度 C はどのようになるんじゃね？ ねぶ太君．

ねぶ太：はい，つぎのようになります．

$$C = C_0 \cdot e^{-k_e t} = \frac{X_0}{Vd} \cdot e^{-k_e t} \tag{11-14}$$

PK 先生：そうじゃのう．それで両辺を積分すると，

$$\int_0^\infty C dt = C_0 \cdot \int_0^\infty e^{-k_e t} dt = C_0 \cdot \frac{1}{k_e} = \frac{X_0}{Vd} \cdot \frac{1}{k_e} \tag{11-15}$$

になる．前述したように，$\int_0^\infty C dt$ は非規格化モーメント S_0 であるから，

$$S_0 = \int_0^\infty C dt = \frac{C_0}{k_e} = \frac{X_0}{Vd \cdot k_e} \tag{11-16}$$

となる．
つぎに，式（11-14）の両辺に，t を掛け（$t \cdot C = t \cdot C_0 \cdot e^{-k_e t} = t \cdot \frac{X_0}{Vd} \cdot e^{-k_e t}$），同じように積分すると

$$\int_0^\infty t \cdot C dt = C_0 \cdot \frac{1}{k_e^2} = \frac{X_0}{Vd} \cdot \frac{1}{k_e^2} \tag{11-17}$$

となる．また，$\int_0^\infty t \cdot C dt$ は非規格化モーメント S_1 であるから，

$$S_1 = \int_0^\infty t \cdot C dt = \frac{C_0}{k_e^2} = \frac{X_0}{Vd \cdot k_e^2} \tag{11-18}$$

となる．

ねぶ太：ということは，S_0 と S_1 を用い，式（11-6）と（11-7）から，AUC と MRT が次のように算出されるわけですね．どうでしょうか？

$$\boxed{m_0 = S_0 = \int_0^\infty C dt = AUC_{iv} = \frac{X_0}{Vd \cdot k_e} = \frac{X_0}{CL_{tot}}} \tag{11-19}$$

また，

$$\boxed{m_1 = \frac{S_1}{S_0} = \frac{\int_0^\infty t \cdot C dt}{\int_0^\infty C dt} = MRT_{iv} = \frac{1}{k_e} = \left[\frac{1}{\frac{0.693}{t_{1/2}}} = \frac{t_{1/2}}{0.693}\right] = \frac{Vd}{CL_{tot}}} \tag{11-20}$$

PK 先生：完璧じゃな．ついでに，経口投与のように吸収過程がある場合も考えてみよう．血中濃度

$$C = \frac{k_a \cdot F \cdot D}{Vd(k_a - k_e)} \cdot (e^{-k_e t} - e^{-k_a t})$$

から，静注時と同じように S_0 と S_1 を求めると，

$$S_0 = \frac{F \cdot D \cdot k_a}{Vd \cdot (k_a - k_e)} \cdot \left(\frac{1}{k_e} - \frac{1}{k_a}\right) = \frac{F \cdot D}{Vd \cdot k_e} \tag{11-21}$$

$$S_1 = \frac{F \cdot D \cdot k_a}{Vd \cdot (k_a - k_e)} \cdot \left(\frac{1}{k_e^2} - \frac{1}{k_a^2}\right) = \frac{F \cdot D \cdot (k_e + k_a)}{Vd \cdot k_a \cdot k_e^2} \tag{11-22}$$

になるんじゃよ.

ねぶ太：そうすれば，先ほどと同じように

$$\boxed{m_0 = S_0 = \int_0^\infty Cdt = AUC_{\text{po}} = \frac{F \cdot D}{Vd \cdot k_e} = \frac{F \cdot D}{CL_{\text{tot}}}} \tag{11-23}$$

$$\boxed{m_1 = \frac{S_1}{S_0} = \frac{\int_0^\infty t \cdot Cdt}{\int_0^\infty Cdt} = MRT_{\text{po}} = \frac{1}{k_a} + \frac{1}{k_e}} \tag{11-24}$$

となるわけですね.

PK先生：さらに，つぎのようなことを推測できるのじゃよ．例えば，薬物を溶液にして注射剤として静注，また，液剤として経口投与して算出される MRT を，それぞれ MRT_{iv}, $MRT_{\text{po,solution}}$ とすると，その差から平均吸収時間（mean absorption time; MAT）を求めることができるのじゃよ．

$$MAT = MRT_{\text{po,solution}} - MRT_{\text{iv}} = \left(\frac{1}{k_a} + \frac{1}{k_e}\right) - \frac{1}{k_e} = \frac{1}{k_a} \tag{11-25}$$

ねぶ太：MRT_{iv} は実際に血液中に滞留している時間だけを表すから，

そうか，そうすると MAT は液剤を投与してから消化管を経て実際に血液に入るまでの時間，すなわち，吸収に要する時間となるわけか．

PK先生：見方を変えれば，薬物水溶液を経口投与した場合の胃内滞留時間や小腸移行時間などを推定することができるんじゃよ．ねぶ太君，これが液剤ではなく錠剤やカプセル剤だとするとどうなるか考えてみるのじゃ．

ねぶ太：そうか，さらに錠剤あるいはカプセル剤を経口投与してその $MRT_{\text{po,product}}$ を求め，$MRT_{\text{po,solution}}$ を引けば，

$$MDT = MRT_{\text{po,product}} - MRT_{\text{po,solution}} \tag{11-26}$$

となるわけですね.

PK先生：その通りじゃよ．MDT（mean dissolution time，平均溶出時間）の値から固形製剤の崩壊や溶出にかかる時間も推測できるわけじゃよ.

ねぶ太：なかなか奥が深いですね．

PK先生：おもしろいじゃろう？　では最後に，Vd_{ss} を勉強してこの章を終わりにしよう.

11-3 Vd_{ss} の計算

PK 先生：Vd_{ss} は定常状態分布容積 steady-state volume of distribution と呼ばれるのじゃよ．

ねぶ太：といいますと，例えば，一定の点滴速度 R_{inf} で定速静注を行い，定常状態に達したときの分布容積と考えればよいのですか？

PK 先生：その通りじゃよ．定常状態体内薬物量を X_{ss}，定常状態血中濃度を C_{ss} とすると，つぎのように定義されるのじゃよ．

$$Vd_{ss} = \frac{X_{ss}}{C_{ss}} \tag{11-27}$$

また，X_{ss} の薬物量は R_{inf} の注入速度で維持されているので，

$$X_{ss} = MRT \cdot k_0 \tag{11-28}$$

となる．ここで，ねぶ太くん，式（11-28）に式（11-27）を代入し，それを全身クリアランス（CL_{tot}）で置き換えてみるのじゃ．

ねぶ太：はい．そうするとまず代入した式が

$$Vd_{ss} = MRT \cdot \frac{R_{inf}}{C_{ss}} \tag{11-29}$$

となります．また，

$$\boxed{C_{ss} = \frac{R_{inf}}{CL_{tot}}}$$

となるから，

$$Vd_{ss} = CL_{tot} \cdot MRT \tag{11-30}$$

です．

PK 先生：よくできたのう．ねぶ太君がいま求めた式は 1-コンパートメントモデルにおける関係式，

$$Vd = \frac{CL_{tot}}{k_e}$$

を非コンパートメント理論へ拡張した形となるのじゃよ．さらに，急速静注後の関係式，

$$CL_{tot} = \frac{X_0}{AUC}$$

を式（11-30）に利用すれば，

$$\boxed{Vd_{ss} = \frac{X_0}{AUC} \cdot MRT = \frac{X_0}{AUC} \cdot \frac{AUMC}{AUC} = X_0 \cdot \frac{AUMC}{AUC^2}} \tag{11-31}$$

となり，急速静注後の血中濃度データを利用することにより Vd_{ss} を求めることができるのじゃよ．おもしろいじゃろう．

ね ぶ 太：点滴静注後のデータを使わなくても Vd_{ss} を求めることができるのですね．大変おもしろいです．よく理解することができました．でも先生，Vd_{ss} を求める意義というか，何のために求めるのでしょうか？

PK先生：重要な質問じゃな．式からもわかるように，組織への移行性が高く，分布容積 Vd_{ss} の大きい薬物ほど，平均滞留時間が長くなるんじゃよ．平均滞留時間が非常に長いジゴキシンは良い例じゃの．

ね ぶ 太：先生，薬物動態を解析する方法がたくさんあって大変だったけど，楽しく勉強することができました．本当にありがとうございました．

練習問題

問 11-1 下の表は，ある薬物を溶液として経口投与したのち，経時的に測定した血漿中薬物濃度（C）である．

t (hr)	C (μg/mL)	$t \cdot C$ (μg$\cdot$hr/mL)	$\int_0^t C dt$ (μg$\cdot$hr/mL)	$\int_0^t t \cdot C dt$ (μg$\cdot$hr^2/mL)
0	0			
1	2.28			
2	3.69			
3	5.52			
4	5.52			
5	5.08			
6	4.91			
8	4.10			
10	3.38			
12	3.33			
15	2.66			
24	0.80			
24〜∞の積分値				
0〜∞の積分値				

この薬物は 1-コンパートメントモデルに従って消失し，急速静脈注射後の消失速度定数は 0.119 hr^{-1} であった．表の血漿中薬物濃度を片対数プロットしたときの終わりの直線部分の勾配から求めた速度定数もこの値に一致したので，血漿中薬物濃度の測定を中止した 24 時間以降∞までの積分は，この定数を用い，次式によって推定した．

$$\int_T^\infty A e^{-\lambda t} dt = \frac{A e^{-\lambda T}}{\lambda}$$

$$\int_T^\infty t \cdot A e^{-\lambda t} dt = \frac{A e^{-\lambda T}}{\lambda^2} + \frac{T \cdot A e^{-\lambda T}}{\lambda}$$

1. $t \cdot C$, $\int_0^t C dt$, $\int_0^t t \cdot C dt$, 24〜∞の積分値および 0〜∞の積分値を計算し，表を埋めよ．
2. この薬物の水溶液を経口投与したときの平均滞留時間を求めよ．
3. この薬物を静脈内注射したときの平均滞留時間を求めよ．
4. この薬物の水溶液を経口投与したときの平均吸収時間を求めよ．
5. この薬物を錠剤（用量は同じ）として経口投与したのち，同様に血漿中薬物濃度

を測定し，平均滞留時間を求めたところ，13時間であった．この錠剤の崩壊や成分の溶出に要した平均時間を推定せよ．

問 11-2 モーメント解析法によれば，平均滞留時間（MRT）は次式で表される．

$$MRT = \frac{\int_0^\infty t \cdot C_p \, dt}{\int_0^\infty C_p \, dt}$$

ここで，C_p は時間 t における血中薬物濃度である．
次の記述のうち誤っているものはどれか．

1. 式の右辺の分母は血中濃度−時間曲線下面積（AUC）と呼ばれることがある．
2. MRT はモデル非依存パラメータの一種である．
3. 線形1-コンパートメントモデルに従う薬物を静注したとき，MRT は生物学的半減期に比例する．
4. 吸収および体内動態が線形である薬物を経口投与するとき，投与量が多いほど MRT は大きくなる．
5. 定常状態分布容積は MRT に比例する．

練習問題 **173**

GET A HINT
ねぶ太のヒント

問 11-1 ねぶ太：まず，設問 2 の解，□を求めるために，

$$\square = \frac{\int_0^\infty t \cdot C\, dt}{\int_0^\infty C\, dt}$$

の式をイメージすることができなければいけません．覚えていると思いますが，分子は□と，分母は□と呼ばれますね．これら分子，分母の値をそれぞれ得るために表を完成させなければいけません．それでは，表を埋めていきましょう．

$t \cdot C$ は問題ありませんね．例えば，$t = 2\ \mathrm{hr}$ のとき $C = 3.69\ \mu\mathrm{g/mL}$ なので，$t \cdot C = \square \cdot \square\ \mu\mathrm{g \cdot hr/mL}$ になりますね．

次に，$\int_0^t C\, dt$ を求めます．例えば，$t = 2\ \mathrm{hr}$ のときの値，すなわち，$\int_0^2 C\, dt$ を求めてみます．

$$\int_0^2 C\, dt = \int_0^{\square} C\, dt + \int_{\square}^2 C\, dt$$

となります．数式は難しそうですが，この値は台形公式で，簡単に求められます．すなわち，

$$\int_0^1 C\, dt = \frac{\{(\square + \square) \cdot \square\}}{2} \ ,\quad \int_1^2 C\, dt = \frac{\{(\square + \square) \cdot \square\}}{2}$$

になりますね．

同様に，$\int_0^t t \cdot C\, dt$ を求めます．例えば，$t = 2\ \mathrm{hr}$ のときの値，すなわち，$\int_0^2 t \cdot C\, dt$ を求めます．

$$\int_0^2 t \cdot C\, dt = \int_0^{\square} t \cdot C\, dt + \int_{\square}^2 t \cdot C\, dt$$

となります．先と同じように，この値も台形公式で，簡単に求めることができます．すなわち，

$$\int_0^1 t \cdot C\, dt = \frac{\{(\square + \square) \cdot \square\}}{2} \ ,\quad \int_1^2 t \cdot C\, dt = \frac{\{(\square + \square) \cdot \square\}}{2}$$

になりますね．

同じように，0 から 24 時間までの積分値（台形公式によって求められる値）をそれぞれ累積します．

$$\int_0^{\square} C\, dt = \int_0^1 C\, dt + \cdots\cdots + \int_5^{24} C\, dt$$

$$\int_0^{\square} t \cdot C\, dt = \int_0^1 t \cdot C\, dt + \cdots\cdots + \int_5^{24} t \cdot C\, dt$$

問題は $\int_{24}^{\infty} C\, dt$ と $\int_{24}^{\infty} t \cdot C\, dt$ をどのように求めるかですね．

設問にあるように

$$\int_T^\infty Ae^{-\lambda t} dt = \frac{Ae^{-\lambda T}}{\lambda}$$

なので，$24 \to \infty$ は，

$$\int_{24}^\infty Ae^{-\lambda t} dt = \frac{Ae^{-\lambda \cdot 24}}{\lambda}$$

となりますね．

したがって，$Ae^{-\lambda \cdot 24}$ は $t = 24$ hr の C の値，□ になります（式 11-10 も参照）．
また，λ は □ となります．なぜか？ というと，表の血漿中薬物濃度を片対数プロットしたときの終わりの直線部分の勾配から求めた速度定数が，静脈注射後の消失速度定数の値と一致したことから判断（$k_a > k_e$）できます．

よって，

$$\int_{24}^\infty Ae^{-\lambda t} dt = \frac{Ae^{-\lambda \cdot 24}}{\lambda} = \frac{\boxed{}}{\boxed{}}$$

さらに，

$$\int_T^\infty t \cdot Ae^{-\lambda t} dt = \frac{Ae^{-\lambda T}}{\lambda^2} + \frac{T \cdot Ae^{-\lambda T}}{\lambda}$$

なので，$T = 24$ は，

$$\int_{24}^\infty t \cdot Ae^{-\lambda t} dt = \frac{Ae^{-\lambda \cdot 24}}{\lambda^2} + \frac{24 \cdot Ae^{-\lambda \cdot 24}}{\lambda}$$

となりますね．

上述同様，$Ae^{-\lambda \cdot 24}$ は $t = 24$ hr の C の値，□ になります（式 11-13 も参照）．また，λ は □ となるので，

$$\int_{24}^\infty t \cdot Ae^{-\lambda t} dt = \frac{\boxed{}}{\boxed{}^2} + \frac{\boxed{} \cdot \boxed{}}{\boxed{}}$$

モーメントを求めるには，最終的に $\int_0^\infty C dt$, $\int_0^\infty t \cdot C dt$ を算出しなければなりません．

$$\int_0^\infty C dt = \int_0^{\boxed{}} C dt + \int_{\boxed{}}^\infty C dt = \boxed{} + \boxed{}$$

となります．
さらに，

$$\int_0^\infty t \cdot C dt = \int_0^{\boxed{}} t \cdot C dt + \int_{\boxed{}}^\infty t \cdot C dt = \boxed{} + \boxed{}$$

となります．
やっと表が完成ですね．
それでは，これらの計算値をもとに，まず，薬物の水溶液を経口投与したときの平均滞留時間を求めます．これは，

$$MRT_{\text{po,solution}} = \frac{\boxed{}}{\boxed{}}$$

で簡単です．
つぎは，薬物を静脈内注射したときの平均滞留時間です．これは，血漿中薬物濃度－時間曲線がありませんが，コンパートメントモデル解析との対応から，

$$MRT_{\text{iv}} = \frac{1}{\boxed{}}$$

で求めることができるよ．
薬物の水溶液を経口投与したときの平均吸収時間（MAT）は，

$$MAT = MRT_{\text{po,solution}} - MRT_{\text{iv}} = \boxed{} - \boxed{}$$

で簡単に求められるよ．
錠剤の崩壊や成分の溶出に要する平均時間（MDT）は，

$$MDT = MRT_{\text{po,product}} - MRT_{\text{po,solution}} = \boxed{} - \boxed{}$$

で求められるんだよ．

問 11-2 ねぶ太：1 と 2 は問題なしだね．

3 は，$MRT = \dfrac{1}{\boxed{}}$ で，k_e と $t_{1/2}$ の関係は $k_e = \dfrac{0.693}{\boxed{}}$ なので，

$$MRT = \frac{1}{\dfrac{0.693}{\boxed{}}} = \frac{1}{0.693} \cdot \boxed{}$$

になるね．
経口投与の場合，4 は，

$$MRT_{\text{po}} = \frac{1}{\boxed{}} + \frac{1}{\boxed{}}$$

である．また，線形であるため，投与量を増やしても $\boxed{}$ と $\boxed{}$ はともに一定である．このことから，MRT に変化がないことがわかるね．
5 は，

$$Vd_{\text{ss}} = X_0 \cdot \frac{\boxed{}}{AUC}$$

から，設問の答えは簡単にわかるね．

176　第11章　モデル非依存パラメータ

ANSWERS AND GUIDE
解答・解説

問 11-1　1. 表の完成

例　$t = 2\,\mathrm{hr}$ のとき

$t \cdot C = 2 \cdot 3.69 = 7.38\,(\mu\mathrm{g} \cdot \mathrm{hr/mL})$

$\int_0^2 C dt = \int_0^1 C dt + \int_1^2 C dt = \dfrac{\{(0+2.28) \times 1\}}{2} + \dfrac{\{(2.28+3.69) \times 1\}}{2} = 4.125\,(\mu\mathrm{g} \cdot \mathrm{h/mL})$

$\int_0^2 t \cdot C dt = \int_0^1 t \cdot C dt + \int_1^2 t \cdot C dt = \dfrac{\{(0+2.28) \times (1-0)\}}{2} + \dfrac{\{(2.28+7.38) \times (2-1)\}}{2}$

$= 5.97\,(\mu\mathrm{g} \cdot \mathrm{hr}^2/\mathrm{mL})$

$24 \to \infty$ の積分

$\int_{24}^{\infty} C dt = \dfrac{0.8}{0.119} = 6.722\,(\mu\mathrm{g} \cdot \mathrm{hr/mL})$

$\int_{24}^{\infty} t \cdot C dt = \dfrac{0.8}{0.119^2} + \dfrac{24 \cdot 0.8}{0.119} = 217.84\,(\mu\mathrm{g} \cdot \mathrm{hr}^2/\mathrm{mL})$

$0 \to \infty$ の積分

$\int_0^{\infty} C dt = \int_0^{24} C dt + \int_{24}^{\infty} C dt = 72.30 + 6.722 = 79.022\,(\mu\mathrm{g} \cdot \mathrm{hr/mL})$

$\int_0^{\infty} t \cdot C dt = \int_0^{24} t \cdot C dt + \int_{24}^{\infty} t \cdot C dt = 676.79 + 217.84 = 894.63\,(\mu\mathrm{g} \cdot \mathrm{hr}^2/\mathrm{mL})$

t (hr)	C (μg/mL)	$t \cdot C$ (μg $\cdot$ hr/mL)	$\int_0^t C dt$ (μg $\cdot$ hr/mL)	$\int_0^t t \cdot C dt$ (μg $\cdot$ hr^2/mL)
0	0	0	0	0
1	2.28	2.28	1.44	1.44
2	3.69	7.38	4.125	5.97
3	5.52	16.56	8.73	17.94
4	5.52	22.08	14.25	37.26
5	5.08	25.40	19.55	61.00
6	4.91	29.46	24.545	88.43
8	4.10	32.80	33.555	150.69
10	3.38	33.80	41.035	217.29
12	3.33	39.96	47.745	291.05
15	2.66	39.90	56.73	410.84
24	0.80	19.20	72.30	676.79
24〜∞の積分値			6.722	217.84
0〜∞の積分値			79.022	894.63

2. 薬物の水溶液を経口投与したときの平均滞留時間．

$$MRT_{\text{po,solution}} = \frac{\int_0^\infty t \cdot C dt}{\int_0^\infty C dt} = \frac{894.63\,(\mu g \cdot \text{hr}^2/\text{mL})}{79.022\,(\mu g \cdot \text{hr}/\text{mL})} = 11.3\,(\text{hr})$$

3. 薬物を静脈内注射したときの平均滞留時間．

$$MRT_{\text{iv}} = \frac{1}{k_e} = \frac{1}{0.119\,(\text{hr}^{-1})} = 8.4\,(\text{hr})$$

4. 薬物の水溶液を経口投与したときの平均吸収時間．

$$MAT_{\text{po}} = MRT_{\text{po,solution}} - MRT_{\text{iv}} = 11.3 - 8.4 = 2.9\,(\text{hr})$$

5. この錠剤の崩壊や成分の溶出に要する平均時間．

$$MDT = MRT_{\text{po,product}} - MRT_{\text{po,solution}} = 13 - 11.3 = 1.7\,(\text{hr})$$

問 11-2

1. 正
2. 正
3. 正　$MRT = \dfrac{1}{k_e} = \dfrac{1}{\dfrac{0.693}{t_{1/2}}} = \dfrac{1}{0.693} \cdot t_{1/2}$　　MRT は $t_{1/2}$ に比例する．

4. 誤　$MRT_{\text{po}} = \dfrac{1}{k_a} + \dfrac{1}{k_e}$ で，線形では k_a と k_e は一定なので，投与量を増やしても MRT に変化はない．

5. 正　$Vd_{\text{ss}} = \dfrac{X_0}{AUC} \cdot MRT$ から，定常状態分布容積は MRT に比例することがわかる．

KEY WORD キーワード

モデル非依存パラメータ
0次モーメント
1次モーメント
台形公式
AUC（area under concentration curve：血中濃度曲線下面積）
AUMC（area under the moment curve）
MRT（mean residence time：平均滞留時間）
MAT（mean absorption time：平均吸収時間）
Vd_{ss}（steady-state volume of distribution：定常状態分布容積）

CHAPTER 12

薬物−タンパク結合

DIALOGUE

12-1 タンパク結合と分布容積

PK先生：すでに分布容積について学んではいるのじゃが，薬物の体内分布の状態によって，みかけの分布容積 Vd に違いが出てくるということを覚えているかのう．

雪　　子：先生の体重を例に教えていただきました．私の場合は"みかけの"じゃなくて実際の体重をもっと減らさなきゃ．

PK先生：乙女心は複雑じゃの．さて，体内にはアルブミンをはじめとするタンパク質が存在しているが，薬物はそれらのタンパク質とファン・デル・ワールス力や水素結合等で可逆的に結合しているのは知っているはずじゃ．

雪　　子：はい．遊離形分率（非結合形）という言葉も出てきました．

PK先生：薬物は血流にのって全身の組織に分布するが，細胞膜を自由に透過できるのは遊離形（タンパク非結合形）薬物のみであるため，血漿中ならびに組織中でのタンパクとの結合が薬物の体内動態に影響するのじゃったな．

雪　　子：みかけの分布容積は血漿中総薬物濃度（または血中総薬物濃度）を用いて推測されるため，血漿タンパクあるいは組織タンパクとの結合率の大小により変動するということですね（p.18参照）．

PK先生：まず，分布容積に関する薬物−タンパク結合の影響について，モデルで考えるとしよう．同じ量の水が入った2つのコンパートメント（いずれも1Lの容積をもつ箱）が，半透膜で仕切られているとする．そして，コンパートメントⅠには薬物を，コンパートメントⅡにはタンパク質を入れて長時間放置する．平衡時には2つのコンパートメントにおいて遊離形薬物濃度が同じになり，例えば，コンパートメントⅡ内での薬物のタンパク結合率が50％のとき，図12-1をみての通り，コンパートメントⅡはコンパートメントⅠの2倍量の薬物が存在することになるのう．

第12章 薬物-タンパク結合

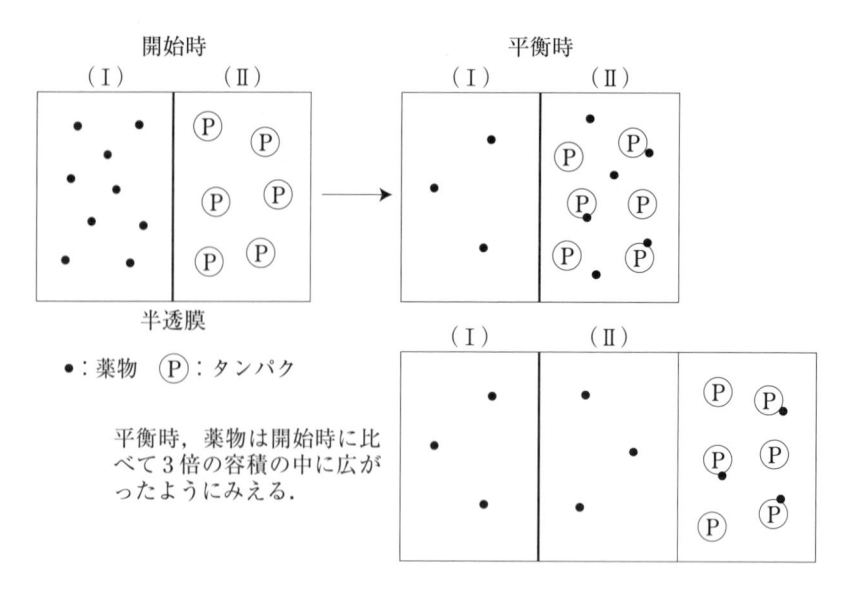

開始時 / 平衡時

（I）（II）

半透膜

●：薬物　Ⓟ：タンパク

平衡時，薬物は開始時に比べて3倍の容積の中に広がったようにみえる．

図12-1

雪　子：でも先生．開始時と比べて，平衡時にはコンパートメントI中の薬物濃度が1/3になっているから，コンパートメントIIはIの2倍の容積をもっているみたいにみえるわ．

PK先生：そうじゃ．実際は同じ容積であるにもかかわらず，コンパートメントIの薬物濃度で判断するために，コンパートメントIIは2Lの容積があるようにみえてしまう．この現象が，体内における血漿と各組織の間で起こるんじゃのう．

雪　子：だから，みかけの分布容積なんですね．

PK先生：実際には，血漿中と組織中のいずれにもタンパクが存在するので，血漿中遊離形分率f_pと組織中遊離形分率f_tを考慮しなければいけないんじゃ．血漿容積をV_p，組織容積をV_tとおくと，

$$Vd = V_p + V_t \cdot \frac{f_p}{f_t} \tag{12-1}$$

と表されるが，これは覚えておいても損はないのう．

雪　子：さっきの例で，仮にコンパートメントIをV_p，コンパートメントIIをV_tとして分布容積Vdを算出すると，

$$Vd = 1(L) + 1(L) \times \frac{1}{0.5} = 1 + 2 = 3(L)$$

となるわけですね．薬物-タンパク結合が分布容積に及ぼす影響が理解できました．

12-2 タンパク結合理論

PK先生：さて，タンパク質との結合は分布容積だけでなく，遊離形薬物濃度ひいては薬理作用に影響を及ぼすことになる．ここでは，薬物—タンパク結合の理論について学ぶことにしようかのう．

雪子：理論っていうと，なんだか難しそうですけど……．

PK先生：まずは，血漿中で大きなタンパク分子に小さい薬物がくっついたり離れたりしている状態をイメージしてもらいたいのじゃが．堅苦しく言うと，質量作用の法則に従う可逆的反応と考えるとき，薬物と結合していないタンパク結合部位の濃度 P_f，遊離形（非結合形）薬物濃度 D_f，結合形薬物濃度 D_b，ならびに結合定数 K には次の関係がある．

$$K = \frac{D_b}{P_f \cdot D_f} \tag{12-2}$$

雪子：式 (12-2) だけ理解すればいいのなら，タンパク結合理論も簡単だわ．

PK先生：うーん，申し訳ないのじゃが，もう少し深く考えなければいけないのう．主に2種類の概念が提唱されている．タンパク分子には薬物と親和性をもつ場所がいくつか存在し，その場所はお互いに干渉せずに薬物—タンパク結合をするというモデル（非協同的モデル）と，薬物とタンパク分子の結合によりタンパク分子の立体構造が変化して新しい結合の場所が現れたり，逆に消失してしまうようなモデル（協同的モデル）じゃ．

雪子：やっぱり，難しそう……．

PK先生：では，よりシンプルな前者のモデルで考えてみようかのう．すなわち，タンパク1分子が n 個の薬物結合部位をもち，結合部位が相互作用しないとすると，

$$P_f = n \cdot P_t - D_b \tag{12-3}$$

（P_t は総タンパク濃度を示す）

タンパク質1分子に結合している薬物の分子数 r は，

$$r = \frac{D_b}{P_t} \tag{12-4}$$

となる．式 (12-2) から，
$D_b = K \cdot P_f \cdot D_f$ であり，また，式 (12-3) から $P_f + D_b = n \cdot P_t$ なので，

$$P_t = \frac{P_f + D_b}{n} = \frac{P_f + K \cdot P_f \cdot D_f}{n} = \frac{P_f(1 + K \cdot D_f)}{n}$$

となり，これらの式より，

$$r = \frac{D_b}{P_t} = \frac{n \cdot K \cdot D_f}{1 + K \cdot D_f} \tag{12-5}$$

という重要な関係が導かれるんじゃ．

雪　　子：式（12-5）はどこかでみたことがあるような気がするのですが？

PK 先生：おお，よく覚えていたのう．分子の固体表面への吸着・脱離に関し，平衡状態を示すときの式の1つで，ラングミュアー（Langmuir）式と呼ばれておるの．D_f と r の関係をプロットしたのが図12-2じゃ．

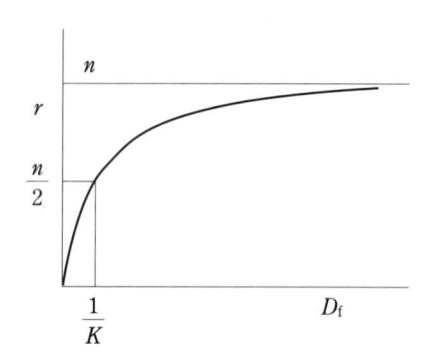

図12-2 ラングミュアープロット

雪　　子：遊離形薬物濃度が増えていくと，結合率が一定値 n（結合部位数）に近づいていくことを示しているのですね．

PK 先生：そう．図より結合定数 K も知ることができるが，曲線の解析はちと厄介じゃのう．

雪　　子：こういう時は，以前いろいろなところで習ったように，グラフの直線化でしたね．

PK 先生：そのとおり．タンパク結合理論においてはグラフの直線化により，K や n を求めるための代表的な2つの方法があり，これらはいずれも整理して頭に入れておいたほうがよいのう．

12-2-1　スキャッチャードプロット

式（12-5）を変形し，

$$r + r \cdot K \cdot D_f = n \cdot K \cdot D_f$$

この両辺を D_f で割って移項すると，

$$\boxed{\frac{r}{D_f} = n \cdot K - r \cdot K} \tag{12-6}$$

ここで横軸に r，縦軸に r/D_f をプロットしたスキャッチャードプロット（Scatchard plot）（図12-3）では，横軸切片は n，傾きは $-K$ を意味する．

12-2-2 両逆数プロット

式 (12-5) について, 両辺の逆数をとると,

$$\frac{1}{r} = \frac{1}{n \cdot K} \cdot \frac{1}{D_f} + \frac{1}{n} \tag{12-7}$$

ここで横軸に $1/D_f$, 縦軸に $1/r$ をプロットした両逆数プロット (Klotz plot) (図 12-4) では, 縦軸切片は $1/n$, 傾きは $1/n \cdot K$ を意味する.

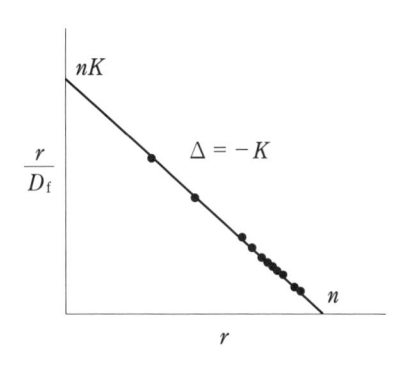

図 12-3 スキャッチャードプロット 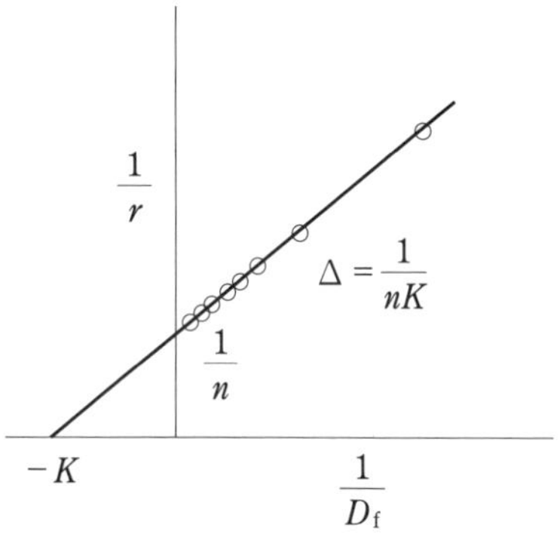　　図 12-4 両逆数プロット

雪　子：これらの直線化の方法，酵素反応等でも出てきたわ．例えば図 12-4 は酵素反応における Michaelis–Menten 式

$$v = \frac{V_{\max} [S]}{K_m + [S]}$$

（[S]：基質濃度, K_m：Michaelis 定数, v：酵素反応の初速度, $V_{\max}$：最大速度）

を変形した Lineweaver–Burk プロットと同じような処理法ですね（p.148 参照）．直線の切片や傾きから，各パラメータを求めることができる大切な方法だから，ちゃんと覚えておきます．

PK 先生：どうじゃ，タンパク結合理論って，そんなに難しくないじゃろ．

DIALOGUE
12-3　タンパク結合置換

PK 先生：疾患によっては，薬剤師は患者さんに数種類の薬を渡すことになるのう．2 種類以上の薬物が体内に入るとき，薬物―タンパク結合にも影響を及ぼすことが知られておるんじゃよ．

雪　子：ということは，それが薬物相互作用の原因になるのですね．

PK 先生：そういうことじゃ．例えば，血漿タンパクであるアルブミンには，いくつかの薬物結合部

位があり，異なる種類の薬物がともにアルブミン分子に結合するとき，他の薬物のタンパク結合に影響を及ぼしうる．

雪　　子：同じ結合部位だと，薬物同士がアルブミン分子上の1つの部位を奪い合う可能性がありますね．2つの薬物A，Bがタンパク分子上の同一部位に結合するとき，お互いに相手を押し出してしまうことがあるのでは？

PK先生：それを競合的なタンパク結合置換と呼んでおる．この場合，薬物A単独で測定した場合に比べて，薬物B共存時には結合定数Kはみかけ上，小さくなるが，結合部位数nは変化しないんじゃ（図12-5）．実際の薬物でも，ワルファリン（抗血栓薬）とフェニルブタゾン等の非ステロイド性消炎鎮痛薬などでは競合的なタンパク結合置換が起こることが知られているのう．

雪　　子：他のタイプの競合については，どうなんでしょうか？

PK先生：そうじゃのう，機構は複雑であると推測されるが（例えば，薬物がタンパクに結合することでタンパクの立体構造を変え，他の薬物が結合できなくなってしまうような場合），非競合的な置換が起こることもある．この場合，薬物A単独の場合に比べて，薬物B共存時には結合定数Kは変化しないが，結合部位数nは小さくなるんじゃ（図12-6）．ワルファリンとクロロフェノキシイソ酪酸（塩基系の農薬）との間でこの競合がみられることがあるようじゃの．

雪　　子：確かにグラフ（ここでは両逆数プロット）でみると，それぞれのタンパク結合置換の違いがよくわかりますね．臨床現場では，とてもたくさんの薬があるから，患者さんの体の中で何が起こりうるかを理解するために，これからもしっかり勉強させていただきます！

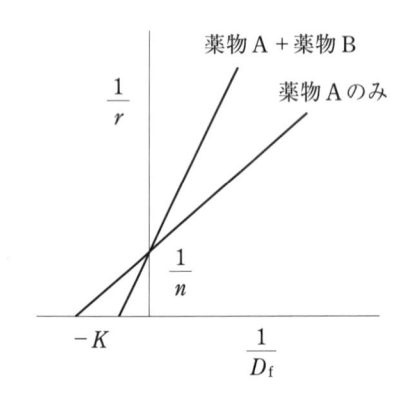

図12-5 競合的な置換が起こった場合（nは変化せず，Kが減少する）

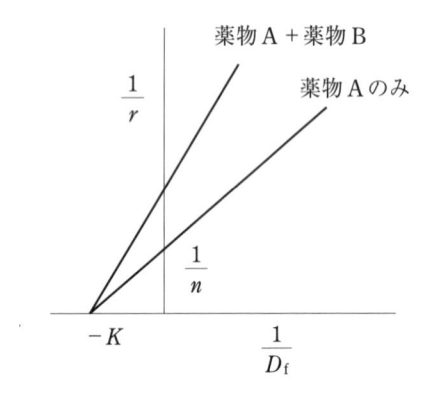

図12-6 非競合的な置換が起こった場合（nは減少し，Kは変化しない）

練習問題

問 12-1 ある薬物は血漿中で 23.0％，組織中では 94.5％がタンパク結合形として存在する．一般成人の血漿が 3 L，組織が 39 L の容積を占めるとすると，これらの数値から予想されるこの薬物のみかけの分布容積 Vd を求めよ．

問 12-2 ある薬物のアルブミンに対する結合定数 K を，半透膜の袋を用いた平衡透析法により測定した．袋の内液中のアルブミン濃度を 2.4 mmol/L，外液中の薬物初濃度を 1.0 mmol/L とし，平衡状態に達したときの外液中の薬物濃度を測定したところ，0.3 mmol/L であった．ここで，内液および外液の容積は同じで，薬物もアルブミンも容器や膜には吸着せず，アルブミン 1 分子当たりの薬物の結合部位数を 1 として，結合定数 K (L/mmol) を求めよ．

問 12-3 下の図は薬物のタンパク結合実験の結果をプロットしたものである．次の記述の ⬜ 内にあてはまる数字，用語を選べ．ただし，図中の r は結合形薬物濃度/タンパク濃度の比を，K は結合定数，D_f は非結合形薬物濃度を表す．

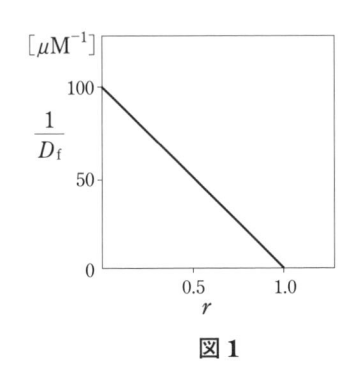

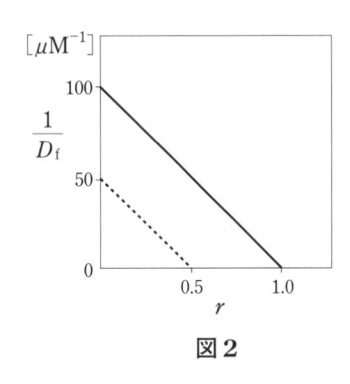

図1から，この薬物のタンパクに対する結合部位数は a であり，タンパクに対する結合定数は b μM^{-1} である．他の薬物により，タンパク結合の c 的な阻害があったときのプロットは図2の破線のようになる．

a．(0.5, 1, 2, 5, 10)
b．(0.5, 1, 10, 50, 100)
c．(競合的，非競合的)

問 12-4 薬物のタンパク結合が Langmuir 型で表されるとき，次の記述の正誤を答えよ．
① タンパク質が薬物分子に対して同じ結合の親和性をもつとき，横軸に薬物の非結合形濃度の逆数，縦軸にタンパク質 1 分子当たりの結合形薬物分子数の逆数をと

ると右上がりの直線が得られ，縦軸との切片の逆数はタンパク質1分子当たりの薬物の結合部位数となる．（　　　）

② 結合定数が大きい薬物では，薬物濃度がある限度以上になると，血漿中の非結合形分率が急激に増大し，過度の薬効を発現する場合がある．（　　　）

③ タンパク結合における競合的阻害現象がある場合，阻害物質の存在で，当該薬物のみかけの結合定数が減少するが，タンパク質の結合部位の数には変化はない．
（　　　）

問 12-5 半透膜でつくった袋の内部にアルブミンを溶解した透析内液を入れ，ある薬物を溶解した透析外液中にその袋をつるし平衡となるまで放置し，下の表の結果を得た．薬物もアルブミンも容器や膜には吸着しないものとして，アルブミン総濃度 P_t 当たりの結合した薬物濃度 D_b の割合 r を求めよ．

	透析内液	透析外液
アルブミンの濃度（mol/L）	0.28	0
透析前の薬物濃度（mol/L）	0	0.1
透析後の薬物濃度（mol/L）	0.07	0.03

問 12-6 薬物Aと薬物Bのアルブミンとの結合はラングミュアー式に従い，図に示す直線が得られた．この結果に関する各問に答えよ．ここで，D_f は非結合形薬物濃度，r はアルブミン1分子当たりの結合薬物分子数である．

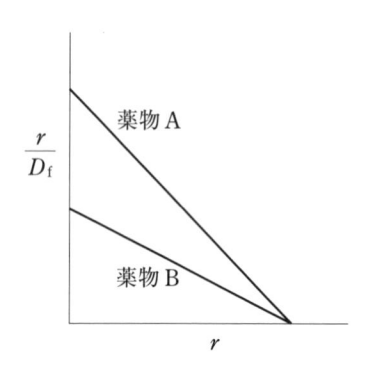

(1) 図のプロットの名称を答えよ．（　　　）
(2) 図の横軸（x 軸）切片は何を意味するか．（　　　）
(3) 薬物Aと薬物Bの結合定数はどちらが大きいか．（　　　）

GET A HINT
雪子のヒント

問 12-1 血漿中遊離形分率 f_p, 組織中遊離形分率 f_t, 血漿容積 V_b, 組織容積 V_t とすると,

$$Vd = V_b + V_t \times \frac{\boxed{}}{\boxed{}}$$

問 12-2 薬物と結合していないタンパク結合部位の濃度 P_f, 遊離形薬物濃度 D_f, 結合形薬物濃度 D_b とすると,

$$K = \frac{\boxed{}}{P_f \times \boxed{}}$$

問 12-3 総タンパク濃度 P_t, 遊離形薬物濃度 D_f, 結合形薬物濃度 D_b, 結合部位数 n, 結合定数 K, ならびに結合形薬物濃度/タンパク濃度の比 r とすると,

$$r = \frac{D_b}{P_t} = \frac{\boxed{} \times \boxed{} \times D_f}{1 + K \times \boxed{}}$$

$$\frac{r}{D_f} = n \times \boxed{} - \boxed{} \times K$$

ANSWERS AND GUIDE
解答・解説

問 12-1 血漿中総薬物濃度 C_p は，血漿中の遊離形薬物濃度 $C_{p(f)}$ とタンパク結合形薬物濃度の和，また，組織中総薬物濃度 C_t は，組織中の遊離形薬物濃度 $C_{t(f)}$ とタンパク結合形薬物濃度の和であり，$C_{p(f)} = 0.77\,C_p$，$C_{t(f)} = 0.055\,C_t$ となる．

生体膜を自由に透過できるのは遊離形薬物なので，薬物が十分に体内分布した時（平衡時において），$C_{p(f)} = C_{t(f)}$ であり，$C_t = 14 \times C_b$，すなわち，組織中総薬物濃度は血漿中総薬物濃度の 14 倍となっている．

したがって，みかけの分布容積 $= 3(L) + 14 \times 39(L) = 549(L)$ となる．

ヒントの答え
$$Vd = V_b + V_t \times \frac{f_p}{f_t}$$

問 12-2 遊離形薬物だけが半透膜を透過するため，透析後の平衡状態における内液中の遊離形薬物濃度は外液中の薬物濃度と同じ 0.3 mmol/L である．すなわち，内液中の結合形薬物濃度は，1.0 (mmol/L) − 0.3 (mmol/L) − 0.3 (mmol/L) = 0.4 (mmol/L) となる．

透析後の平衡状態における，内液中のアルブミンの総濃度は 2.4 (mmol/L) であり，また，アルブミン 1 分子当たりの薬物の結合部位数が 1 なので，薬物と結合しているアルブミン濃度も 0.4 (mmol/L) であり，遊離形アルブミン濃度は，2.4 − 0.4 = 2.0 (mmol/L) となっている．

これより，$K = 0.4\,(\text{mmol/L}) / [2.0\,(\text{mmol/L}) \times 0.3\,(\text{mmol/L})] \fallingdotseq 0.67\,(\text{L/mmol})$ となる．

ヒントの答え
$$K = \frac{D_b}{P_f \times D_f}$$

問 12-3 図 1 から，この薬物のタンパクに対する結合部位数は $\boxed{1}$ であり，タンパクに対する結合定数は $\boxed{100}\,\mu M^{-1}$ である．他の薬物により，タンパク結合の $\boxed{\text{非競合的}}$ 的な阻害があったときのプロットは，図 2 の破線のようになる．

（理由）スキャッチャードプロットにおいて，その直線の X 軸切片は "結合部位数"，傾きは "−結合定数" である．図 2 において結合部位数が 1/2 となり，結合定数が変わらないため，他の薬物による非競合的なタンパク結合置換が起こっていると推測される．

ヒントの答え
$$r = \frac{D_b}{P_t} = \frac{n \times K \times D_f}{1 + K \times D_f} \quad , \quad \frac{r}{D_f} = n \times K - r \times K$$

問 12-4　① (○)　② (○)　③ (○)

問 12-5　0.14

透析後（平衡時）の透析内液中の遊離形薬物濃度 D_f は，そのときの外液中の薬物濃度（すべて遊離形）に等しく，すなわち $D_f = 0.03\,(\text{mmol/L})$ である．これより，

$$r = \frac{D_b}{P_t} = \frac{0.07 - 0.03}{0.28} = \frac{1}{7} \fallingdotseq 0.14$$

問 12-6　(1) スキャッチャードプロット
　　　　　(2) 薬物とタンパクの結合部位数
　　　　　(3) 薬物 A

KEY WORD　キーワード

結合定数 K　　　　ラングミュアー式　　　　スキャッチャードプロット
両逆数プロット

CHAPTER 13

pH 分配仮説

PK 先生：薬物の生体膜透過は，薬物分子の物理化学的特性，生体膜の特性，さらには体液の pH によって影響されるのじゃが，ここでは薬物の消化管粘膜透過と腎尿細管での薬物の再吸収が pH によってどのように影響されているかについて考えてみよう．

潤井戸：よろしくお願いします．

DIALOGUE

13-1　経口投与時の薬物の吸収性

13-1-1　酸 – 塩基の解離からみた薬物の分類

PK 先生：まず，最初に知っておかなければならないことじゃが，通常経口投与されるような医薬品は有機化合物で，大体は分子量としては大きくとも 500 程度の低分子じゃ．ところで，それらには大きく分けて 2 つタイプがあるのじゃが，わかるかな．

潤井戸：どういうものでしょうか．

PK 先生：pH の影響を受けて解離するものと，まったく解離しない物質の 2 タイプじゃよ．

潤井戸：ああ，そういうことであれば，わかります．

PK 先生：さらに解離するものには 2 種類あるのがわかるかな．

潤井戸：酸性物質と塩基性物質ですね．

PK 先生：そうじゃ．それでは酸性の物質にはどのようなものがあるか，わかるかな．

潤井戸：酢酸とかクエン酸でしょうか．

PK 先生：それらは確かに酸性有機化合物じゃ．比較的 pK_a が小さく酸性度が強いものじゃ．クエン酸の pK_a は約 3 じゃ．pK_a の定義については後で詳しく述べるが，これらは医薬品ではない．あまり酸性度の強くない，弱酸性物質でどのようなものがあるかな．解熱薬を考えて

みるとよいぞ．

潤井戸：イブプロフェンでしょうか．

PK先生：そうじゃ．イブプロフェンは確かに弱酸性物質じゃ．その pK_a は 4.25 といわれている．他にもサリチル酸やインドメタシンがあるが，薬理作用の分類では非ステロイド性抗炎症薬と呼ばれるもので，化学構造の中に COOH 基を有しているのじゃよ．それでは，塩基性を示す物質にはどのようなものがあるかな．

潤井戸：弱塩基性の薬物でしょうか．

PK先生：そうじゃ．塩基性薬物は比較的多いので，例を挙げればきりがないかも知れないのう．化学構造の中にアミノ基（NH_2）を含んでいるものや，その他にも塩基性を示す基を含んでいるものが塩基性薬物じゃ．例えば，肝代謝型薬物の代表的なものといわれているプロプラノロールやリドカインなどは，典型的な塩基性薬物じゃ．

潤井戸：わかりました．

PK先生：それでは全く解離しない物質にはどのようなものがあるかというと，例えばステロイドなどがそうで，化学構造の中に解離基が含まれていないのが特徴じゃ．

潤井戸：わかりました．それでは COOH 基と NH_2 基を両方もっているようなアミノ酸などはどのような分類になるのでしょうか．

PK先生：これは両性物質に分類されるのじゃが，これらの物質は特殊な機構により吸収されるので，これから説明する pH 分配仮説からは外れる物質であるのじゃな．

13-1-2　酸および塩基の解離

PK先生：酸性物質の特徴は，アルカリ側で解離することで，また塩基性物質の特徴は酸性側で解離することじゃな．解離についてはわかるかな．

潤井戸：有機化学で習いました．例えば酸性物質は，アルカリ pH において，水素が陽イオンとして外れて，酸性基の部分が陰イオンをもつことですね．

PK先生：そうじゃ．その反応は水の中で起こるのじゃが，解離の程度は水素イオン濃度に依存する．図 13-1 には COOH 基をもった酸性物質と NH_2 基をもった塩基性物質の解離平衡反応を示している．そこで解離していないものは分子形とも呼ばれるし，解離しているものはイオン形とも呼ばれるのじゃよ．

<酸性物質>
$$R-COOH(分子形) \longleftrightarrow R-COO^-(イオン形) + H^+$$

<塩基性物質>
$$R-NH_2(分子形) + H_2O \longleftrightarrow R-NH_3^+(イオン形) + OH^-$$

図 13-1　酸および塩基の解離

13-1-3　Henderson–Hasselbalch 式による pH 分配仮説

PK 先生：薬物が消化管粘膜から吸収されるためには条件があるのじゃが，わかるかな．

潤 井 戸：まずは消化液で溶けるということでしょうか．

PK 先生：そうじゃ．それは大変重要な条件じゃ．薬物が消化管粘膜から吸収されるためには溶解しなければならない．溶解性じゃな．このことについては，後で詳しく考えてみたいのじゃが，それ以外にどのような条件があるかな．

潤 井 戸：溶解性以外にですか．さあ，どのようなものでしょうか．

PK 先生：粘膜に分配するということじゃな．分配というのは，消化管液に溶けているものが，粘膜のほうに溶けて移るということじゃ．分配するためには，薬物は油に溶ける性質がないといけないということじゃ．

潤 井 戸：どうして油に溶ける性質なのですか．

PK 先生：消化管粘膜のいわゆる細胞膜は，脂質，つまり油とよく似た物質からできており，分配するためには，それに溶け込む必要があるのじゃよ．それを脂溶性といったり，親水性の反対の性質ということであるので疎水性ということもあるのじゃ．それで極端に水に溶けるようなもの（親水性の高いもの）は，粘膜に分配しないのじゃ．親水性の最たるものが，解離した物質，つまりイオン形物質なのじゃよ．

潤 井 戸：ということは，消化管粘膜から吸収されるためには分子形でなければならないということでしょうか．

PK 先生：そのとおり．分子形であって初めて，消化管粘膜細胞膜の脂質部分に分配し，やがては吸収されるのじゃ．もちろん分子形といっても適度な脂溶性をもっていないと粘膜には分配はしないのじゃが．そこで吸収が起こるためには，分子形の割合が大きいほうが有利に働くのじゃな．わかるかな．

潤 井 戸：はい．わかります．

PK 先生：分配の度合いを分子形の割合から見積もる理論は，pH 分配仮説と呼ばれているのじゃ．特にイオン形の比率は，Henderson–Hasselbalch の式を用いて計算できるので，Henderson–Hasselbalch 式による pH 分配仮説とも呼ばれているものじゃ．

潤 井 戸：Henderson–Hasselbalch 式については物理化学の講義で出てきました．

PK 先生：それについては，これから説明するが，感覚的な理解が重要じゃよ．つまり，例えば酸性物質であれば，酸性側で分子形の割合が増え，アルカリ側では逆に減るということじゃよ．

潤 井 戸：ということは，塩基性物質であれば，酸性側で分子形の割合が減り，アルカリ側では増えるということですよね．

PK 先生：そのとおりじゃ．そこで，Henderson-Hasselbalch 式についてじゃが，例えば酸性薬物について考えてみよう．まずその解離定数を K_a（K_a の a は acid 酸に由来している）とすると，式（13-1）のような関係が成り立ち，

$$K_a = \frac{[\text{R-COO}^-] \cdot [\text{H}^+]}{[\text{R-COOH}]} \tag{13-1}$$

さらにこの式の両辺を対数に変換すると，

$$\log K_a = \log [\text{H}^+] + \log \frac{[\text{R-COO}^-]}{[\text{R-COOH}]}$$

となり，さらに pH $= -\log [\text{H}^+]$ および $pK_a = -\log K_a$ であるので，

$$\text{pH} = pK_a + \log \frac{[\text{R-COO}^-]}{[\text{R-COOH}]} \tag{13-2}$$

これが Henderson-Hasselbalch 式といわれるものじゃよ．

さらに式（13-2）を変換すると，式（13-3）のようになり，これが酸性物質の場合の分子形の割合と pH の関係となるのじゃ．この式は，Henderson-Hasselbalch 式よりも実用的であるので，覚えておいたほうがよいのう．

$$\boxed{\frac{[\text{R-COOH}]}{[\text{R-COOH}] + [\text{R-COO}^-]} = \frac{1}{1 + 10^{\text{pH} - pK_a}}} \tag{13-3}$$

塩基性物質についても，同様にして分子形の割合と pH の関係を求めると式（13-4）のようになる．

$$K_b = \frac{[\text{R-NH}_3^+] \cdot [\text{OH}^-]}{[\text{R-NH}_2]}$$

あるいは

$$K_a = \frac{[\text{R-NH}_2] \cdot [\text{H}^+]}{[\text{R-NH}_3^+]}$$

（なお $K_a \cdot K_b = [\text{H}^+][\text{OH}^-] = K_w$）であるので，

$$\boxed{\frac{[\text{R-NH}_2]}{[\text{R-NH}_3^+] + [\text{R-NH}_2]} = \frac{1}{1 + 10^{pK_a - \text{pH}}}} \tag{13-4}$$

潤 井 戸：はい．わかりました．上の式をよくみると，酸性物質と塩基性物質の違いは指数部分の符号が逆転しているということですね．

PK 先生：そうじゃ．そのことを理解して式を覚えておくことじゃな．それでは $pK_a = 4$ の酸性物質の場合では，pH 2，pH 3，pH 4，pH 5，pH 6 の分子形の割合はどのようになるかな．

潤 井 戸：これは電卓を使えば簡単に計算できます．
pH 2 のときは 0.990，pH 3 のときは 0.909，pH 4 のときは 0.5，pH 5 のときは 0.09，pH 6 のときは 0.009 となります．pH が pK_a と等しいとき，分子形の割合が 0.5 となりました．

PK 先生：よくできた．酸性物質と塩基性物質について，pK_a が 3 ～ 5 の範囲で，分子形の割合が pH の変化でどのようになるのかをグラフで示したのが図 13-2 じゃ．

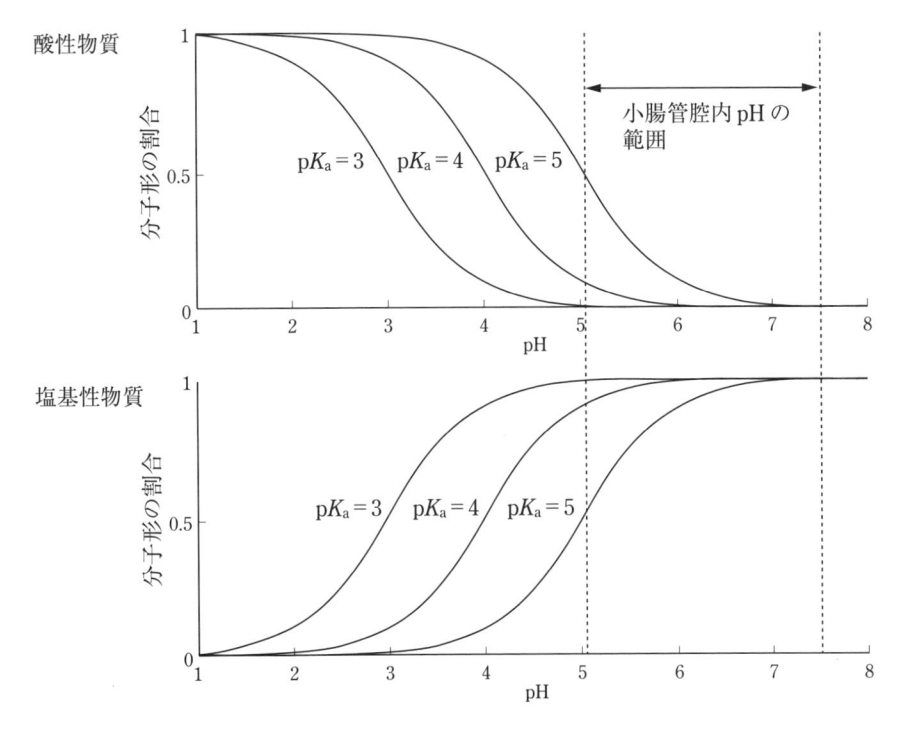

図13-2 酸性および塩基性物質の分子形の割合

潤井戸：この図をみると，例えば塩基性物質であれば，小腸管腔内 pH である pH 5〜7.5 の範囲では分子形の割合が高いために，分配ということではあまり問題にはならないようですね．一方，酸性物質では，pH 5 以下となると分配性がどんどん低下していくので，小腸からは吸収しにくくなるのでしょうね．

PK 先生：そのとおりじゃ．pH 分配仮説によれば，塩基性物質は小腸から吸収されやすいということになる．それでは酸性物質は胃から吸収されるのかというと，これはまた別の要素も考慮にいれなければならないのじゃが，それについては後で説明する．

13-1-4　pH と溶解度の関係

PK 先生：先ほども話しに出てきたことじゃが，吸収されるためには，何よりもまず薬物は消化管液（あるいは水）で溶ける必要がある．それでは，水への溶解度はどのようにして決まるのかじゃ．溶解度とは，もうこれ以上溶けないというぎりぎりの溶液の濃度（飽和状態の濃度）のことじゃが，中性の薬物では溶解度は分子形の飽和濃度で決まるのじゃ．それでは酸性物質の溶解度はどのようにして決まるのだろうか．わかるかな．

潤井戸：溶解度は分子形とイオン形の濃度を足したもので決まり，分子形の飽和濃度とイオン形の飽和濃度の足し算でしょうか．

PK 先生：うん．7 割がたは当たっているが，完全ではない．確かに溶解度は分子形の濃度とイオン形の濃度を足したものである．しかし飽和になるのは分子形であって，イオン形の濃度は

単に，分子形との解離平衡で決まるのじゃよ．そのときにpHが重要になってくる．それは塩基性物質でも同じことじゃ．式（13-5）と式（13-6）をみることじゃ．

<酸性物質の溶解度（S_T）>

$$S_T = [\text{R-COOH}]_S + [\text{R-COOH}^-]$$

$$= [\text{R-COOH}]_S + \frac{K_a \cdot [\text{R-COOH}]_S}{[\text{H}^+]}$$

$$= [\text{R-COOH}]_S \cdot (1 + 10^{\text{pH}-pK_a}) \tag{13-5}$$

<塩基性物質の溶解度（S_T）>

$$S_T = [\text{R-NH}_2]_S + [\text{R-NH}_3^+] = [\text{R-NH}_2]_S \cdot (1 + 10^{pK_a-\text{pH}}) \tag{13-5}$$

なお[R-COOH]$_S$，[R-NH$_2$]$_S$は飽和溶解．Sはsaturationの意味．

潤井戸：先ほどの分子形の割合と溶解度は逆の関係になっていますね．

PK先生：そのとおりじゃ．酸性物質は，pHがpK_aと等しいところで分子形溶解度の2倍となり，それ以上で指数関数的に上昇するのだが，一方の塩基性物質ではその関係は逆で，pHがpK_aよりも低いところで溶解度は高く，pK_aと同じpHで溶解度は分子形溶解度の2倍となり，それよりも高いpHとなると，ほとんど分子形の溶解度で決まってしまうものじゃ．

潤井戸：吸収という点では，溶解度のことも考え，イオン形の割合も考えると，pHの影響は単純ではなさそうですね．

PK先生：そのとおりじゃ．しかし，溶解性が問題になるのは主に塩基性薬物であり，その場合でも分子形の溶解度が1つの目安になり，分子形の溶解度が10 μg/mL以上であれば，溶解度はあまり問題にはならないといわれている．

13-1-5　吸収のプロセス

PK先生：先ほども，酸性薬物は主に胃で吸収されるのかどうかという話が出てきたが，消化管というのは食道から始まり，胃，小腸，大腸というふうにつながった一連のもので，そこを薬物が移動する過程で吸収されるので，一義的には判断できないのじゃな．そこで吸収のプロセスについて，もう少し詳細に考えてみることにしよう．

潤井戸：よろしくお願いします．

PK先生：これは一般的な話ではあるが，錠剤やカプセルなどでは，まず胃の中で崩壊し，崩壊して放出された顆粒が溶けて，さらに胃で溶けたものは，一部胃粘膜から吸収されるが，一定の時間が過ぎると，未吸収の薬物は胃内から排出されて小腸に移行して，小腸の粘膜を透過して吸収されるのじゃよ．つまり個々の消化管部位での吸収率を決めているのは，pH分配仮説で決まる粘膜透過性と，消化管液に溶けた薬物が消化管下部に移動していく速度と，粘膜の有効表面積ということになるのじゃな．

潤井戸：わかりました．

13-1-6 胃からの吸収

PK先生：胃内のpHは，空腹時にはpH1～2程度であるが，食後ではpH3～5に上昇し，十二指腸潰瘍などの疾患患者では著しく低く，無酸症患者では高いといわれている．また，投与された薬物によって胃内pHは変動するのじゃ．例えば，プロトンポンプ阻害薬（オメプラゾールなど）やヒスタミンH_2受容体遮断薬（シメチジン，ラニチジン，ファモチジンなど），抗コリン薬（アトロピン，プロパンテリンなど）などは胃液分泌を抑制し，胃内のpHを上昇させるのじゃ．もちろん制酸薬なども胃内のpHをかなり上昇させるのじゃな．

潤井戸：胃内pHが上昇するということは，酸性薬物の吸収は不利になるのでしょうか．

PK先生：吸収率にはあまり影響はしないといわれておる．もともと胃の粘膜の表面積は小腸に比べて小さいので，そこから吸収されるものは少なく，またいつまでも胃に留まっているわけではなく，一定の時間が経つと小腸のほうに排出されるので，酸性物質であっても小腸，特にpHがそれほど高くない部位（十二指腸や小腸上部のpHは5程度）で吸収されるので，胃内のpHの上昇はあまり影響がないのじゃよ．

潤井戸：わかりました．

13-1-7 腸管からの吸収

PK先生：薬物の腸管吸収は，薬物が腸管粘膜表面までの拡散過程と粘膜の透過過程で律速される．さらに，腸管を微視的にみると，十二指腸の約pH5から小腸下部のpH7～8と変化しており，また，腸管粘膜細胞からプロトンが分泌されており，腸管膜表面の近傍は絨毛構造のため拡散されず（非撹拌層：pH6.5～6.8），腸管腔のpH（7.4）より酸性側に傾いているのじゃ．

潤井戸：ああ，そうですか．pHも，粘膜の表面と腸管の内部とでは，そのように違うのですか．

PK先生：そうじゃ．そのようなわけで，酸性薬物も腸管から受動的に吸収されるのじゃよ．薬物の腸管からの吸収は胃からの薬物の吸収のように単純化できず，見かけの腸管のpHを基準にすると，いわゆるpH分配仮説に合わない場合もあるのじゃよ．しかし大腸のpHは7～8であり，直腸からの薬物吸収は単純拡散でpH分配仮説に従っているのじゃな．

潤井戸：わかりました．

DIALOGUE
13-2 腎尿細管からの再吸収

PK先生：ところで薬物の吸収というのは消化管粘膜ばかりではなく，口腔粘膜や，鼻粘膜，肺の粘膜など，いろいろあって，薬物はそこからも多かれ少なかれ吸収されるのじゃが，他にも

一度分泌されて後に再吸収されるという変わった形での吸収もあるのじゃが，聞いたことがあるかな．

潤井戸：再吸収といえば，腎尿細管からの再吸収のことでしょうか．

PK先生：そのとおりじゃ．腎の尿細管からの再吸収じゃ．では，それはどういうものかわかるかな．

潤井戸：いいえ，あまりよくわからないのですが．

PK先生：そうじゃな．まず図13-3を見てみることじゃ．

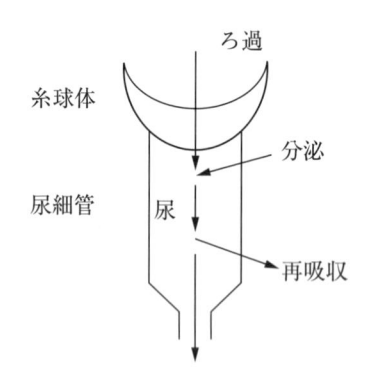

図13-3 尿細管からの再吸収

腎臓から排泄されるような薬物の場合，糸球体からろ過され尿へと排泄される経路と，尿細管から尿へと分泌される経路があるのじゃが，排泄されたものが，そのまますべて尿に排泄されるとは限らないのじゃよ．

潤井戸：それはどういうことでしょうか．

PK先生：尿細管のところで，尿とともに排泄された薬物は，再び尿細管の粘膜側に分配して（受動拡散），血液側に吸収されるのじゃが，そのことを再吸収というのじゃ．

潤井戸：わかりました．

PK先生：それでじゃ．多くの薬物の再吸収は受動拡散によるためpH分配仮説に従うので，尿のpHの影響を受けるのじゃな．

潤井戸：尿のpHは変動するのでしょうか．

PK先生：尿のpHは通常は6近辺であるが，食事，薬物，患者の状態，日内リズムなどで変動し，強制的な酸性化やアルカリ化ではpHは4.5〜7.5までの範囲で変動するのじゃな．

潤井戸：はい．ありがとうございました．

CHAPTER 14

濃度変化の速度論

竜　　馬：伏見からきた坂本竜馬です．薬物動態については，大分わかるようになったのですが，今ひとつの感もあります．どうかよろしくお願いします．

PK先生：竜馬君か．頼もしい名前じゃの．ところで薬物動態学における速度論の中で，やや抽象的で難しいのが**分布容積**と**クリアランス**の概念といわれているのじゃが，しかしこれはそれほど難しいことではないのじゃ．体の中で起きていることを想像するから難しいのであって，実は，薬物動態学で用いられる速度論は非常に単純で，より身近にあるものをモデルとして用いているのじゃよ．本日はそれらのモデルを用いて，速度論の復習をしてみよう．

竜　　馬：よろしくお願いします．どのようなモデルでしょうか．

PK先生：**加水分解反応モデル**じゃ．基本的には**一次反応速度論**であるのじゃが，薬物が水溶液において加水分解する際の速度論じゃ．しかしそれと薬物動態学における速度論を結び付けるためには，少し別のことを考える必要があるのじゃ．

竜　　馬：どのようなことですか．

PK先生：これは私が名付けたのじゃが，**液入れ替えモデル**と**瞬時分配平衡モデル**じゃ．まあ，それほど難しいことではなく，常識的に考えればわかることじゃ．これから順序立てて説明しよう．練習問題もいくつか作ってみたが，それをきちんと解くことも，分布容積やクリアランスの概念の完全理解につながるので，必ずやることじゃ．

竜　　馬：わかりました．

DIALOGUE

14-1　加水分解反応モデル

PK先生：これは第1章でも述べたが，いったん，血中に入った薬物（急速静注を想定する）は主に肝臓での代謝や腎臓からの排泄で消失するが，その消失は，その時その時の血中薬物濃度（濃度の一乗）に比例して起こる（一次反応）．この原理は実は水溶液中で物質（図14-1

$$\text{物質 A} \xrightarrow{kC_A} \text{物質 B}$$
$$(C_A)$$

図 14-1 一次反応による消失

では物質 A）が加水分解して消失する場合とまったく同じといえるのじゃ．

竜　　馬：一次反応については物理化学で学びました．

PK 先生：そこで物質 A の濃度が変化する速度は式（14-1）で示されるのじゃ．C_A は物質 A の濃度で，右辺の k は速度定数じゃ．k のディメンジョンは 1/hr あるいは 1/min じゃ．

$$\boxed{\frac{dC_A}{dt} = -k \cdot C_A} \tag{14-1}$$

竜　　馬：濃度の変化（速度）は濃度を時間で微分した式で示されることは習いましたが，どうして右辺にマイナスが付くのでしょうか．

PK 先生：よい質問じゃ．濃度や量が増える場合にはその速度はプラスで，減少する場合にはマイナスじゃ．体内からの消失とか分解の場合はそのためマイナスが付くのじゃ．

竜　　馬：それでは，どのような場合に増えるのでしょうか．

PK 先生：この場合についていうなら，加水分解してできる物質 B に着目し，その濃度を C_B とすると，式（14-1）（ただし C_A を C_B と置き換える）の右辺の符号はプラスとなるのじゃ．

竜　　馬：わかりました．

PK 先生：ところで式（14-1）は微分方程式で，これを解いて初めて，濃度と時間の関係がわかるのじゃが，その解き方についてはわかるかな．

竜　　馬：いいえ，教えていただけませんか．

PK 先生：数Ⅲで習ったと思うのじゃが，この場合は微分方程式の解法の最も簡単なものである変数分離法（付録）を用いて解くことができる．つまり，C_A に関するものはすべて左辺に，t に関したものはすべて右辺に移動し，両辺を積分するということじゃ．

$$\int_0^t \frac{dC_A}{C_A} = -k \int_0^t dt \tag{14-2}$$

$1/C_A$ を C_A で積分すると，$\ln C_A$ となるが（付録），0 から t までの定積分を考えると，

$$\ln C_A - \ln C_{A0} = -kt$$

あるいは

$$\boxed{\ln \frac{C_A}{C_{A0}} = -k \cdot t} \tag{14-3}$$

さらに，対数（自然対数）を指数関数（付録）に変換すると式（14-4）となる．

$$\boxed{C_A = C_{A0} \cdot e^{-kt}} \tag{14-4}$$

これが，濃度と時間の関係じゃ．

竜　　馬：e はどのようなものですか．

PK 先生：ネイピア数といって，約 2.71828 … の値（フナヒトハチフタハチと覚える）をとる特殊な数字じゃ．円周率は π（約 3.1415 …）ということは知っていると思うが，それとよく似たものじゃ．

竜　　馬：わかりました．

PK 先生：ちなみに，$k = 0.693$/hr，$C_{A0} = 100$ μg/mL として，濃度の時間推移をグラフに示すと，図 14-2 のようになるのじゃ．

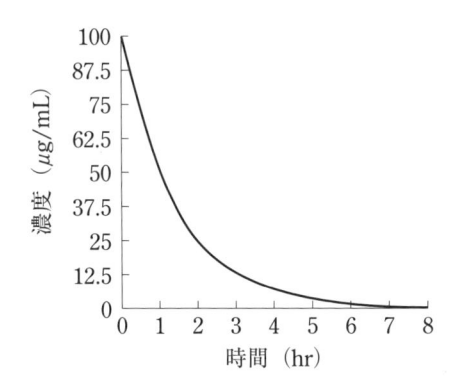

図 14-2　薬物濃度の減衰曲線

このように，濃度 C_A は時間とともに指数関数的に減衰していく曲線を描くことがわかるじゃろう．この時間推移は，急速静注により投与した血中濃度曲線と類似したパターンをとるのじゃ．

竜　　馬：減衰曲線ですか．

PK 先生：そうじゃ．この曲線にはある 1 つの特徴があるのじゃが，わかるかね．

竜　　馬：いいえ，どのような特徴でしょうか．

PK 先生：濃度が最初の濃度の 1/2 になるのは何時間後かな．

竜　　馬：目盛から読み取ると，大体 1 時間と思いますが．

PK 先生：そのとおり．$e^{-0.693} = 0.5$（ln 2 = 0.693）ということを考え，$e^{-0.693t} = 1/2$ を解けば $t = 1$ となる．それでは，その 1 時間後の濃度がさらに 1/2，つまり 1/4 になるのはさらに何時間後だろうか．

竜　　馬：1 時間後でしょうか．

PK 先生：そのとおり．さらに 1 時間後は 1/2（つまり $(1/2)^2$）に，さらに 1 時間後には 1/2（つまり $(1/2)^3$）にというふうに，指数関数的に減少していく特徴があるのじゃ．これは何も

第14章　濃度変化の速度論

1/2 に限った話ではない．1/3 や 1/5 になる時間に着目しても同じことがいえるのじゃ．

竜　馬：$k = 0.693$ 以外でも同じでしょうか．

PK 先生：もちろんじゃ．濃度が 1/2 になる時間を半減期 $t_{1/2}$ というのじゃが，半減期（$t_{1/2}$）と速度定数（k）を掛け合わせた値が 0.693 になる．この関係（数値も含め）は，薬物速度論では大変重要で，覚えておく必要があるのじゃ．

$$k \cdot t_{1/2} = 0.693 \tag{14-5}$$

DIALOGUE
14-2　液の入れ替えモデル

PK 先生：先程は，薬物の加水分解反応はその時その時の薬物の濃度に比例して起こることを述べ，濃度変化に関する式を導いたが，薬物の量的な変化についてはどうかな．

竜　馬：薬物の量的変化ですか．それについては $X = VC$ の関係を先程の式（14-1）に代入すると，式（14-5）のようになります．

$$\frac{dX}{dt} = -k \cdot V \cdot C \tag{14-5}$$

PK 先生：そうじゃ．この式からもわかるように，薬物の量的変化を考える場合には，速度定数（k）と溶液の容積（V）を掛け合わしたものが，量的な速度を決めることがわかる．薬物速度論では常に量的均衡（マスバランス）を考えて速度式を立てる必要があり，kV に着目することが重要であるのじゃ．kV は薬物速度論ではクリアランス（CL）と呼ばれるものじゃが，加水分解反応においては，その系における正味の加水分解"能"を示すパラメータといえるかも知れんな．

$$CL = k \cdot V \tag{14-6}$$

竜　馬：それがどうして重要なのでしょうか．

PK 先生：式（14-6）を見る限りでは k が決まって CL が決まるように見えるが，実は逆じゃ．液の入れ替えモデル（典型的なクリアランスモデル）でそれについて説明をしよう．

竜　馬：液の入れ替えモデルですか．

PK 先生：そうじゃ．元々クリアランスには"一掃する"とか"入れ替える"という意味があるのじゃ．よく商店などでは定期的に品物を大幅に入れ替えるために"クリアランスセール"が行われるが，薬物速度論におけるクリアランスはそれに近いと考えるとよいのじゃ．

竜　馬：わかりました．

PK 先生：それで 1 つ問題を出そう．いまここに薬物溶液があるとして，1 分ごとに，液の半分を水

と入れ替えると，2分後，3分後には濃度がどうなっているか．これが問題じゃ．

竜　馬：1分後には1/2ですから，2分後には $(1/2)^2$，3分後には $(1/2)^3$ となります．

PK先生：これは加水分解で述べた結果と全く同じで，濃度は指数的に減衰していくことがわかるだろう．

竜　馬：そうですね．

PK先生：それでは，最初の液の容積を V_0 (mL) として，毎分当たり Q (mL/min) で連続して入れ替えていけばどうなるだろうか．しかし，その前にこれを実験的にできるような1つの装置を紹介しておこう．

竜　馬：どのような装置でしょうか．

PK先生：図14-3で示したような装置じゃ．ビーカーに容積 V_0 (mL) の薬物水溶液が入っている．溶けている薬物の量は X_0 (mg)，濃度は C_0 (mg/mL) じゃ．そこで，さらにビーカーにチューブを差し込んで，ポンプを用いて一定速度 Q (mL/min) で薬液を汲み出し，同時に汲み出した容積を補うように水を補給する．これがその装置じゃ．もちろん薬液はよく撹拌されているとするのじゃ．

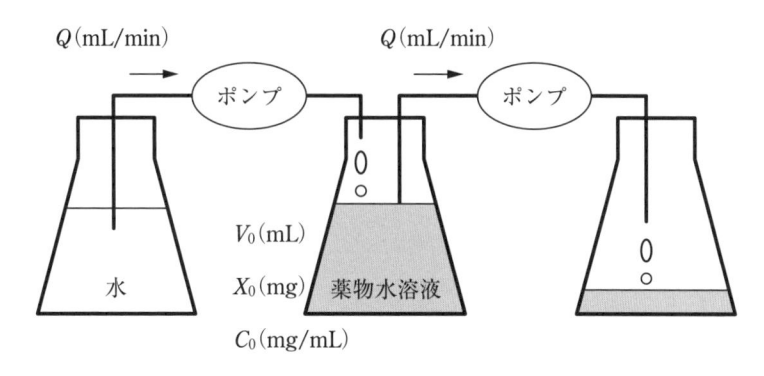

図14-3　液の連続入れ替えモデル

竜　馬：わかりました．

PK先生：そこで，この装置を使って液を入れ替えていったときに，薬物水溶液の濃度はどのように変化するであろうか．これが問題じゃ．

竜　馬：どのように考えればよいのでしょうか．

PK先生：まず，薬物の量的変化を示す速度式を立てることじゃ．毎時間，汲み出しにより減少する薬物量は，その時その時のビーカー内の薬物濃度（C）に汲み出し速度（Q）を掛け合わせたものじゃ．水を補給しているが，これは溶液の体積を一定にするためだけのもので特に考慮する必要はないんじゃよ．

竜　馬：dX/dt についての式を考えればよいのですね．それは式（14-7）のようになります．

$$\frac{dX}{dt} = -Q \cdot C \tag{14-7}$$

$X = CV$ の関係から，式を変形すると，

$$\frac{dC}{dt} = -\left(\frac{Q}{V}\right) \cdot C \tag{14-8}$$

それで $k = Q/V$ とおくと，先程の加水分解反応と同じ式になります．

PK 先生：そのとおりじゃ．薬物濃度の時間変化は，先程の加水分解反応と同じで，図 14-2 と同じような減衰曲線を示す．それで加水分解による濃度の減少も，このような汲み出しによる濃度の減少も，速度論的に見れば同じということじゃ．

竜　馬：そうですね．

PK 先生：ところで，この式の Q に着目することじゃ．これが先程のクリアランス（CL）に相当するのじゃ．ここで重要なのは，最初に Q があり，その後，k や $t_{1/2}$ が決まるということじゃ．

竜　馬：わかりました．

PK 先生：クリアランスのディメンジョンについてはわかるじゃろうね．流速のディメンジョン，つまり単位時間当たりの容積 mL/hr あるいは mL/min ということじゃ．

竜　馬：どうしてそのようになるのでしょうか．

PK 先生：$CL = kV$ の関係から容易にわかるはずじゃが，元来，液を流し出して中の溶液を入れ替えるということを考えれば，流速のディメンジョンをとることは感覚的にもわかるはずじゃ．

竜　馬：そうですね．

PK 先生：薬物速度論においては，どのような場合にも，クリアランスを念頭において速度式を立てることがポイントとなるのじゃ．これは次に説明することじゃが，瞬時分配平衡が関係する液系では，クリアランスを念頭に置かないと速度式は立てられないのじゃ．

竜　馬：瞬時分配平衡ですか．

PK 先生：それについてはつぎに説明しよう．

DIALOGUE

14-3　瞬時分配平衡モデル

PK 先生：ビーカーの中に，ある薬物の水溶液が入っている．このときの溶液の容積は V_1 (mL) で，溶液には X_0 (mg) の薬物が溶けている．そこに水とは混和しないオクタノールを V_2 (mL) 加え，十分に撹拌するのじゃ．水はオクタノールに比べてやや比重が高いので下層に沈む（図 14-4）．そのとき水に溶けている薬物は，一定の割合だけオクタノール層に移動する．これを分配というのじゃ．

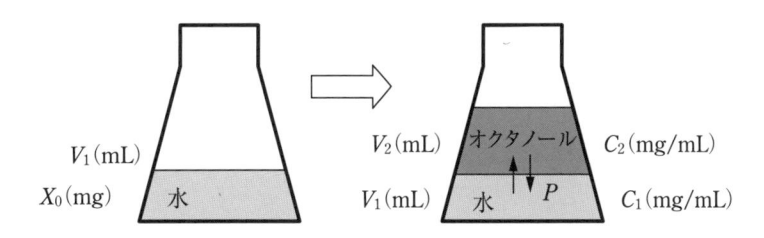

図 14-4 分配平衡

竜　　馬：どうして一定の割合で分布するのでしょうか．

PK 先生：よく撹拌していると，やがてはオクタノールの層に移動する速度と水の層に戻る速度とのバランスがとれ，分配の割合が一定となるのじゃ．バランスがとれた状態を平衡といい，分配においては分配平衡というのじゃ．

竜　　馬：分配の比率はどのようにして決まるのでしょうか．

PK 先生：よい質問じゃ．それは薬物の水への溶解性に対するオクタノールへの溶解性の比で決まり，このような比率を**分配係数（P）**というのじゃ．いろいろな薬物によりこの分配係数は大きく変動するので，対数（$\log P$）で表示されることもある．$\log P$ が仮に 1 であれば，$P = 10$ ということになる．この薬物は水に比べてオクタノールには 10 倍溶けやすいということになるのじゃ．

竜　　馬：これはオクタノールに限った話でしょうか．

PK 先生：いやそういうことではないんじゃ．オクタノールは有機溶媒で，生体の脂質と同程度の脂溶性をもっているので，薬物の組織分配性の尺度としてよく使われるが，別にどのような溶媒にも当てはまる話じゃ．

竜　　馬：わかりました．

PK 先生：そこで 1 つ問題を出そう．この薬物の分配係数が P とした場合，分配平衡時にはどれだけの薬物が水層に残っていることになるか．これが問題じゃ．ヒントを 1 つ出しておこう．まず分配平衡に達したときの水溶液およびオクタノールに溶けている薬物の絶対量をそれぞれ X_1 および X_2 とし，また濃度をそれぞれ C_1 および C_2 として考えてみることじゃ．

竜　　馬：次のような関係式が成り立ちます．

$$X_0 = X_1 + X_2 \tag{14-9}$$

$$P = \frac{C_2}{C_1} = \frac{X_2 \cdot V_1}{X_1 \cdot V_2} \tag{14-10}$$

この 2 式から X_2 を消去すると，次のようになります．

$$X_1 = \frac{X_0}{1 + \left(\dfrac{V_2}{V_1}\right) \cdot P} \tag{14-11}$$

PK先生：それはよくできた．それでは水溶液の濃度 C_1 はどうなるのかね．

竜　馬：水の容積は V_1 ですので，つぎのような式となります．

$$C_1 = \frac{X_1}{V_1} = \frac{X_0}{V_1 + V_2 \cdot P} \tag{14-12}$$

PK先生：よくできたのう．ところで動態パラメータの1つに分布容積（Vd）というものがあることを述べたが，式（14-12）における右辺の分母が薬物動態学でいう Vd に相当するのじゃ．

竜　馬：薬物動態学でも，分布容積は分配係数を調べることにより求めるのでしょうか．

PK先生：いやそういうことではないんじゃ．わかりやすくするために，式（14-12）を少し変形してみよう．

$$\boxed{Vd = V_1 + V_2 \cdot P = \frac{X_0}{C_1}} \tag{14-13}$$

体の中にはいろいろな組織や臓器があり，それぞれの組織によって分配係数も異なり，それを詳細に調べて分布容積を求めることは至難の業じゃ．しかし，急速静注した場合に得られる投与直後の血中濃度を C_0（式（14-12）や式（14-13）では C_1）とすると，式（14-12）や式（14-13）の右辺のように投与量 X_0 を C_0 で除すことにより求めることができるのじゃ．

竜　馬：感覚的には，分布容積は水の容積 V_1 とオクタノールの容積 V_2 を足したものと思えるのですが．

PK先生：いやそうではないのじゃ．感覚的にいうなら，オクタノールを水から分離し，水溶液の濃度と同じ濃度となるようにオクタノールで希釈したときのオクタノール溶液の容積（V_2P）と水溶液の容積（V_1）を足したものと考えたほうがよい．ともかく，機械的に計算される仮想のものと考えておいたほうがわかりやすいのじゃ．

竜　馬：しかし，そのような仮想のパラメータがどうして重要なのでしょうか．

PK先生：よい質問じゃ．それは徐々に説明するが，まず，ここで1つ簡単な問題を出そう．

竜　馬：どのような問題でしょうか．

PK先生：先程の水－オクタノールを用いた分配平衡モデルにおいて，水層に位置する薬物水溶液を半分だけ水と入れ替えた場合に，濃度はどのようになるか．これが問題じゃ．

竜　馬：半分にはならないことは感覚的にはわかりますが．

PK先生：それはそうじゃが，計算ではどのようになるのかじゃ．入れ替え前の総薬物量を X_0，入れ替え前後の水層の濃度を C_1 および C_1'，さらに分布容積（Vd）を考えればよいのじゃ．

竜　馬：入れ替え前後の水層の濃度は，$C_1 = X_0/Vd$ となり，入れ替え後の濃度は $C_1' = (X_0 - V_1C_1/2)/Vd$ となり，前後での濃度の比は，式（14-14）のようになります．

$$\frac{C_1'}{C_1} = \frac{Vd - \dfrac{V_1}{2}}{Vd} \tag{14-14}$$

PK 先生：よくできた．それでこの式の意味じゃが，2 層からなる薬物の溶液，総容積は $V_1 + V_2$ であるが，それらを容積が Vd（式（14-12））の均一な水溶液とみなし（想像し），その仮想の水溶液に対して，実際の水層の容積の半分に相当するだけ水で置き換えたときの濃度と考えればよいのじゃ．そう考えると，この分布容積 Vd は大変便利でかつ重要なパラメータなのじゃ．わかるかな．

竜　馬：わかりました．

PK 先生：瞬時分配平衡が成り立つ系の速度論については，練習問題 14-4 を解いてみると，さらに理解が深まるはずじゃ．

竜　馬：早速トライしてみます．ありがとうございました．

練習問題

問 14-1 加水分解する薬物がある．この薬物は，粉末として水に加えると直ちに溶解することと加水分解の半減期は1時間であることがわかっている．そこで水 100 mL に対して濃度が 100 µg/mL になるように薬物を加え，2時間経過後に，最初に加えた量の2倍量の薬物を加え，それから2時間後に薬物の濃度を測定したら，最初に加えた時点の濃度に比べ濃度は何倍になっているか．

問 14-2 下図に示すように物質Aが分解して消失する際，物質Bができる反応と物質Cができる反応が同時に起こるとする．また物質Aから物質Bへの反応の速度定数は k_1 (hr^{-1}) であり，物質Aから物質Cへの反応の速度定数は k_2 (hr^{-1}) であるとする．最終的に生成される物質Bおよび物質Cの割合はどのようになるか．

$$\text{物質B} \xleftarrow{k_1 C_A} \text{物質A} \xrightarrow{k_2 C_A} \text{物質C}$$
$$(X_B) \qquad\qquad (X_A) \qquad\qquad (X_C)$$

同時反応モデル

問 14-3 下図のように，ビーカー内に容積 V_0 (mL) の薬液が入っていて，1本の透析カラムを使って灌流実験（液の一部を系外の装置に通した後，もとに戻す操作）を行ったとする．なおビーカー内の薬液はよく撹拌されていると仮定する．この場合のビーカー内の薬物濃度が半分に減少するまでの時間を求めよ．ただし灌流における流速を Q (mL/min)，薬液が透析カラムを通過のするときに除去される薬物の割合（抽出率）を E とする．

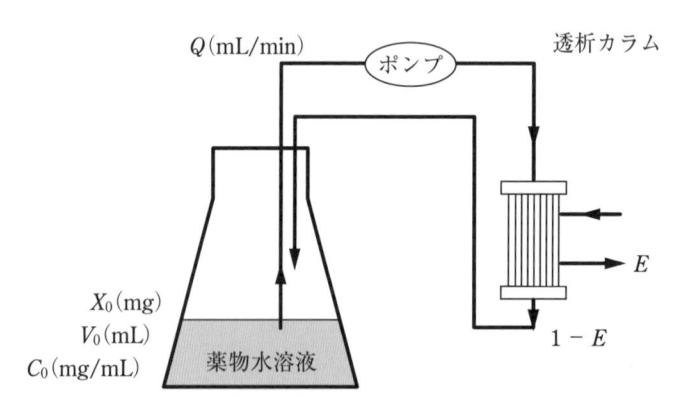

透析カラムを用いた灌流モデル

問 14-4 下図のように，水 V_1 (mL) とオクタノール V_2 (mL) の 2 層に薬物が分配平衡を保ちながら水中で加水分解するとする．なおゼロ時間における両層を合わせた薬物の絶対量は X_0 (mg) とし，分配平衡は瞬時に起こるとする（分配係数：P）．またオクタノール層を含まない水単独の系での加水分解の半減期は $t_{1/2}$ (hr) とする．それではオクタノールの層を含む分配平衡の系において，半減期は水単独の系に比べ何倍に延長するか．

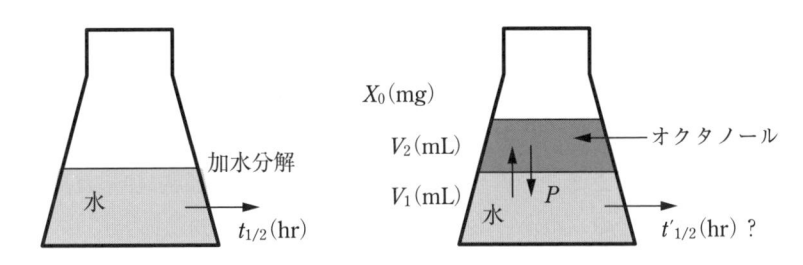

瞬時分配平衡系での加水分解モデル

第14章 濃度変化の速度論

GET A HINT
竜馬のヒント

問 14-1 竜馬：2つの解法が考えられる．すなわち加水分解の速度はその時その時の薬物の溶液に比例するので，最初に薬物を加えたときの1時間の濃度は，イ 倍になっており，さらに1時間後の濃度も同じ割合で減少するので，ロ 倍となっている．したがって，2度目に薬物を加えた時点の濃度は ハ となる．そこで，この溶液が2時間経過後の濃度はどうなっているかを考えればよい（ただしこの解法は2-コンパートメントモデルでは使用できない）．

もう1つは，最初に薬物を加えてできた薬物溶液（100 μg/mL）をそのまま4時間放置したときの濃度は ニ 倍となり，また最初に加えた薬物は存在しないと仮定した場合の，後から加えてできた薬物溶液（200 μg/mL）の2時間後の濃度は ホ となっているはずであるので，その両者を加えた濃度がどうなっているか考えればよい．

問 14-2 竜馬：まずは物質 A の消失，物質 B と物質 C の生成の速度式を立てるのが先決．
速度式は

$$\frac{dC_A}{dt} = -(\boxed{イ} + \boxed{ロ}) \cdot C_A$$

$$\frac{dC_B}{dt} = \boxed{イ} \cdot C_A$$

$$\frac{dC_C}{dt} = \boxed{ロ} \cdot C_A$$

となる．それからそれぞれの微分方程式を解くと

$$C_A = C_{A0} \cdot e^{-(\boxed{イ}+\boxed{ロ}) \cdot t}$$

$$C_B = \frac{\boxed{イ}}{\boxed{イ} + \boxed{ロ}} \cdot C_{A0} \cdot e^{-(\boxed{イ}+\boxed{ロ}) \cdot t}$$

$$C_C = \frac{\boxed{イ}}{\boxed{イ} + \boxed{ロ}} \cdot C_{A0} \cdot e^{-(\boxed{イ}+\boxed{ロ}) \cdot t}$$

問 14-3 竜馬：薬物の絶対量の減少速度は透析カラムにより毎時間ごとに透析除去される量に等しいと考えるとよい．すなわち，

$$\frac{dX}{dt} = -\boxed{イ} \cdot \boxed{ロ} \cdot C$$

したがって CL は

$$CL = \boxed{イ} \cdot \boxed{ロ}$$

また速度定数 k は

$$k = \frac{\boxed{イ} \cdot \boxed{ロ}}{\boxed{ハ}}$$

したがって $t_{1/2}$ は

$$t_{1/2} = 0.693 \cdot \frac{\boxed{ハ}}{\boxed{イ} \cdot \boxed{ロ}}$$

問 14-4　竜馬：まず水単独の系における加水分解速度定数（単位容積当たりの加水分解"能"）は

$$k = \frac{0.693}{\boxed{イ}}$$

分配平衡における水層全体における加水分解"能"，つまりクリアランス（CL）は上記の加水分解定数に水層の容積を掛けたものであるので，

$$CL = \frac{0.693 \cdot \boxed{ロ}}{\boxed{イ}}$$

次に，このクリアランスを使って，薬物の量の変化に着目して，分配平衡下での加水分解に関する速度式を立てればよい．すなわち，

$$\frac{dX}{dt} = -\frac{0.693 \cdot \boxed{ロ}}{\boxed{イ}} \cdot C$$

また，$X = C \cdot Vd$

したがって

$$\frac{dC}{dt} = -\frac{0.693 \cdot \boxed{ロ}}{\boxed{イ} \cdot Vd} \cdot C$$

これを解いて

$$C = C_0 \cdot e^{-\frac{0.693 \cdot \boxed{ロ}}{\boxed{イ} \cdot Vd} \cdot t} = \frac{X_0}{Vd} \cdot e^{-\frac{0.693 \cdot \boxed{ロ}}{\boxed{イ} \cdot Vd} \cdot t}$$

したがって

$$t'_{1/2} = \frac{Vd}{\boxed{ロ}} \cdot \boxed{イ}$$

ところで，分配平衡の系における分布容積（Vd）は

$$Vd = \boxed{ロ} + \boxed{ハ} \cdot P$$

ANSWERS AND GUIDE
解答・解説

問 14-1　正解：9/16

これは，急速静注を反復した時の血中薬物濃度推移がどのようになるのかを想定した問題であるが，一次反応において成り立つ濃度曲線の重ね合わせの原理と線形性に関する問題でもある．

消失速度定数 k で消失する薬物を時間 τ を隔てて，最初は X_0 の投与量で，2 回目はその 2 倍の投与量で急速静注したとき（総投与量として $3X_0$），全体としての血中濃度は重ね合わせの原理により，下式のようになる．

$$C = \frac{X_0}{V_0} e^{-k \cdot t} + \frac{2 \cdot X_0}{V_0} e^{-k \cdot (t-\tau)}$$

ところで，この式の両辺を t で積分すると下式のようになり，

$$AUC = \int_0^\infty C dt = \frac{3 \cdot X_0}{V_0 \cdot k} = \frac{3}{V_0 \cdot k} \cdot X_0$$

この重ね合わせの原理が成り立つために，AUC と投与量（X_0）間に，比例関係（線形性）が成り立っていることが確認される（X_0 を AUC で除したものがクリアランスで，それが一定であることは薬物動態における線形速度論の基本原理）．

この血中濃度の重ね合わせの原理は，任意の少ない投与量を短期間にこまめに反復投与していった場合においても成り立つ（畳み掛けの原理：コンボリューション，付録）．つまり，注入速度や吸収速度がどのような投与においても成り立つ．

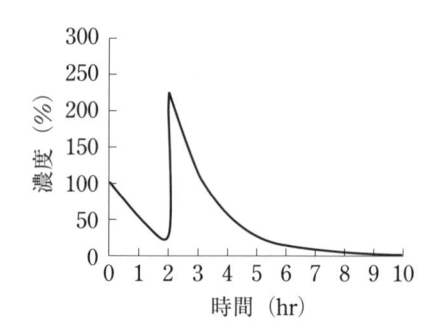

繰り返し投与後の血中濃度

ヒントの答え　イ：1/2，ロ：1/4，ハ：225 μg/mL，ニ：1/16，ホ：50 μg/mL

問 14-2　正解：$\dfrac{k_1}{k_1 + k_2}$，$\dfrac{k_2}{k_1 + k_2}$

二手に分かれ反応が起こる場合，それぞれの反応物のできる割合（extent）は正解に示したような各反応速度（あるいはクリアランス）の振り分けで決まる．この原理は応用度が高く，速度論の随所に当てはまる．例えば，消化管からの吸収率（F_a）

は，未吸収のまま排泄される速度あるいは消化管内で分解する速度（k_g）と吸収される速度（k_a）への振り分けで決まる．

$$F_g = \frac{k_a}{k_a + k_g}$$

また肝臓で代謝を受ける際の肝抽出率（E_h）は，肝血流速度（Q_h）と肝固有クリアランス（$CL_{h,int}$）の振り分けで決まる．

$$E_h = \frac{CL_{h,int}}{Q_h + CL_{h,int}}$$

ヒントの答え　イ：k_1，ロ：k_2

問 14-3　正解：$t_{1/2} = 0.693 \cdot \dfrac{V_0}{Q \cdot E}$ (min)

肝臓で代謝を受け消失する薬物の動態は，この透析除去モデルに置き換えて説明することができる．すなわち，体の中の全血液が全身循環を代表するような1つの大きな器（容積 Vd）に入っていると仮定し，その血液の一部が肝臓に流れ込み，血液中の薬物がそこで代謝を受け，代謝を免れた薬物は，血流に乗って元の器に戻るというモデルである．肝臓で代謝を受けるだけでなく，腎臓から排泄されることにより消失する薬物の動態においても，さらにもう1本透析カラムを並列につないだモデルで説明することができる．このようなモデルを**生理学的モデル**という（図）．

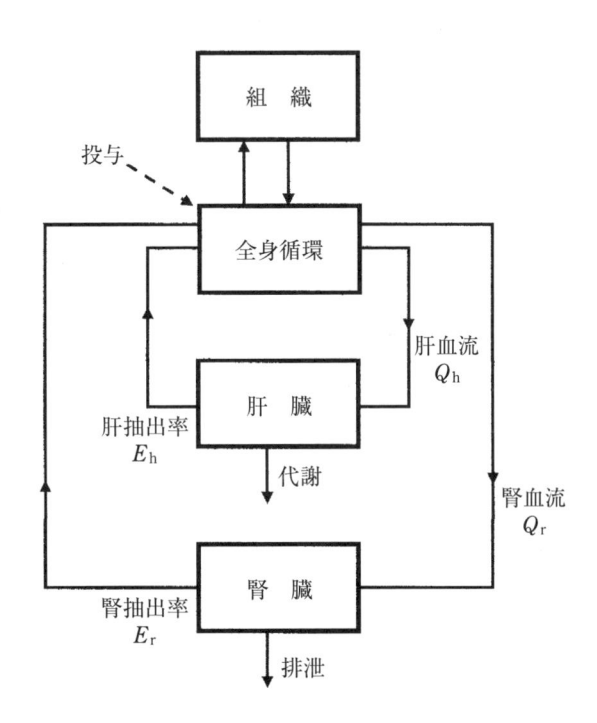

生理学的モデル

ヒントの答え　イ：Q，ロ：E，ハ：V_0

問 14-4 正解：$1 + \dfrac{V_2}{V_1} \cdot P$ 倍

一定のクリアランス（CL）に対して分布容積（Vd）が大きくなると消失速度定数（k_e）は小さくなり，消失の半減期（$t_{1/2}$）は長くなる．これらのパラメータは次のような関係にある．

$$\boxed{k_e = \frac{CL}{Vd} \quad \text{あるいは} \quad t_{1/2} = 0.693 \cdot \frac{Vd}{CL}}$$

したがって，仮想の値のように見える分布容積とはいえ，速度論を考える上で重要なパラメータとなる．

1-コンパートメントモデルは，下図（左）のような分布容積（Vd）を持った1つの部屋（つまり1-コンパートメント）を想定した薬物動態の解析モデルである．一方，このモデルをさらに発展させたものに下図（右）のような**2-コンパートメントモデル**がある．先程仮定したオクタノール層のような瞬時に分配平衡に達する層とは別に，分配平衡に達するには比較的時間がかかるような層が存在する場合に用いられる解析モデルで，実用性も高いが，やや複雑である．なお2-コンパートメントモデルにおける血中薬物濃度は，2つの指数関数の和 $C_1 = Ae^{-\alpha t} + Be^{-\beta t}$ で示される（付録）．

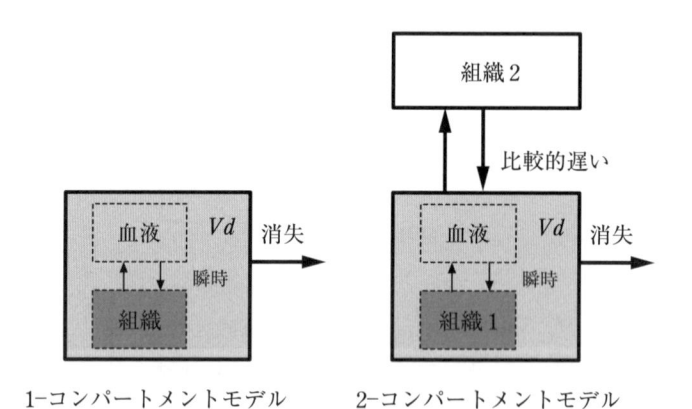

コンパートメントモデル

ヒントの答え イ：$t_{1/2}$，ロ：V_1，ハ：V_2

付録1　基礎数学

薬物速度論において使われる数学を列記する．

付録 1-1　対数と指数

$y = \log_{10} x$　　（常用対数）　⇔　$x = 10^y$
　　　　　　　　（常用対数は底を省略して表記することもある：$\log x$）

$y = \ln x = \log_e x$　（自然対数）　⇔　$(x = e^y)$　　$(e = 2.71812\cdots\cdots)$

$\log_a a = 1$　　$(a > 0,\ a \neq 1)$

$\log_a 1 = 0$　　$(a > 0,\ a \neq 1)$

$\log_a MN = \log_a M + \log_a N$　　$(a > 0,\ a \neq 1)$

$\log_a \dfrac{M}{N} = \log_a M - \log_a N$　　$(a > 0,\ a \neq 1)$

$\log_a M^k = k \log_a M$　　$(a > 0,\ a \neq 1)$

$y = 10^{\log_{10} y} = e^{\ln y}$　⇔　$\log_{10} y = \dfrac{1}{\ln 10} \ln y = \dfrac{1}{2.303} \ln y$

付録 1-2　等比数列

$a_n = ar^{n-1}$　　$(r \neq 1)$

$S_n = a + ar + ar^2 + ar^3 + \cdots\cdots ar^{n-1} = \dfrac{a(1 - r^n)}{1 - r}$　　$(r \neq 1)$

$S_\infty = \dfrac{a}{1 - r}$　　$(|r| < 1)$

付録 1-3　微分の基本公式

$\dfrac{dx^a}{dx} = ax^{a-1}$

$\dfrac{d(\log x)}{dx} = \dfrac{1}{x}$

$$\frac{de^{ax}}{dx} = ae^{ax}$$

$$\frac{d(ky)}{dx} = k\frac{dy}{dx} \quad (k\text{ は任意定数})$$

$$\frac{dy}{dx} = \frac{dy}{du} \cdot \frac{du}{dx} \quad (\text{合成関数の微分})$$

$$\frac{d(uv)}{dx} = \left(\frac{du}{dx}\right) \cdot v + u \cdot \frac{dv}{dx} \quad (\text{積の微分})$$

付録 1-4　積分の基本公式

$$\int x^a dx = \frac{x^{a+1}}{a+1} + C \quad (a \neq -1)$$

$$\int \frac{1}{x} dx = \log|x| + C$$

$$\int e^{ax} dx = \frac{1}{a} e^{ax} + C$$

$$\int kf(x)\,dx = k\int f(x)\,dx \quad (k\text{ は任意定数})$$

$$\int f'(x)g(x)\,dx = f(x)g(x) - \int f(x)g'(x)\,dx \quad (\text{部分積分})$$

$$\int t \cdot e^{-kt} dt = -\frac{t}{k} \cdot e^{-kt} + \frac{1}{k}\int e^{-kt} dt = -\frac{t}{k} \cdot e^{-kt} - \frac{1}{k^2} \cdot e^{-kt} + C$$

$$\int_a^b f(x)\,dx = F(b) - F(a) \quad \text{ただし} \quad \int f(x)\,dx = F(x) + C \quad (\text{定積分})$$

$$\lim_{n \to \infty} \sum_{k=1}^n f(x_k)\Delta x = \int_a^b f(x)\,dx \quad \text{ただし} \quad \Delta x = \frac{b-a}{n},\ x_k = a + k\Delta x \quad (\text{和の極限値})$$

〈薬物速度論で使われる積分の例〉

$$AUC = \int_0^\infty (A \cdot e^{-\alpha t} + B \cdot e^{-\beta t})\,dt = \frac{A}{\alpha} + \frac{B}{\beta}$$

$$MRT = \frac{\int_0^\infty t \cdot (A \cdot e^{-\alpha t} + B \cdot e^{-\beta t})\,dt}{AUC} = \frac{\left(\dfrac{A}{\alpha^2} + \dfrac{B}{\beta^2}\right)}{\left(\dfrac{A}{\alpha} + \dfrac{B}{\beta}\right)}$$

付録 1-5　簡単な微分方程式の解法

$$\frac{dy}{dx} = ky \rightarrow \int \frac{dy}{y} = \int k\,dx \rightarrow y = Ce^{kx} \quad (C\text{ は任意定数})$$

$$\frac{dy}{dx} = f(x)g(y) \rightarrow \int \frac{dy}{g(y)} = \int f(x)\,dx \quad \text{(変数分離形の解法)}$$

付録 1-6　ラプラス変換

付録 1-6-1　定義

$$L(f(t)) = \int_0^\infty e^{-st} f(t)\,dt$$

$f(t)$ をラプラス変換する場合には $L(f(t))$，それを元に戻す場合（逆変換）には $L^{-1}(L(f(t)))$ と表記する．

付録 1-6-2　代表的な変換

$$L(A) = \frac{A}{s}$$

$$L(Ae^{-at}) = \frac{A}{s+a}$$

$$L\left(\frac{dx}{dt}\right) = sL(x) - x_0$$

付録 1-6-3　練習問題 2-3 のラプラス変換による解

$$\frac{dC_A}{dt} = -k_A C_A \qquad\qquad\qquad\qquad\qquad\qquad\qquad\qquad\qquad\qquad\text{(付録 1-1)}$$

$$\frac{dC_B}{dt} = k_A C_A - k_B C_B \qquad\qquad\qquad\qquad\qquad\qquad\qquad\qquad\quad\text{(付録 1-2)}$$

上の2式において両辺をラプラス変換すると，

$$sL(C_A) - C_{A0} = -k_A L(C_A) \qquad\qquad\qquad\qquad\qquad\qquad\qquad\text{(付録 1-3)}$$

$$sL(C_B) - C_{B0} = sL(C_B) = k_A L(C_A) - k_B L(C_B) \qquad\qquad\qquad\text{(付録 1-4)}$$

したがって

$$L(C_A) = \frac{C_{A0}}{s+k_A} \quad \text{よって} \quad C_A = L^{-1}(L(C_A)) = C_{A0} e^{-k_A t} \qquad\text{(付録 1-5)}$$

$$L(C_B) = \frac{1}{s+k_B} \cdot \frac{k_A C_{A0}}{s+k_A} = \frac{k_A C_{A0}}{k_B - k_A}\left(\frac{1}{s+k_A} - \frac{1}{s+k_B}\right)$$

よって　$C_B = L^{-1}(L(C_B)) = \dfrac{k_A C_{A0}}{k_B - k_A}(e^{-k_A t} - e^{-k_B t}) \qquad\qquad\text{(付録 1-6)}$

付録 1-6-4 2-コンパートメントモデル（ラプラス変換による解）

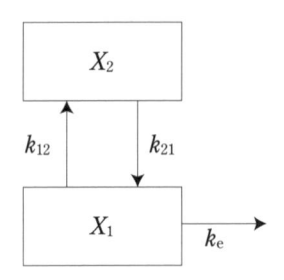

図1 2-コンパートメントモデル

$$\frac{dX_1}{dt} = k_{21}X_2 - k_{12}X_1 - k_e X_1 \tag{付録1-7}$$

$$\frac{dX_2}{dt} = k_{12}X_1 - k_{21}X_2 \tag{付録1-8}$$

上の2式において両辺をラプラス変換すると，

$$sL(X_1) - X_{10} = k_{21}L(X_2) - (k_{12} + k_e)L(X_1) \tag{付録1-9}$$

$$sL(X_2) - X_{20} = sL(X_2) = k_{12}L(X_1) - k_{21}L(X_2) \tag{付録1-10}$$

上の2式より $L(X_2)$ を消去し，$L(X_1)$ を求めると，

$$L(X_1) = \frac{(s + k_{21})X_{10}}{s^2 + (k_{12} + k_{21} + k_e)s + k_{21} \cdot k_e} = \left(\frac{\alpha - k_{21}}{s + \alpha} - \frac{\beta - k_{21}}{s + \beta}\right) \cdot \frac{X_{10}}{\alpha - \beta}$$

ただし $k_{12} + k_{21} + k_e = \alpha + \beta$ および $\alpha \cdot \beta = k_{21} \cdot k_e$ （付録1-11）

よって $\boxed{C_1 = \frac{X_1}{Vd} = \frac{L^{-1}(X_1)}{Vd} = Ae^{-\alpha t} + Be^{-\beta t}}$

ただし $A = \frac{(\alpha - k_{21})}{(\alpha - \beta)} \cdot \frac{X_{10}}{Vd}$ および $B = \frac{(\beta - k_{21})}{(\beta - \alpha)} \cdot \frac{X_{10}}{Vd}$ （付録1-12）

付録 1-7 練習問題 2-3 のコンボルーション式を用いた解法

$$C = \int_0^t I(\theta) \cdot W(t - \theta)\, d\theta$$

ただし $I(\theta) = -\frac{1}{X_{A0}}\frac{dX_A}{d\theta} = k_A e^{-k_A \theta}$ および $W(t - \theta) = C_{A0} e^{-k_B(t - \theta)}$

よって $C = k_A \cdot C_{A0} \cdot e^{-k_B t} \int_0^t e^{(k_B - k_A) \cdot \theta} d\theta = \frac{k_A C_{A0}}{k_B - k_A} \cdot (e^{-k_A t} - e^{-k_B t})$

APPENDIX

付録 2　記号（一覧表）

F	バイオアベイラビリティ
F_a	吸収率
F_g	消化管でのアベイラビリティ
F_h	肝臓でのアベイラビリティ
D	投与量（$= X_0$）
X	体内コンパートメント中の薬物量
X_0	投与量
X_a	吸収部位における薬物量
X_1	2-コンパートメントモデルにおけるセントラルコンパートメント中の薬物量
X_2	2-コンパートメントモデルにおける末梢コンパートメント中の薬物量
X_u	尿中累積排泄薬物量
X_{ss}	定常状態における体内薬物量
C	血中薬物濃度（$= C_p$, C_b）
C_0	静脈内投与直後の血中薬物濃度
C_{max}	最高血中薬物濃度
C_{ss}	点滴投与における定常状態下の血中薬物濃度
C_n	n 回反復後の血中薬物濃度
$(C_{ss})_{max}$	反復投与における定常状態下の最高血中薬物濃度
$(C_{ss})_{min}$	反復投与における定常状態下の最低血中薬物濃度
$\overline{C}_{ss}$	反復投与における定常状態下の平均血中薬物濃度
Vd	分布容積
Vd_{ss}	2-コンパートメントモデルにおける定常状態下の分布容積
V_1	2-コンパートメントモデルにおけるセントラルコンパートメントの分布容積（$= Vd$）
V_2	2-コンパートメントモデルにおける末梢コンパートメントの分布容積
k_a	吸収速度定数（一次速度定数）
k_0	点滴速度（ゼロ次速度定数）（$= R_{inf}$）
k_e	消失速度定数（一次速度定数）（$= k_{el}$）
k_m	代謝速度定数（一次速度定数）
k_u	尿中排泄速度定数（一次速度定数）
k_{12}	2-コンパートメントモデルにおけるセントラルコンパートメントから末梢コンパートメントへの薬物移行速度定数（一次速度定数）
k_{21}	2-コンパートメントモデルにおける末梢コンパートメントからセントラルコンパートメントへの薬物移行速度定数（一次速度定数）
CL_{tot}	全身クリアランス
CL_h	肝クリアランス
CL_r	腎クリアランス

CL_{int}	固有クリアランス	
$CL_{int,h}$	肝固有クリアランス	
CL_{cr}	クレアチニンクリアランス	
CL_{sec}	尿細管における分泌クリアランス	
AUC	血中薬物濃度曲線下面積	
AUC_{po}	経口投与後の AUC	
AUC_{iv}	静注後の AUC	
t	時間	
$t_{1/2}$	半減期	
t_{max}	最高血中薬物濃度到達時間	
τ	投与間隔	
MAT	平均吸収時間	
MRT	平均滞留時間	
R_{ac}	蓄積率	
E	抽出率	
E_h	肝抽出率	
E_g	消化管における抽出率	
Q	血流	
Q_h	肝血流	
Q_r	腎血流	
f	非結合型薬物濃度の割合	
K_p	組織–血液間分配定数	
GFR	糸球体ろ過速度	
CR	クリアランス比	
R	尿細管における再吸収率	
v	反応速度	
K_m	ミカエリス定数	
V_{max}	最大反応速度	
P	タンパク濃度	
n	ラングミュア式における結合部位数	
r	ラングミュア式における結合率	
D_f	ラングミュア式における非結合形薬物濃度（$= C_f$）	
K	ラングミュア式における結合定数	
C_b	結合形薬物濃度	
C_f	非結合形薬物濃度（D_f）	
K_d	解離定数	

APPENDIX

付録3　重要な式

第2章

$$Vd = \frac{X}{C}$$

$$C = C_0 \cdot e^{-k_e t}$$

$$\log C = -\frac{k_e}{2.303} \cdot t + \log C_0$$

$$t_{1/2} = \frac{0.693}{k_e}$$

$$AUC = \frac{C_0}{k_e}$$

$$CL_{tot} = k_e \cdot Vd$$

$$CL = \frac{X_0}{AUC}$$

$$\log\left(\frac{dX_u}{dt}\right) = -\frac{k_e}{2.303} \cdot t + \log k_u \cdot X_0$$

$$X_u^\infty = \frac{k_u}{k_e} \cdot X_0$$

$$\log(X_u^\infty - X_u) = -\frac{k_e}{2.303} \cdot t + \log X_u^\infty$$

第3章

$$C = \frac{R_{inf}}{k_e \cdot Vd}(1 - e^{-k_e \cdot t})$$

$$C_{ss} = \frac{R_{inf}}{k_e \cdot Vd} = \frac{R_{inf}}{CL_{tot}}$$

$$D_M = \frac{R_{inf}}{k_e}$$

第 4 章

$$C_{oral} = \frac{F \cdot D_{oral} \cdot k_a}{Vd \cdot (k_a - k_e)} \cdot \{\exp(-k_e \cdot t) - \exp(-k_a \cdot t)\}$$

$$k_e = \frac{\ln 2}{t_{1/2}} = \frac{0.693}{t_{1/2}}$$

$$F = \frac{AUC_{oral}/D_{oral}}{AUC_{iv}/D_{iv}} = \frac{AUC_{oral}}{D_{oral}} \cdot \frac{D_{iv}}{AUC_{iv}}$$

$$F = \frac{X_u^\infty{}_{oral}}{D_{oral}} \cdot \frac{D_{iv}}{X_u^\infty{}_{iv}}$$

$$CL_{tot} = \frac{F \cdot D_{oral}}{AUC_{oral}}$$

第 5 章

反復急速静注における定常状態の血中濃度（1-コンパートメントモデル）

$$R_{ac} = \frac{1}{1 - e^{-k_e \tau}}$$

$$(C_{ss})_{max} = C_0 \cdot \left(\frac{1}{1 - e^{-k_e \tau}}\right)$$

$$(C_{ss})_{min} = (C_{ss})_{max} \cdot e^{-k_e \tau}$$

$$\int_0^\infty C dt = \frac{C_0}{k_e} = \int_0^\tau C_{ss} dt$$

$$X_L = X_M \cdot R_{ac}$$

$$X_M = k_e \cdot Vd \cdot \overline{C_{ss}} \cdot \tau = CL_{tot} \cdot \overline{C_{ss}} \cdot \tau$$

反復経口投与における定常状態の血中濃度（1-コンパートメントモデル）

$$D_M \cdot F = k_e \cdot Vd \cdot \overline{C_{ss}} \cdot \tau$$

$$R_{ac} = \frac{(C_{ss})_{min}}{(C_1)_{min}} = \frac{1}{(1 - e^{-k_e \tau})(1 - e^{-k_a \tau})}$$

$$D_L = D_M \cdot R_{ac}$$

第 6 章

全身クリアランス $CL_{tot} = \dfrac{体内からの消失速度}{血中薬物濃度}$

$CL_{tot} = k_e \cdot V = \dfrac{X_0}{AUC_{iv}}$

$CL_h = CL_{tot} \cdot \left(1 - \dfrac{X_u^\infty}{X_0}\right)$

肝固有クリアランス $CL_{int,h}$

$CL_h = \dfrac{Q_h \cdot f_b \cdot CL_{int,h}}{Q_h + f_b \cdot CL_{int,h}} = Q_h \cdot E_h$

抽出率 $E_h = \dfrac{CL_h}{Q_h}$

$F = F_a \cdot F_g \cdot F_h = F_a \cdot F_g \cdot (1 - E_h)$

第 7 章

$U \cdot V = CL_r \cdot C_p = (f_p \cdot GFR \cdot C_p + CL_{sec} \cdot C_p) \times (1 - R)$

$CL_r = \dfrac{U \cdot V}{C_p}$

$CL_{CR} = GFR$

$\dfrac{dX_u}{dt} = CL_r \cdot C_p$

$CL_r = \dfrac{X_u^\infty}{AUC}$

第 10 章

$v = \dfrac{V_{max}[S]}{K_m + [S]}$

$-\dfrac{dC}{dt} = \dfrac{V_{max} \cdot C}{K_m + C}$

$\dfrac{1}{v} = \dfrac{K_m}{V_{max}} \cdot \dfrac{1}{C} + \dfrac{1}{V_{max}}$

競合阻害 $v = \dfrac{V_{max}[S]}{[S] + K_m\left(1 + \dfrac{[I]}{K_i}\right)}$ $\quad \dfrac{1}{v} = \dfrac{1}{V_{max}} + \dfrac{K_m}{V_{max}[S]}\left(1 + \dfrac{[I]}{K_i}\right)$

$CL_{int} = \dfrac{V_{max}}{K_m}$ $\quad CL_{int} = \dfrac{V_{max}}{K_m\left(1 + \dfrac{[I]}{K_i}\right)}$

第 11 章

$$AUC = \int_0^\infty C dt$$

$$MRT = \frac{\int_0^\infty t \cdot C dt}{\int_0^\infty C dt} = \frac{AUMC}{AUC}$$

$$AUC_{iv} = \int_0^\infty C dt = \frac{X_0}{Vd \cdot k_e} = \frac{X_0}{CL_{tot}}$$

$$MRT_{iv} = \frac{1}{k_e} = \frac{Vd}{CL_{tot}}$$

$$AUC_{po} = \frac{F \cdot D}{Vd \cdot k_e} = \frac{F \cdot D}{CL_{tot}}$$

$$MRT_{po} = \frac{1}{k_a} + \frac{1}{k_e}$$

$$MAT_{po} = MRT_{po} - MRT_{iv}$$

$$Vd_{ss} = \frac{X_0}{AUC} \cdot MRT = \frac{X_0}{AUC} \cdot \frac{AUMC}{AUC} = X_0 \cdot \frac{AUMC}{AUC^2}$$

第 12 章

$$Vd = V_p + V_t \cdot \frac{f_p}{f_t}$$

$$K = \frac{D_b}{P_f \cdot D_f}$$

$$r = \frac{D_b}{P_t} = \frac{n \cdot K \cdot D_f}{1 + K \cdot D_f}$$

$$\frac{r}{D_f} = n \cdot K - r \cdot K$$

$$\frac{1}{r} = \frac{1}{n \cdot K} \cdot \frac{1}{D_f} + \frac{1}{n}$$

日本語索引

ア
Augsberger 式　131

イ
イオン形の比率　193
イオン形物質　193
胃吸収　197
維持投与量　80
維持量　77
1次速度定数　56
一次反応
　消失　200
一次反応速度論　119
1次モーメント　164
遺伝子多型　134

エ
液入れ替えモデル　119,202
塩基性物質　191,192,194
塩基の解離　192
AUCの算出　164

カ
加水分解反応モデル　119
肝クリアランス　89,91,109,132
関係式　6
肝血流律速　94
肝固有クリアランス　91,92
肝疾患　133
完全撹拌モデル　93
肝抽出率　93,96

キ
基質　142,143
基質薬物濃度　146
吸収　196
吸収速度定数　58
急速静注　3,9,10,40,44
競合阻害　151,152
協同的モデル　181

ク
クリアランス　16,41,105,119

1-コンパートメントモデル　16
繰り返し投与　3
クレアチニンクリアランス　133
Crawford 式　131

ケ
経口投与　55,78
　薬物吸収性　191
結合定数　181
血漿中総薬物濃度　179
血漿中薬物濃度
　対数変換　13
血漿中薬物濃度推移　119
血中濃度　2
血中濃度-時間曲線下面積　15,74
血中濃度変化　35
血中薬物濃度　1,4
血中薬物濃度推移　56
　クリアランス　42,109
減衰曲線　201

コ
酵素-基質複合体　143
酵素の飽和　142
酵素反応　142
酵素反応速度　143
コンパートメントモデル　9,55
　定速静注　36
1-コンパートメントモデル　4,10,11,35
　生物学的半減期　14
　ミカエリス-メンテン式　147

サ
再吸収　106
　腎尿細管　197
最高血中濃度　62
最高血中濃度到達時間　61,62
最高血中薬物濃度　74
最小血中薬物濃度　74
最大効果モデル　122

酸
酸-塩基解離　191
酸性物質　191,194
酸性有機化合物　191
酸の解離　192

シ
糸球体ろ過　106
シグマ・マイナス値　26
シグマ・マイナスプロット　22,25,26
自然対数　13
疾病による変動　132
弱酸性物質　192
循環器疾患　134
瞬間投与　10
瞬時分配平衡モデル　199,204
消失過程の飽和　141
消失速度
　ミカエリス-メンテン式　147
消失速度定数　10
小児薬用量　131
常用対数　13
初回通過効果　95,117
初回負荷投与量　76
腎クリアランス　89,105,107,133
腎疾患　133
腎排泄型薬物　106
腎排泄機構　105,106
心不全　134

ス
水素結合　179
スキャッチャードプロット　182

セ
生物学的同等性　61
生物学的半減期
　1-コンパートメントモデル　14
絶対的バイオアベイラビリティ　60
線形血漿中濃度推移　142

線形1-コンパートメントモデル　71
線形性　2
線形モデル　141
全身クリアランス　16,41,89

ソ

臓器クリアランス　89
消失速度式　11
相対的バイオアベイラビリティ　61
阻害剤　149
速度定数　57
速度的バイオアベイラビリティ　63
速度論　1,2,5
速度論モデル　4
組織中薬物濃度　1

タ

台形公式　165
台形法　164
代謝速度定数　22
タンパク結合　179
タンパク結合置換　183
タンパク結合理論　181
タンパク非結合形薬物　179

チ

蓄積率　76,79
注入速度　41
腸管吸収　197

テ

定常状態　71
定常状態血中濃度
　クリアランス　42
定常状態分布容積　169
定数　5
定速静注　3,35,40,44
ディメンジョン　6
テオフィリン　130

ト

動態パラメータ　4
動態変動　129
投与間隔　76
投与様式　3,4

投与量依存性薬物動態　141
トラフレベル　71

ニ

2次モーメント　164
尿細管再吸収　198
尿中排泄速度　107
尿中排泄速度定数　22
尿中排泄データ　22
尿中累積排泄量　23
妊娠時の変動　134

ネ

粘膜透過性　196
年齢による変動　129

ノ

濃度　5
濃度変化の速度論　199

ハ

バイオアベイラビリティ　5,60,117
パラメータ　61
半減期　76
反復急速静注　71
反復経口投与　79
反復投与　3,71

ヒ

非規格化モーメント　163
非競合阻害　151,152
非協同的モデル　181
ピークレベル　71
非線形血漿中濃度推移　142
非線形モデル　141
非線形薬物動態　141
非線形薬物動態パラメータ　149
pH分配仮説　191,193
PK/PD解析　122

フ

ファン・デル・ワールス力　179
不競合阻害　152
フリップ・フロップ　59
分配係数　205

分配平衡　205
分泌　106
分泌クリアランス　107
分布容積　12,18,199
　タンパク結合　179
Vd_{ss}の計算　169

ヘ

平均吸収時間　168
平均血中薬物濃度
　定常状態　75
平均滞留時間　161
ベイジアン法　118,120
変数　5
片対数プロット　58
Henderson-Hasselbalch式　193

ホ

放出制御型製剤　161
母集団解析　118,120
母集団パラメータ　120
母集団薬物速度論　118

マ

マスバランス　202

ミ

ミカエリス定数　145
ミカエリス複合体　143
ミカエリス-メンテン式　143,183
みかけの分布容積　179

モ

目的関数　120
モデルに依存しない解析法　161
モデルに依存する解析法　161
モデル非依存パラメータ　161,163
モーメント　161
モーメント解析　161
モーメント法　166

ヤ

薬動学　122
薬物血中濃度推移

急速静注　40
　　定速静注　40
薬物相互作用　149
薬物速度論　122
薬物代謝酵素反応　143
薬物-タンパク結合　179
薬物動態　1,4
薬物動態学　1
薬物動態学的パラメータ
　　1-コンパートメントモデル
　　13
薬物分布　130
薬力学　122

ユ

遊離形分率　179
遊離形薬物　179
溶解度　195

ラ

ラングミュアー式　182
ラングミュアープロット　182
Lineweaver-Burk プロット
　148,152,183

リ

両逆数プロット　183
量的バイオアベイラビリティ
　63,117
量的平衡　202

レ

0次モーメント　164

ロ

ログ・レートプロット　22,24

外国語索引

A

area under the blood concentratiom time curve 15
area under the moment curve 164
AUC 15,75,161,164
AUMC 164

B

BA 5
bioavailability 5

C

clearance 105
competitive inhibition 151
CYP2C9 134
CYP2C19 134
CYP2D6 134

D

dimension 7

E

elimination 10
extensive metabolizer 134

G

GFR 108

K

Klotz plot 183

L

Langmuir 182
loading dose 76
log-rate plot 22

M

MAT 168
MDT 168
mean absorption time 168
mean dissolution time 168
mean resistance time 161
Michaelis-Menten 143,183
MRT 161

N

noncompetitive inhibition 151
nonlinear mixed effect model 120
NONMEM 120

O

OBJ 120
objective function 120

P

PD 122
pH 195
pharmacodynamics 122
pharmacokinetics 1,122
PK 1,122
poor metabolizer 134
population pharmacokinetics 118

S

Scatchard plot 182
sigma-minus plot 22,25
steady-state 71
steady-state volume of distribution 169

U

uncompetitive inhibition 152

V

Vd_{ss} 169
volume of distribution 18

W

well-stirred 93
WinNonMix 120

対話と演習で学ぶ

薬物速度論

定　価（本体3,000円＋税）

編集　伊賀　勝美 　　　伊藤　智夫 　　　堀江　利治	平成20年2月25日　初版発行©
発行者　廣川　節男 東京都文京区本郷3丁目27番14号	

発行所　株式会社　廣川書店

〒113-0033　東京都文京区本郷3丁目27番14号
〔編集〕電話　03(3815)3656　FAX　03(5684)7030
〔販売〕　　　03(3815)3652　　　　03(3815)3650

Hirokawa Publishing Co.
27-14, Hongō-3, Bunkyo-ku, Tokyo

カラーグラフィック 薬用植物[第3版]
―常用生薬写真 植物性医薬品一覧―

日本大学名誉教授　滝戸道夫　編集
東京薬科大学名誉教授　指田　豊　編集

B5横判　160頁　4,410円

薬用植物カラー写真342枚，生薬カラー写真276枚
第3版では第十五改正日本薬局方，日本薬局方外生薬規格（2005増補版）収載の全ての生薬並びに「一般用漢方処方210処方」に登場する全ての生薬（動物・鉱物生薬も含む），これ以外の主要な生薬，ハーブ・サプリメントとこれらの原料植物の写真を掲載し，さらに医薬品抽出材料となる植物も掲載した．生薬，植物性医薬品の要点を纏めた付表とともに座右に置いて活用できるものとした．

薬学生のための分析化学[第3版]

東京薬科大学薬学部教授　楠　文代／東京薬科大学薬学部教授　渋澤庸一　編集　B5判　320頁　6,090円

本書は大学薬学部学生を対象とした分析化学のテキストである．本書の特徴として，分析化学の概念を簡潔に分かりやすく伝え，日本薬局方の試験法の十分な理解が得られる点があげられる．第3版への改訂では，第十五改正日本薬局方の記述や用語の準拠に加えて，試料の前処理，測定データの取扱い，熱分析法，遺伝子診断法などの記述も追加した．

わかりやすい生物薬剤学[第4版]

金沢大学大学院自然科学研究科教授　辻　彰　編集

B5判　300頁　7,140円

本書は，6年制薬学教育モデル・コアカリキュラムにおいて求められ，4年制薬学生と修士学生にも必須の生物薬剤学領域の基礎知識と医療現場の薬剤師や創薬・創剤に携わる研究者にとって重要な事項を精選して，大幅改訂した．「わかりやすい物理薬剤学」の姉妹編

薬学領域の生化学

2色刷
東京薬科大学教授　伊東　晃　編集
徳島文理大学副学長・教授　藤木博太　編集

B5判　330頁　5,250円

履修すべき科目が多岐にわたる薬学生にとって，生化学は理解に膨大なエネルギーを要する教科である．本書では，基礎課程の学生でも無理なく，かつ興味深く学習できるよう解説に心がけた．生命現象の相互作用にとどまらず，疾病や治療薬との関連についても記述し，専門課程への架け橋として十分期待に添うものである．各章末には到達目標としてSBOとの関連についても記述した．

NEW医薬品化学

福山大学薬学部教授　日比野　俐　編集
帝京大学薬学部教授　夏苅英昭　編集
愛知学院大学薬学部教授　廣田耕作　編集

B5判　300頁　6,090円

本書は，6年制薬学生対象とし，薬学教育モデル・コアカリキュラムのC6（一部）及びC17対応の教科書である．学生がGIO・SBOに到達するためには平易であること，かつ教員が使用しやすいことを念頭に，医薬品創製（医薬品創製および生体分子・医薬品を化学で理解する），医薬品各論および医薬品の開発と生産の3編で構成し，教科書としてのストーリーをもたせるよう工夫した．

―― 廣川書店 ――
Hirokawa Publishing Company

113-0033　東京都文京区本郷3丁目27番14号
電話 03(3815)3652　FAX03(3815)3650